Michael Kögler (Hg.)
Möglichkeitsräume in der analytischen Psychotherapie

für Anne-Do

mit herzlicher Verbindung
von Psychoanalyse und Kunst

Juni 2009

Martin Altmeyer

Das Anliegen der Buchreihe Bibliothek der Psychoanalyse besteht darin, ein Forum der Auseinandersetzung zu schaffen, das der Psychoanalyse als Grundlagenwissenschaft, als Human- und Kulturwissenschaft und als klinische Theorie und Praxis neue Impulse verleiht. Die verschiedenen Strömungen innerhalb der Psychoanalyse sollen zu Wort kommen, und der kritische Dialog mit den Nachbarwissenschaften soll intensiviert werden. Bislang haben sich folgende Themenschwerpunkte herauskristallisiert:

Die Wiederentdeckung lange vergriffener Klassiker der Psychoanalyse – wie beispielsweise der Werke von Otto Fenichel, Karl Abraham, W. R. D. Fairbairn, Sándor Ferenczi und Otto Rank – soll die gemeinsamen Wurzeln der von Zersplitterung bedrohten psychoanalytischen Bewegung stärken. Einen weiteren Baustein psychoanalytischer Identität bildet die Beschäftigung mit dem Werk und der Person Sigmund Freuds und den Diskussionen und Konflikten in der Frühgeschichte der psychoanalytischen Bewegung.

Im Zuge ihrer Etablierung als medizinisch-psychologisches Heilverfahren hat die Psychoanalyse ihre geisteswissenschaftlichen, kulturanalytischen und politischen Ansätze vernachlässigt. Indem der Dialog mit den Nachbarwissenschaften wiederaufgenommen wird, soll das kultur- und gesellschaftskritische Erbe der Psychoanalyse wiederbelebt und weiterentwickelt werden.

Stärker als früher steht die Psychoanalyse in Konkurrenz zu benachbarten Psychotherapieverfahren und der biologischen Psychiatrie. Als das anspruchsvollste unter den psychotherapeutischen Verfahren sollte sich die Psychoanalyse der Überprüfung ihrer Verfahrensweisen und ihrer Therapie-Erfolge durch die empirischen Wissenschaften stellen, aber auch eigene Kriterien und Konzepte zur Erfolgskontrolle entwickeln. In diesen Zusammenhang gehört auch die Wiederaufnahme der Diskussion über den besonderen wissenschaftstheoretischen Status der Psychoanalyse.

Hundert Jahre nach ihrer Schöpfung durch Sigmund Freud sieht sich die Psychoanalyse vor neue Herausforderungen gestellt, die sie nur bewältigen kann, wenn sie sich auf ihr kritisches Potenzial besinnt.

Bibliothek der Psychoanalyse
Herausgegeben von Hans-Jürgen Wirth

Michael Kögler (Hg.)

Möglichkeitsräume in der analytischen Psychotherapie

Winnicotts Konzept des Spielerischen

Mit Beiträgen von Martin Altmeyer, Eva Busch, Frank Dammasch, Michael Ermann, Michael Günter, Vera King, Michael Kögler, Ross A. Lazar, Caroline Neubaur und Anette Streeck-Fischer

Psychosozial-Verlag

Herausgegeben im Auftrag des Winnicott Instituts Hannover

Bibliografische Information Der Deutschen Nationalbibliothek
Die Deutsche Nationalbibliothek verzeichnet diese Publikation in der Deutschen Nationalbibliografie; detaillierte bibliografische Daten sind im Internet über <http://dnb.ddb.de> abrufbar.

Originalausgabe

Walltorstr. 10, D-35390 Gießen.
E-Mail: info@psychosozial-verlag.de
www.psychosozial-verlag.de

Umschlagabbildung: Eugen Mahler: »Tagesschächtelchen. Ein halbes Jahr in Streichholzschachteln«, 1979 (Ausschnitt).
Umschlaggestaltung & Satz: Hanspeter Ludwig, Gießen
www.imaginary-art.net
Druck: Majuskel Medienproduktion GmbH, Wetzlar
www.majuskel.de
Printed in Germany
ISBN 978-3-89806-738-6

Wenn ein Patient nicht Spielen kann, muss der Therapeut sich zuerst diesem Hauptsymptom widmen, bevor er auf Einzelheiten des Verhaltens eingeht · Ich halte das Spiel für das Universale · Ich will hier eigentlich nur daran erinnern, dass kindliches Spiel alles enthält · Die Triebe sind die größte Bedrohung für das Spiel und das Ich · Psychotherapie hat mit zwei Menschen zu tun, die miteinander spielen · Daraus folgt, dass die Arbeit des Therapeuten dort, wo Spiel nicht möglich ist, darauf ausgerichtet ist, den Patienten aus einem Zustand, in dem er nicht spielen kann, in einen Zustand zu bringen, in dem er zu spielen im Stande ist · Ich werde mich durch diese umfassenden Studien jedoch nicht davon abhalten lassen, meine eigenen Gedanken zum Spielen ausführlich darzustellen · Es wäre recht eigenartig, wenn wir herausfinden sollten, dass wir uns für eine gute Darstellung des Spielens an Autoren halten müssen, die Nichtanalytiker sind · A. A. Milne hat »Winnie the Pooh« unsterblich werden lassen · Spielen ermöglicht Reifung und damit Gesundheit · Ich halte es für den Analytiker für wertvoll, sich nicht nur an das zu erinnern, was wir Freud verdanken, sondern auch an das, was wir dem natürlichen und universellen Spielen verdanken · Offensichtlich hatte man ihm (Edmund, 2 Jahre, M. K.) erzählt, dass es bei mir Spielzeug gäbe und ich sagte ihm, dass es in der anderen Ecke des Zimmers unter dem Bücherschrank auf dem Boden liege · Offensichtlich verkörperte dieser Bindfaden gleichzeitig das Getrenntsein und die Einheit durch Kommunikation · Ich schaute nicht auf die Mutter oder das Kind, sondern ging gerade auf den Teddy zu und sagte: »Wie heißt Du?« · Kinder spielen leichter, wenn der Partner mitspielt und bereit ist, Späße zu machen · Und sie (Diana, 5 Jahre M. K.) sagte: »Loch im Herzen« (Herzkranker Bruder M. K.) und träumte dann weiter Träume für ihre Kinder · Die Mutter ist darauf ausgerichtet, anzubieten, was das Kind zu finden bereit ist · Aufgrund des Vertrauens zur Mutter entsteht ein intermediärer Spielplatz · Der Spielplatz ist ein potentieller Raum zwischen Mutter und Kleinkind, der beide miteinander verbindet · Der wesentliche Aspekt des Spielens liegt darin, dass es stets mit einem gewissen Wagnis verbunden ist, dass sich aus dem Zusammenwirken von innerer Realität und dem Erlebnis der Kontrolle über reale Objekte ergibt · Die nächste Phase ist das Alleinsein in Gegenwart eines Anderen · Ich hatte den Eindruck, dass sie (Patientin, 10 Monate alt M. K.) etwas entdeckt hatte, und sich zu ihrer großen Genugtuung immer wieder vergewisserte, dass man Zehen nicht ausreißen kann, während man Spatel in den Mund nehmen, wegwerfen und verlieren kann; 4 Tage später kam die Mutter und sagte, das Kind sei seit der letzten Konsultation völlig verändert: Es hatte nicht nur keine Anfälle mehr gehabt, sondern auch nachts gut geschlafen und war tagsüber ohne Bromid fröhlich gewesen · Doch es wäre eine sehr begrenzte Sichtweise, anzunehmen, dass Psychoanalyse der einzige Weg ist, um kindliche Spiele psychotherapeutisch nutzbar zu machen · Kinder dazu bringen zu können, dass sie spielen können, ist bereits Psychotherapie · Spiele mit Spielregeln müssen als Teil des Versuches betrachtet werden, diesem beängstigenden Aspekt des Spielens zuvorzukommen · Wenn Kinder spielen, müssen verantwortliche Personen dabei sein · Dies bedeutet jedoch nicht, dass die verantwortliche Person in das

Spielen der Kinder eingreifen muss · Das Wagnis des Spiels ergibt sich daraus, dass es stets an der theoretischen Grenze zwischen subjektiv und objektiv Wahrgenommenen steht · Dieses Spiel muss spontan sein, nicht angepasst oder gefügig, wenn die Psychotherapie gelingen soll · Deutungen sind einfach nutzlos oder wirken verunsichernd, wenn der Patient die Fähigkeit zum Spielen nicht hat · Als Folge von Deutungen, die außerhalb des Überschneidungsbereiches des gemeinsamen Spiels von Patient und Analytiker gegeben werden, entsteht Widerstand · Dass der entscheidende Augenblick der ist, in dem das Kind in Verwunderung gerät · Nicht der Augenblick, in dem ich eine kluge Deutung gebe, ist der entscheidende: Vorzeitige Deutungen des Materials stellen eine Belehrung dar und führen zu Anpassung · Dass umfassende Psychotherapie auch ohne Deutung durchgeführt werden kann · Ich muss erwähnen, dass meine Tätigkeit, die größtenteils psycho-analytisch ist, auch Psychotherapie umfasst, brauche aber für die Aufgabe dieses Kapitels keine klare Unterscheidung zwischen diesen beiden Begriffen zu treffen · Der Spielbereich ist nicht Teil der intrapsychischen Realität: Er liegt außerhalb des Individuums, ist aber auch nicht Teil der äußeren Welt · Dass das Spielen kleiner Kinder durch eine bestimmte Art von Vertieftsein gekennzeichnet ist · Das spielende Kind bleibt in einem Bereich, den es einfach nicht verlassen kann und in dem es Übergriffe nicht einfach zulassen kann · Es besteht eine direkte Entwicklungsfolge von Übergangsphänomenen zum Spielen, vom Spielen zum gemeinsamen Spielen und von hier zu kulturellen Leben · Spielen ist ... stets eine schöpferische Erfahrung ... eine Grundform von Leben · Spielen setzt Vertrauen voraus und gehört zum potentiellen Bereich zwischen Kleinkind und Mutter, indem das Kind völlig abhängig ist und die Mutter Anpassungsfunktionen übernimmt, die das Kind für selbstverständlich hält. · Wenn der Therapeut nicht spielen kann, ist er für die Arbeit nicht geeignet · Es steht mit der Tatsache in Zusammenhang, dass Kommunikation nur im Spiel möglich ist · Organisierter Unsinn, wäre ja bereits Abwehr · Allzu leicht kann die Kreativität des Patienten durch einen Therapeuten, der zuviel weiß, eingeengt werden · Auf der Grundlage des Spielens baut die gesamte menschliche Erfahrungswelt auf · Wir erfahren das Leben im Bereich der Übergangsphänomene, in der aufregenden Verflechtung von Subjektivität und objektiver Beobachtung und in einem Bereich, der zwischen innerer Realität des Einzelmenschen und wahrnehmbarer Realität des Einzelmenschen außerhalb des Individuums angesiedelt ist · Ich höre einem Mädchen zu. Ich weiß sehr wohl, dass Sie ein Mann sind, aber ich höre einem Mädchen zu und spreche zu einem Mädchen · Ich sage diesem Mädchen: »Du sprichst über Penisneid.« ... Ich bin darauf hingewiesen worden, dass meine Deutung gewissermaßen etwas mit Spielen zu tun hatte und so weit wie möglich vom autoritativen Denken entfernt war, das immer etwas mit Belehrung zu tun hat · Ich sagte: »Sie haben es ja niemanden erzählt, ich bin es doch, der das Mädchen sieht und ein Mädchen sprechen hört, wenn in Wirklichkeit ein Mann auf meiner Couch liegt«

Alle Zitate aus: Winnicott, Donald W. (1989): Vom Spiel zur Kreativität. Stuttgart (Klett-Cotta), S. 49–86.

Inhalt

Vorwort

Michael Kögler

Winnicott gibt dem Spiel eine eigene und zentrale Bedeutung, die über die Sublimierung von triebhafter Masturbation hinausgeht. Das Spiel ist für ihn natürlich und universell. Die Triebe sind dabei die größte Bedrohung für das Spiel und das Ich (S. 64). Das Spiel ist nicht orgiastisch, es basiert auf den von ihm so genannten Ich-Bedürfnissen, die von der modernen Säuglingsforschung bestätigt werden. Die Psychoanalyse mit ihrem traditionellen Verständnis für die Psychodynamik der Triebe kann das Spiel nicht nur Nicht-Analytikern überlassen, ohne das Spiel gibt es für Winnicott kein Gefühl von Lebendigkeit; damit ist es zentral für die Behandlung: Mindestens der Behandler/die Behandlerin müssen von Anfang an in der Lage sein zu spielen. Deshalb formuliert Winnicott drastisch: »Wenn der Therapeut nicht spielen kann, ist er für die Arbeit nicht geeignet« (S. 66). Winnicott hat es wohl genauso gemeint, wie er es hier auf seine typische Art und Weise ausgedrückt: Für ihn ist das Spiel das Universale, eine stets schöpferische Erfahrung, eine Grundform des Lebens. In seiner Vorstellung ermöglicht Spielen Reifung und damit Gesundheit.

Das Spiel ist der zentrale Vorgang beim Lernen sagen uns die Neurobiologen, vor allem durch die beteiligten Gefühle. Dabei verändern sich nicht die Neuronen selbst, sondern die Verbindungen zwischen Ihnen, also die Synapsen. In der Sprache der Neurobiologen ausgedrückt verändert sich die Signaleffizienz und damit der Aufbau des neuronalen Netzes. Welche Neurotransmitter, welche Gene aktiviert werden, ist aber wiederum ein Spiel unterschiedlicher Kräfte und nicht voraussehbar.

Lerntheoretiker wie Wygotsky erklären, das Spiel sei der Prototyp eines jeglichen Erkenntnisprozesses. Kinder lernen im Kindergarten weniger durch die Beschäftigungspädagogik, als vielmehr durch das nicht so hoch geschätzte Freispiel, also in den Pausenzeiten. Gebhard und Combe betonen die Bedeutung der Alltagsfantasien und des zufälligen Experimentierens für den Erfolg des Lernens. Dabei ist das Experimentieren nach freien Einfällen eine Realisierung der Fantasien des Kindes durch das Spiel.

Der letzte Wirtschaftsnobelpreis wurde an drei Spieltheoretiker verliehen. Sie erforschten, wie die Spielregeln für privates Handeln aufgestellt werden müssen, um gesellschaftlich optimale Ergebnisse zu erzielen; es geht hier um eine komplizierte Materie wie zum Beispiel die Versteigerung von Emissionszertifikaten zum gegenseitigen Nutzen. Versteigerungen für sich genommen sind bereits ein großartiges Spiel.

Unsere Sprache spiegelt vielfach die Bedeutung des Spiels. Wir sprechen zum Bei-Spiel von: Spieltrieb, Spiellust, Glücksspiel, Glück im Spiel, Spielhölle, Spielsucht, Festspiel, Schauspiel, Spiel des Lebens, Spiel mit dem Feuer, Spielzeug, Ballspiel, Fußballspiel sowie den Olympischen Spielen und sagen: »Du hast verspielt«, »Das Spiel ist aus«, »Spiel mir das Lied vom Tod«. Ebenso ist da das Squiggle -Spiel von Winnicott. Auf das maligne Spiel hat Bürgin kürzlich im Zusammenhang mit dem römischen Kaiser Caligula hingewiesen.

Bei dem Atomphysiker Hans-Peter Dürr lesen wir: »Wenn das Wesen aller Dinge im Werden liegt, dann ist das Spiel sein Medium« (S. 359). Hier ist das Spiel verbunden mit einer philosophischen Aussage über »Das Wesen der Dinge«: Das Spiel der Kräfte entscheidet über das, was an materieller oder geistiger Substanz entsteht.

Ich greife das obige Zitat von Winnicott auf: »Wenn der Therapeut nicht spielen kann, ist er für die Arbeit nicht geeignet!« (S. 66). Eine geeignete Einführung in das Thema sollte danach einen spielerischen Zugang beinhalten: Wenn ich das Pendel einer Standuhr, das ich an meinem Finger mit einer Schnur locker befestigt habe, seitwärts bewege, schwingt es entsprechend der Pendelgesetze nach beiden Seiten, bis es durch die Reibungskräfte zur Ruhe gekommen ist.

Wenn Winnicott zuschauen würde, könnte er vielleicht sagen: »Ich sehe einen älteren Herren, der einen wissenschaftlichen Kongress eröffnen will, und er hält ein Uhrenpendel in der Hand!« Ich würde entgegnen: »Ja, Herr Winnicott, aber Sie haben doch immer erklärt, dass vieles und gerade das Lebendige nur als Paradoxie ausgedrückt werden kann. Denken Sie doch nur an Ihren ärgerlichen Zwischenruf damals bei der Sitzung der britischen Psychoanalytischen Gesellschaft: ›So etwas wie ein Baby gibt es nicht!‹« »Papperlapapp!«, würde er sagen, »Ich habe vor allem gesagt, dass man sich nicht auf die Theorien anderer verlassen, sondern selber denken soll! Es gibt keine feststehenden Wahrheiten!« »O. K., Herr Winnicott! Ich mache es dann so, wie ich es denke!«

Wenn ich das Pendel nun umdrehe, also auf den Kopf stelle, dann wird es mal nach rechts und mal nach links fallen; aber – darauf will ich hinaus – es gibt einen absoluten Nullpunkt. Das ist der Punkt, an dem man nicht weiß, nach welcher Seite das Pendel fallen wird, sagt der Atomphysiker Hans-Peter Dürr, der diesen Versuch mit einer korrekten physikalischen Versuchsanordnung in seinen Vorträgen gerne zeigt. Ich wiederhole das hier nur spielerisch. An diesem absoluten Nullpunkt ist nicht vorhersehbar, nach welcher Seite das Pendel fallen wird. Man kann eine Wahrscheinlichkeit mathematisch beschreiben mit der Zufallsberechnung, das gibt uns jedoch keine Gewissheit über den nächsten Ausschlag. Wovon hängt es also ab, zu welcher Seite sich das Pendel bewegt? Vielleicht von bioelektrischen Feldern, von kosmischen Strahlungen oder vom oft zitierten Flügelschlag eines Schmetterlings irgendwo in der Welt? Wir wissen es nicht, und das ist beunruhigend.

Hier geht es nur um etwas Unbedeutendes, den Pendelausschlag nach rechts oder nach links. Aber nehmen wir doch diese Situation stellvertretend für die vielen Ungewissheiten im Leben, wie zum Beispiel unsere Gesundheit, die politische Lage, persönliche Beziehungen, die berufliche Situation. Eine Körperzelle, von der jeder Mensch viele Milliarden besitzt, zeigt etwa 100.000 Reaktionen in der Sekunde. Wissen wir, wohin das Spiel der Informationen und der Kräfte führt? Nicht immer verläuft alles koordiniert und regelrecht. Lebende Systeme befinden sich immer am Rand des Chaos, sagt Dürr.

Zurück zu unserer spielerischen Versuchsanordnung des auf den Kopf gestellten Pendels: Um mich zu beruhigen, kann ich das Pendel in regelmäßigen Wiederholungen zum Beispiel zweimal nach rechts und dreimal nach links fallen lassen. Ganz auf der sicheren Seite bin ich, wenn ich das Pendel am obersten Punkt aufhänge. Aber das wäre langweilig. Spannender ist es, wenn ich das Pendel in einem labilen Gleichgewicht halte, indem ich es auf meinem Zeigefinger balanciere. Jetzt lerne ich spielerisch die anfängliche Ungewissheit zu beherrschen durch meine eigene Anstrengung. Wenn ich mir nun noch vorstelle, ich würde einen magischen Stab bewegen, sozusagen der Unberechenbarkeit phallische Kräfte entgegensetzen, dann befinde ich mich in der Welt des lustvollen Spiels. Vorher war mein Versuch dem Spiel des Zufalls ausgesetzt, das heißt zunächst war kein Spiel möglich, bis ich versucht habe, die Situation der Ungewissheit spielerisch zu bewältigen.

Spiel ist Dialog. Ich habe einen Dialog mit mir selbst geführt zur Angstbewältigung. So gesehen ist das Spiel eine Art Weichmacher. Es entschärft unerträgliche Gefühle und Konflikte, an denen wir zerbrechen könnten. Mit kreativen, subjektiven Mitteln können wir spielerisch die unerbittliche Realität ertragen lernen.

Das Gegenteil von Spiel ist nicht Ernst, sondern Realität. Das Spiel bewirkt eine Verflüssigung der bedrohlich gewordenen oder bedrohlich erlebten Realität und führt zurück zu nun spielerisch gestalteter Potentialität.

Jedenfalls ist das Beschriebene eine Bedeutung des Spiels. Auf die lustvolle Seite des Spiels wurde ich neulich unversehens hingewiesen: Ich begegnete auf dem Nachhauseweg einem etwa fünfjährigen Mädchen, welches vor mir die Straße überquerte und dabei eigenartige ruckartige Kopfbewegungen ausführte und unverständliche Laute produzierte. Ich war zunächst erschrocken und dachte an eine neurologische Krankheit, vielleicht ein Gille-de-la-Tourette-Syndrom. Dann kam die Mutter hinterher. Sie schob den Kinderwagen mit dem jüngeren Geschwister und rief ihrer ältesten Tochter zu: »Lauf mein Pferdchen, lauf!« Ich war erleichtert, aber nicht nur das: In mir stieg unvermittelt ein Glücksgefühl auf, wie schön es sein muss, sich wie ein Pferd zu fühlen. Ich konnte einen Moment lang das Gefühl des Mädchens teilen, welches in diesem Moment wirklich ein Pferd war, indem es sich in ihrem Erleben wie ein Pferd bewegte und verhielt.

Wir haben das Winnicott Symposion 2008 unter das Motto gestellt »Das Spiel in der analytischen Psychotherapie«. Die Beiträge dieses Bandes befassen sich mit dem Spiel in der Psychoanalyse und Psychotherapie bei Kindern, Jugendlichen und Erwachsenen. (Winnicott sieht übrigens keine Notwendigkeit im Bereich des Spiels zwischen Psychoanalyse und Psychotherapie zu unterscheiden.)

Annette Streeck-Fischer gibt einen Überblick über die Bedeutung des Spiels für die gesunde und pathologische Entwicklung. Michael Günter konkretisiert die Kommunikation über das Spiel anhand von Winnicotts Squiggle-Technik. Ross A. Lazar und Frank Dammasch wenden sich allgemeinen und spezifischen Problemstellungen des Spiels in der Kinderpsychotherapie zu. Vera King und Eva Busch beleuchten die besonderen Gegebenheiten bei Jugendlichen mit ihren Eltern und beschreiben die Möglichkeiten eines spielerischen Umgangs in einem festen Rahmen. Mit dem Erwachsenenbereich befassen sich Martin Altmeyer und Michael Ermann. Ihre Beiträge beschreiben die Veränderungen des Selbst durch die modernen medialen Einflüsse (Martin Altmeyer) und die positiven Auswirkungen eines Spiels mit Worten in der analytischen Psychotherapie (Michael Ermann).

Aus dem vorausgegangenen Winnicott Symposion wurden zwei Beiträge aufgenommen: ein Beitrag von Caroline Neubaur über Winnicotts Begriff des Übergangsraumes sowie meine (Michael Kögler) Ausführungen zu Spiel und Realität am Beispiel der Entwicklung des Winnicott Institutes in Hannover.

Obwohl das Spiel ubiquitär und von elementarer Bedeutung ist, hat es in der psychoanalytischen Literatur keine entsprechende Berücksichtigung gefunden. Wir hoffen mit diesem Band Anregungen zu geben zum Verständnis des Spiels und zu seinem Einsatz in den Behandlungen.

Die Würdigung der Bedeutung des Spiels im Rahmen der aktuellen Debatte um die bahnbrechende Konzeptualisierung der Mentalisierung bleibt ein Zukunftsprojekt.

Literatur

Bürgin, Dieter (2007): Wenn Macht keine Grenzen kennt. Allmacht, Wahn und Terror am Beispiel des jungen Caligula (Albert Camus). Kinderanalyse 15(3), 206–227.

Dürr, Hans-Peter; Popp, Fritz-Albert & Schommers, Wolfram (Hg.) (2000): Elemente des Lebens. Kusterdingen (Die Graue Edition).

Gebhard, Ulrich & Combe, Arno (2007): Sinn und Erfahrung. Zum Verständnis fachlicher Lernprozesse in der Schule. Opladen (Verlag Barbara Budrich).

Winnicott, Donald W. (1989): Vom Spiel zur Kreativität. Stuttgart (Klett-Cotta).

Wygotsky, Lew (1980): Das Spiel und seine Bedeutung in der psychischen Entwicklung des Kindes. In: Elkonin, David (Hg.): Psychologie des Spiels. Köln (Pahl Rugenstein), S. 430–440.

Spiel ist Kommunikation – zum Verständnis des Spiels aus entwicklungspsychologischer und -pathologischer Sicht

Annette Streeck-Fischer

Einleitung

Seit den Ergebnissen von Pisa werden unsere Kinder überflutet mit Lernmaterialien. Das geschieht nicht nur in der Schule, sondern auch im Kindergarten und in der Vorschule. Spielen demgegenüber tritt in den Hintergrund, ja es wird sogar vernachlässigt, weil es als unwichtig angesehen wird, obwohl wir wissen, welche Bedeutung das Spiel in der Entwicklung hat, welche heilsame Funktion es bei der Bewältigung von Konflikten erfüllt und welche Lernressource sich daraus entwickeln kann. Statt neue Lernziele zu formulieren, sollten sich die Kultusminister Gedanken machen, was Kinder anregen könnte zu spielen und wie sie lernen können, ihre Fantasie in kreativer Form zu nutzen. Gerade solche Fähigkeiten helfen dabei zu lernen, mit den Belastungen umzugehen, die auf sie zukommen werden.

Spielen setzt sich zusammen aus der geistigen Aktivität, die bewusste und unbewusste Fantasien einschließt, der körperlichen Aktivität und der Fähigkeit, die umgesetzte Handlung von der Realität zu unterscheiden, das heißt der Fähigkeit zum Als-ob, die eine Symbolisierung ermöglicht (Neubauer 1987).

»Psychoanalyse«, so Winnicott, »ist eine hoch differenzierte Art des Spielens im Dienste der Kommunikation des Patienten mit sich selbst und anderen« (Winnicott 1971, S. 52). Das Spiel ist für ihn nicht ausschließlich eine Aktivität der Kindheit – und auch nicht nur ein zentrales Ausdrucksmittel in der Psychotherapie mit Kindern; das

Spiel ist für Winnicott zuallererst ein imaginärer Ort, an dem sich zwei Personen – ob Kind oder Erwachsener – begegnen und miteinander in Beziehung treten. Entsprechend seinem Verständnis von Spiel ist »Kommunikation [...] nur im Spiel möglich« (ebd., S. 66). In seiner Theorie des Spiels beschreibt er einen Entwicklungsprozess, in dem das Kind aufgrund seiner interaktiven Erfahrungen mit der Mutter die Fähigkeit zu gemeinsamem Spielen innerhalb einer Vertrauensbeziehung erwirbt. Er unterscheidet zwischen einem selbstheilenden Spiel, das an sich schon Therapie ist und das viele Menschen alleine – auch im Umgang mit der gegenständlichen Welt – spielen können, und dem psychotherapeutischen Spiel. Bei letzterem hat der Psychotherapeut die Aufgabe, durch seine Spielweise den Reifungsprozess zu unterstützen und Entwicklungshemmungen zu beseitigen (ebd., S. 62).

Ich möchte zum Spielen ein Beispiel aus meiner Erfahrung als Mutter im Umgang mit meinem Sohn erzählen. Als er sieben Jahre alt war und in die erste Schulklasse ging, kam er auf die Idee, sein Zimmer in eine Geisterbahn zu verwandeln. Ich musste immer wieder durch diese Geisterbahn hindurch und mit dem dort zu erwartenden Schrecken fertigwerden. Tatsächlich fand ich in dieser Geisterbahn weniger den Schrecken als unerwartete plötzliche Attacken – da fuhr mir der Handbesen über das Gesicht, da stolperte ich über einen Stock, da wurde ich in die Ecke geschubst und so weiter, so dass ich mehr und mehr den Eindruck bekam, es ginge gar nicht um Schrecken, sondern darum, in dieser Geisterbahn gebeutelt, aggressiv angegangen zu werden, seinen Weg zu gehen und das Ganze irgendwie zu überleben. Danach war ich jedes Mal froh, wenn ich diese Tortur hinter mich gebracht hatte. Und ich sagte ihm dann auch, dass es ja ganz schön unangenehm und manchmal auch schmerzhaft sei, durch diese Geisterbahn zu gehen. Ich erklärte mir dieses Spiel, das ich mit durchleiden sollte, damit, dass er lernen musste, in der Schule mit den Schubsereien, den kleinen Attacken und unberechenbaren Vorfällen umzugehen. Indem er es an mir aktiv in Szene setzte, trug ich wohl dazu bei, dass er es auszuhalten lernte. Er spielte ein heilsames Spiel.

Das heilsame Spiel

Im heilsamen Spiel werden konflikthafte Situationen nicht einfach nur wiederholt, sondern aktiv neu hergestellt. Das Spiel hat die Funktion eines Protektors für das Selbst. Wichtige interaktive Erfahrungen werden im Spiel gleichsam »durchgekaut«, überprüft, ins Selbstbild integriert oder verworfen. Normales Spielen ist eine mit Freude und Hingabe ausgeübte Tätigkeit, die spontan begonnen und über ein sich entwickelndes Thema zu einer Lösung geführt wird. Erikson (1937) spricht von Spielsättigung, wenn das Thema natürlich beendet wird und damit einer vorläufigen oder auch definitiven Bewältigung gedient hat. Das Spiel wird so zu einer Quelle der Selbstachtung und Lebensbewältigung. Ist das Spiel einer Person jedoch rigide und eingeengt, weist es in sich Brüche auf, werden immer dieselben Themen konflikthaft wiederholt, herrschen negative Gefühlszustände vor und ist eine Entwicklung nicht erkennbar, dann bildet dieses Spiel eine Problematik ab, die auch in anderen Lebensräumen auftaucht (Kernberg 1995). Hier ist therapeutische Hilfe sinnvoll, die einen heilsamen Spielfluss wieder in Gang bringen kann. Unter der Voraussetzung eines gesicherten Spielraumes können Kinder, Jugendliche und Erwachsene im Spiel Erfahrungen machen, die ihnen helfen, Konflikte und schwierige Realitätsbedingungen zu bewältigen. Das Spiel erlaubt ihnen, sich aus einer enttäuschenden und unangenehmen Welt zurückzuziehen. Es mildert Konflikte und bietet illusorische Gratifikationen und bessere Alternativen (Ostow 1987).

Was ist Spielen?

Im Spielen wird eine Situation geschaffen, die real ist und zugleich nicht real, ernst und zugleich nicht ernst. Im Spielen werden Bedürfnisse, Erfahrungen und Konflikte dargestellt, probeweise ausgehandelt oder gemeistert. Das Spiel hat einen Als-ob-Charakter. Es findet innerhalb eines Spielrahmens in einem Raum statt, dem Spielraum. Im Spielraum herrschen Übergänge zwischen Realität und Fantasie, die diesem Raum einen illusionären Charakter geben. Winnicott (1971) nennt diesen hypothetischen Bereich Übergangsraum oder intermediären oder potenziellen Raum. Es ist der Raum, in dem auch Schreckliches geschehen, kommuniziert werden und letztlich – das ist besonders wichtig – ohne weitere Folgen bleiben kann.

In der Psychoanalyse wird der Spielrahmen abgesteckt durch die vereinbarten Regelungen (Trimborn 1994) oder den psychoanalytischen Vertrag (Bleger 1993) zwischen Analytiker und Patient. Solange dieser Spielrahmen wechselseitig akzeptiert wird, wird er zu einem »geweihten Platz« (Sachs 1991), in dem sich Neues und Kreatives entwickelt. Es gibt kein verordnetes oder erzwungenes Spiel. Die Störungen des Spielens manifestieren sich bei neurotischen Patienten zumeist im Umgang mit den Spielregeln, bei strukturellen Störungen wurde die Fähigkeit zu spielen nicht entwickelt oder ist zerstört. In diesem Fall gelingt es nicht einen Spielraum herzustellen. Wir finden dies beispielweise dann, wenn vordergründige Anpassungen vorliegen oder Wahnbildungen, die ein Spiel unmöglich machen. Die Fähigkeit des Kindes, Jugendlichen oder Erwachsenen zu spielen kann aus der Einpersonenperspektive wichtige diagnostische Hinweise geben hinsichtlich des Strukturniveaus oder auch der Art der vorliegenden Störung (Streeck-Fischer 1998). In der Therapie selbst verweist das Spiel auf die Art und Weise, wie der Therapeut und der Patient, hier das Kind oder der Jugendliche, miteinander kommunizieren.

In seiner Theorie des Spielens hält Winnicott drei Bereiche für bedeutsam, in denen der Mensch sich und seine Umwelt erlebt: Er unterscheidet zwischen dem Bereich der vorgegebenen äußeren Realität, dem der inneren Realität, der durch den Grad der Entwicklung bestimmt ist, und dem des Handelns. Letzteren kennzeichnet er als den Bereich des kreativen Spiels und des kulturellen Erlebens (Winnicott 1971, S. 124f.). In ihm finden eigene Spiele und Zusammenspiele statt, die im Spannungsfeld zwischen zwei Personen lokalisiert sind. Psychotherapie, so Winnicott, geschieht dort, wo zwei Bereiche des Spielens sich überschneiden, der des Patienten und der des Psychoanalytikers. Der Psychoanalytiker und der Patient treffen sich im psychotherapeutischen Raum zu ihrem Spiel, das von dem jeweils erworbenen Grad an Spielfähigkeit bestimmt ist. Das gemeinsame Spiel wird so zur Aushandlung des Verstehens in einem Raum des Übergangs zwischen Realität und Fantasie. Psychoanalytiker und Patient ringen und spielen um gemeinsames Verstehen. Die Fähigkeit, im psychoanalytischen Prozess Deutungen zu ertragen und für sich zu verwenden, setzt voraus, dass der Patient fremde Ideen auszuhalten und darauf ablehnend oder wohlwollend zu reagieren weiß. Diese Fähigkeit ist erst dann entwickelt, wenn positive Erfahrungen mit dem Zusammenspiel innerhalb einer Vertrauensbeziehung vorliegen und sich zwei Bereiche des Spielens anhaltend überschneiden können, ohne dass die Spielfähigkeit verloren geht.

Diese Gedankengänge von Winnicott sind sehr komplex. Um sie zu veranschaulichen, möchte ich ein Beispiel anführen, in dem deutlich wird, dass die beschriebene Jugendliche noch keine zwei Bereiche des Spielens erträgt, da sie in Ihrer Spielfähigkeit erheblich beeinträchtigt ist. Es ist für sie nicht möglich fremde Ideen auszuhalten.

> Sie war seit drei Tagen in Tiefenbrunn, hatte ein Einzelzimmer, und ich besuchte sie dort zusammen mit einer Erzieherin. Ich begegnete einer blassen, sehr ungesund aussehenden Jugendlichen mit orange gefärbten Rastalocken und schrillem Outfit. Ihre Erscheinung hatte etwas Heruntergekommenes und zugleich Originelles. Sie hatte sich im Zimmer bereits erstaunlich gut eingerichtet, und ich fragte sie, wie es ihr hier auf der Station gehe und ob sie sich nicht zu allein und zu weit weg von allem Vertrauten in diesem Einzelzimmer fühle. Sie sagte daraufhin, dass es ihr sehr schlecht gehe und sich keiner um sie kümmere. Die begleitende Erzieherin meinte jetzt vorwurfsvoll: »Das stimmt doch gar nicht, wir haben doch immer nach Ihnen geschaut.« J. geriet daraufhin in einen Ausnahmezustand. Sie fing an zu hyperventilieren, zitterte, schrie und jammerte und rief nach ihrer Mama: »Mama, ich will nach Hause.« Sie krümmte sich, warf sich zurück auf ihr Bett und verharrte dort wie ein Säugling mit angezogenen Beinen. Ich saß vor ihr auf dem Stuhl und war beunruhigt und erschrocken. Ich wusste nicht, wo ihr Zustand münden würde, ich kannte sie ja bis dahin überhaupt nicht. Ich bemühte mich ruhig zu bleiben. Ich wäre am liebsten die Mutter gewesen, die sie in den Arm nimmt

und tröstet und sagt: »Es ist ja nicht so schlimm.« Ich blieb jedoch ruhig sitzen, vermied es, invasiv zu sein, und versuchte deutlich zu machen, dass ich da war, etwa mit Geräuschen wie »mh« und »oh«. Schließlich sagte ich: »Ich sehe, dass es Ihnen sehr schlecht geht.« Dann sagte ich, dass für mich nur wichtig sei, wie es ihr gehe – ihre Wahrnehmung der Situation beziehungsweise ihre Realität. Die Erzieherin verharrte derweil still und irritiert.

J. beruhigte sich allmählich und kam zurück in Blickkontakt. Jetzt konnte ich mit ihr darüber reden, wie man verhindern könne, dass es solche unerträglichen Situationen des Alleingelassenseins für sie gäbe und was für sie gut wäre. Ich machte mit ihr Paktabsprachen, wie es für sie auszuhalten sei, in dem Einzelzimmer und soweit weg von Mutter beziehungsweise von zu Hause, damit sie sich nichts antun müsse oder auch keine Dinge tue, die in Tiefenbrunn verboten seien, wie Alkohol oder Drogen. Sie spürte meine Sorge, und sie fasste Vertrauen. Ich wurde für sie eine Person, die es gut mit ihr meinte.

Was war hier passiert? J.s innere Realität unterschied sich von der wahrgenommenen Realität der Erzieherin. Sie fühlte sich völlig alleingelassen und vergessen. Die Beanstandung durch die Erzieherin bedrohte die Kohärenz ihres Selbst und führte sie an den Rand einer psychotischen Dekompensation. Es war ihr nicht möglich anzuerkennen, dass es verschiedene Betrachtungsweisen der Realität geben konnte. Die andere objektive Sicht (der dritten Person) war für sie eine Katastrophe (Britton 2004). Sie, die Erzieherin, war in diesem Moment die Inkarnation des malignen Verstehens.

In ihrem desorganisierten Zustand griff sie auf primitive Selbst- und Körperregulationen, wie Hyperventilation, kleinkindhaftes Verhalten, Schreien nach »Mama« und Schaukeln zurück. Die Möglichkeit einer Umwandlung der Einheit mit Mutter, die nur eine Realitätswahrnehmung existieren ließ, in ein Dreisein, das ein dynamisches Zusammenspiel zwischen Symbol, Symbolisiertem und interpretierendem Subjekt (Ogden 1985) ermöglicht hätte: »Ich sehe es so, du siehst es anders«, stand ihr in dieser Situation nicht zur Verfügung. Winnicott (1978), Britton (2004) und andere haben diese Fähigkeit, einen objektivierbaren Standpunkt einnehmen zu können, mit räumlichen Metaphern verbunden. Es geht um den Übergangsraum, den triangulären oder Dreiecks-Raum, den J. offenbar nicht ausreichend entwickelt hatte.

Wie entwickelt sich Spielfähigkeit?

Winnicott (1971) beschreibt, wie sich die Spielfähigkeit entwickelt: Innerhalb eines harmonisch regulierten frühen Mutter-Kind-Systems macht der Säugling die Erfahrung, dass seine Handlungen die eigenen Zustände auf gewünschte Effekte hin beeinflussen können. Diese Erfahrung von Omnipotenz oder »Wirkmächtigkeit« (Dornes 1993) resultiert aus der Fähigkeit der Mutter, sich den Bedürfnissen des Kindes anzupassen und ihm die Illusion zu gewähren, dass das, was es erschafft, wirklich ist. Indem die Mutter die vorgegebene äußere Realität an die entwicklungsabhängigen inneren Bedingungen des Säuglings anpasst, erschafft sie mit ihm einen gemeinsamen potenziellen oder intermediären Raum, der Mutter und Kind im Zusammenspiel – dem Spiel miteinander – verbindet.

Im Erleben des Säuglings spiegelt die Mutter auch im Spiel mit der gegenständlichen Welt, was er dort handelnd erfährt. Seine Spielerfahrungen sind eingebettet in die erfahrene Beziehung mit der Mutter, die den stützenden Hindergrund bereitstellt, das heißt, sie sind interaktiv geformt und getragen. Das Kind beginnt mit dem Übergangsobjekt zu spielen – dem ersten Nicht-Ich. Dieses Objekt, etwa der Teddy, ein Tuch und anderes, ist Symbol für die Einheit des Mutter-Kind-Systems. Es ermöglicht dem Kind, die Trennung über einige Zeit hinweg zu ertragen. Solange dieser Zeitrahmen gewahrt bleibt, stärkt die Erfahrung der Trennung das Ich des Kindes. Mit diesen Erfahrungen tritt es in die nächste Phase ein, in der es eine Überschneidung der beiden Spielbereiche – von Mutter und Kind – erlebt und erträgt. Es sind nun also Bedingungen entstanden für ein gemeinsames Spiel innerhalb einer Vertrauensbeziehung. Dies hat zentrale Bedeutung für unsere Behandlungstechnik, die, solange der Übergangsraum oder Spielraum noch nicht entwickelt oder gesichert ist, Entwicklungsarbeit erforderlich macht.

Entwicklungsarbeit im Spiel

Ich möchte ein kurzes Beispiel aus einer Therapie anführen, in dem solche Ansätze von Entwicklungsarbeit erkennbar werden.

> In der Burg ist ein Schatz versteckt. Es herrscht Krieg zwischen »Gut« und »Böse«. Die Guten werden gefangen genommen, einer baumelt gehenkt am Turm. »Ein Guter hat die Gedanken eines Bösen aufgesaugt und ist jetzt auch böse geworden.« Max erfindet aus Häkelband gefertigte »Schnürenfallen«. Eine Frau fällt in eine Schnürenfalle und stirbt. Der König tritt auf eine »Schnürenfalle«, wird von den Bösen gefesselt und während er schläft, wird ihm ein Trank eingeflößt, »sodass er ein Böser wird und sich nicht mehr daran erinnern kann, dass er ein Guter war«. Gut und Böse sind nicht klar voneinander geschieden, Gutes wird vom Bösen kontaminiert. Max macht sein Dilemma deutlich. Beide Elternteile binden ihn in Gut/Böse-Konfusionen. Er ist in einer »Schnürenfalle« gefangen. Um in den Verstrickungen nicht gänzlich unterzugehen, muss Max den Machtanspruch erheben, »der König« zu sein. Max verwendet in seinem Spiel meterweise Häkelband. Immer wieder zerschneidet er seine Band-Konstruktionen und zeigt damit, wie gefährlich es ist, Bindungen einzugehen, sich jemandem verbunden zu fühlen.
>
> Inzwischen bekommt Max kein Ritalin mehr. Während er im Alltag gut ohne das Medikament zurechtkommt, wird sein Spiel vorübergehend fragmentierter. »Es ist Krieg, alle sind tot.« Dann taucht wenig später stabil eine neue Figur in seinem Spiel auf: ein guter Held, der »goldene Ritter«, der als Einziger am Leben bleibt und der alle Guten zum Leben erweckt. In der Burg jagen die Ritter Küken, um sie zu braten. Die Therapeutin (Birgit Fricke, analytische Kinder- und Jugendlichen-Psychotherapeutin) kommentiert zunächst als affektiv beteiligte Beobachterin sein Spiel

zurückhaltend, dann nimmt sie die Küken, die sie als schwache, schützenswerte Selbstaspekte von Max wahrnimmt, und bietet den Küken Schutz in einer kleinen Hütte neben der Burg. Max ist gerührt von dieser Szene. Der goldene Ritter beschützt fortan die Küken und Max besteht darauf, dass jeweils am Ende der Stunde die Küken samt Hütte an einem sicheren Ort im Regal aufbewahrt werden.

Zum Zusammenbruch der Dialektik von Realität und Fantasie

Spezifische Störungen der Kommunikationsfähigkeit können damit in Zusammenhang gebracht werden, dass der Übergangs-, Spiel- oder potenzielle Raum nicht oder nur mangelhaft entwickelt werden konnte. Ogden (1985) hat den Zusammenbruch des Spannungsverhältnisses von Fantasie und Realität im Spiel- oder Übergangsraum beschrieben und auf diese Weise darauf hingewiesen, welche Folgen traumatische Belastungen in frühen Interaktionen haben.

1. Wenn die Dialektik von Realität und Fantasie zusammenbricht und Fantasie zur Realität wird, ist die Psyche so etwas wie ein Erlebnisempfänger und -wiedergeber. Die Wahrnehmungen sind unmittelbar und allenfalls durch Bedürfniszustände verzerrt. Die inneren Erfahrungen entsprechen den äußeren. Fonagy et al. (2004) haben dies mit dem Äquivalenzmodus beschrieben. Ein Jugendlicher würde beispielsweise feststellen, dass »der Scheißtherapeut dem Scheißvater« entspricht, weil er »auch nur so doof rumquatscht«.
2. Ebenso kann ein Zusammenbruch der Dialektik von Realität und Fantasie zu einer vorzeitigen Besetzung der äußeren Realität führen. Äußere Realität wird zur Abwehr von Fantasien eingesetzt. Die innere Realität wird abgetrennt. Solche vordergründigen Anpassungen finden wir bei traumatisierten Kindern und Jugendlichen mit Mimikry-Entwicklungen.

Ferenczi (1933) war der erste, der Mimikry als eine frühe Reaktion von Traumatisierten beschrieben hat:

> »Das wissenschaftlich Bedeutsame an dieser Beobachtung ist die Vermutung, dass die noch zu schwach entwickelte Persönlichkeit auf plötzliche Unlust, anstatt mit Abwehr, mit ängstlicher Identifizierung und Introjektion des Bedrohenden oder Angreifenden antwortet. Ein Teil ihrer Persönlichkeit, ja der Kern derselben, ist irgendwann auf einem Niveau stecken geblieben, auf dem man noch der alloplastischen Reaktionsweise unfähig ist und man autoplastisch gleichsam mit einer Art Mimikry reagiert« (S. 309).

Ferenczi beschreibt damit die Sonderform eines Mechanismus der Identifikation mit dem Angreifer – es müsste genauer heißen: statt Identifikation Introjektion –, bei der die Opferposition in der Beziehung zum Erwachsenen perpetuiert wird (vgl. Hirsch 1996). Es entwickeln sich kolonisierende Beziehungskonstellationen, die von Angleichungen, Anpassungen und Unterdrückungen auf der einen Seite und Machtausübung und Enteignung auf der anderen Seite bestimmt sind. Hinter einer vordergründigen, von Papageiendialogen gekennzeichneten Übereinkunft entsteht ein Prozess wechselseitiger Enteignung von sinnhaftem Tun. Das gefährliche Andere, das abgespalten ist, verbleibt unter Umständen unangetastet, dissoziiert und kommt allenfalls in Untergrundbewegungen abgespalten zum Ausdruck (Streeck-Fischer 2004). Fonagy und Bateman (2006) haben im Zusammenhang mit solchen Entwicklungen vom Pseudomentalisieren gesprochen. Es wird geredet und erklärt, ohne dass eine authentische Verbindung zu Gefühlen bestünde.

3. Wird die Dialektik von Realität und Fantasie eingeengt, so werden Realität und Fantasie voneinander abgetrennt mit dem Ziel, spezifische, oft traumatische Erfahrungen zu vermeiden. Es kommt zu einer Spaltung des Ichs. Diese Störung ist mit dem Als-ob-Modus vergleichbar (Fonagy et al. 2004) Es kommt zu Ich-, Selbst- und Objektspaltungen.
4. Die Abwehr kann sich auch gegen eine sinngebende Deutung von Wahrnehmung richten. Wenn dem Wahrgenommenen keine Bedeutung gegeben werden kann, bleibt es wie ein Fremdkörper unbesetzt und unassimiliert, wie dies bei Traumatisierten der Fall ist. Dies wäre eine andere Beschreibung dessen, was Fonagy

et al. (2004) Mentalisierungsstörung oder -abwehr nennen. Hierbei handelt es sich jedoch vielmehr um ein aktives Abwehrphänomen (s. auch Fraiberg 1982) als um die Folge einer fehlenden Antwort oder ausbleibenden sozialen Spiegelung durch die frühe Pflegeperson.

Mentalisierungsstörungen verweisen auf den nicht sicher etablierten Übergangsraum. Während Winnicott (1971) und Ogden (1995) mit ihren Ansätzen auf die gestörte Kommunikation in dem Raum verweisen, der sich zwischen Mutter und Kind, Patient und Therapeut auftut, hat der Begriff der Mentalisierungsstörung eine intrapsychische Dimension.

Zerstörte Dialektiken im Übergangsraum

Wenn unklar bleibt, was Realität ist und was Fantasie, treten Verwirrungen auf. Ein Beispiel aus dem klinischen Alltag macht das deutlich:

> Eine junge Therapeutin sagt zu einer 17-jährigen Jugendlichen, die seit ihrem achten Lebensjahr sexuell missbraucht wurde: »Nein, ich weiß, dass das nicht stimmt.« Die Jugendliche hatte ihr erzählt, dass einer der Betreuer sich in anzüglicher Weise benimmt und sich ihr nähert. Die Jugendliche hatte gerade mit einem Erwachsenen heimlich ein sadomasochistisches Szenarium in einem Hotelzimmer hinter sich gebracht und wurde wegen ihrer Blessuren röntgenologisch untersucht. Vom Röntgenassistenten behauptete sie, dass er sie sexuell belästigt hatte, ebenso wie der Betreuer, der sie zum Arzt begleitet hatte. Die Therapeutin hatte zu Recht das Bedürfnis, den sehr umsichtigen und verlässlichen Betreuer in Schutz zu nehmen – zugleich verlor sie jedoch die Realität der Jugendlichen, die sich aus deren psychischen und der wahrgenommenen verzerrten faktischen Realität mischte, aus den Augen. Damit widersetzte sie sich der Verwirrung, die bei solchen Patienten auftritt, der Verwirrung, nicht zu wissen, was Fantasie und was Wirklichkeit ist.

Ebenso wie das dialektische Spannungsverhältnis zwischen innerer und äußerer Realität zerbricht oder kollabiert, werden auch andere Verbindungen zerstört. Es wurde bereits darauf hingewiesen, dass es unter Belastungen zu vordergründigen Anpassungen kommt, die mit kognitiven Coping-Mechanismen einhergehen, während affektive Regungen gleichzeitig ausgeblendet werden. Dadurch kommt es zu einem Verlust von Verbindungen zu den eigenen authentischen Gefühlen.

Die Bindungsforschung unterscheidet zwischen kognitionsorientierten Copings bei vermeidend gebundenen Kindern und emotionsorientierten Bewältigungen bei ambivalent verstrickten Kindern. In beiden Fällen kommt es zu einem Verlust des Spannungsverhältnisses zwischen Emotion und Kognition. Wir brauchen die Verbindung zu unseren Gefühlen, um Beziehungen herstellen zu können, und wir brauchen Kognitionen, um uns weiterentwickeln zu können.

Fonagy et al. (2004) sprechen vom IIMa und IIMc – den affektregulierenden und den kognitionsregulierenden interpersonellen Interpretationsmechanismen (IIM), denen die Fähigkeit zur Mentalisierung zugrunde liege. Sie verstehen den IIM (a und c) als ein Produkt komplexer psychischer Prozesse, einen Mechanismus zur Verarbeitung neuer Erfahrungen, welcher der von Bion beschriebenen Alpha-Funktion (Bion 1962) ähnelt. Sie begreifen den IIM als übergreifende hypothetische Struktur, als System zur Verarbeitung sozialer Informationen, das durch frühe ungünstige Einflüsse gestört werden kann.

Ein weiteres gesundes Wechselverhältnis ist für die normale Entwicklung erforderlich, nämlich das zwischen Akkomodation und Assimilation (Piaget/Inhelder 1977) – Akkomodation verstanden als Prozess der Anpassung an die frühe Pflegeperson, Assimilation als verdauende Aneignung. Ist zwischen beiden das Spannungsverhältnis aufgehoben, so kommt es bei Akkomodation zu Mimikry und bei Assimilation zu einer inneren Ähnlichmachung. Gampel hat solche assimilatorischen Prozesse dem Terror zugeordnet und sie als radioaktive Infizierung bezeichnet. Sind diese Dialektiken gestört, dann wird das Spiel real oder stagniert in den Wiederholungen.

> Ein Beispiel: Er zieht die Vorhänge zu, macht das Licht aus und will mit der Therapeutin Einbrecher spielen. Zuvor fesselt er sie an den

Händen. Die Therapeutin hat ihn wiederholt darauf aufmerksam gemacht, ihr nicht weh zu tun. Sie spürt, dass sie kaum Zeit und inneren Raum hat zu verstehen, stattdessen ist sie wie so häufig in die Handlung mit ihm verschlungen und damit beschäftigt, aufzupassen, dass er ihr nicht wehtut beziehungsweise dass er sie nicht handlungsunfähig macht. Die Therapeutin unterschätzt die bedrohliche Wirkung des Einbrecher-Spiels. Selbst angespannt und mit einem diffus unbehaglichen Sich-Spüren beschäftigt, das sich bis hin zu einem Gefühl von Unheimlichkeit steigert, nimmt sie am Spiel teil beziehungsweise lässt es zu. Das Ausmaß seiner Angst schätzt sie falsch ein, da es sich bei ihr kaum spürbar abbildet. Die Fähigkeit, Angst als Signal zu nutzen beziehungsweise eine bedrohliche Situation zu antizipieren, ist ihr verloren gegangen. Der Junge verschwindet mitten im Spiel auf dem Klo, und erst nach der Stunde registriert die Therapeutin die Spuren seiner Angst an der Wand im Klo. Dort hat er mit Kot geschmiert und das Klo selbst ist ebenfalls sehr verdreckt. Eine innere Angst hat sich in eine reale Angst verwandelt. Das Spiel ist real geworden beziehungsweise außer Kontrolle geraten.

Das gesunde symbolische Spiel des Kindes bringt die innere Realität mit der äußeren in Verbindung, indem innere Fantasien auf das Spielzeug oder auf die andere Person externalisiert und damit personifiziert werden. Das Kind erfährt dabei die Grenzen seiner Omnipotenz. Wo die Wucht der Ängste und der Wünsche zu groß ist, hört das Spiel auf. Um spielen zu können, ist es erforderlich, den Unterschied zwischen dem Symbol und dem Symbolisierten bewahren zu können, ebenso wie den Unterschied zwischen dem Selbst und dem in seiner Abwesenheit zu symbolisierenden Objekt. Spielen ist nur möglich, wenn wir diese Wahrheit von Anfang an durch eine frühe Erfahrung mit der konkreten sensomotorischen Realität gelernt haben und dieses Wissen nicht durch Überwältigungen gefährdet wurde.

Der Übergangsraum kann definiert werden als Raum zwischen dem Symbol (dem Gedanken) und dem Symbolisierten (das, was darüber gedacht wird), der überbrückt wird durch ein interpretierendes Selbst (dem Denker, der seine eigenen Gedanken entwickelt und seine eigenen Symbole erfasst). Fehlt dieser Raum, dann fehlt die Fähigkeit zu mentalisieren. Die Fähigkeit der Mentalisierung wird auch als Immunsystem der Psyche bezeichnet, das inneren wie auch äußeren Stress absorbiert: Traumatische Überwältigungen und innerer Druck werden durch mentales Prozessieren und weiteres Verarbeiten in ihren Wirkungen auf den Körper und die Psyche abgeschwächt.

Kinder und Jugendliche mit einer frühen traumatisierenden Entwicklung können ihren tatsächlichen Zustand und ihre gemachten Erfahrungen nicht mentalisieren und deshalb nicht mitteilen. Wenn sie über ihre Erfahrungen sprechen, dann greifen sie nicht selten auf nachträgliches, kognitiv überformtes Wissen zurück, das den tatsächlichen Erfahrungen nicht entspricht und ihm einen unauthentischen Charakter verleiht. Das, was sie erlebt haben, erkennen wir eher in Ihren Handlungen und in der Interaktion.

Ihre sprachlichen Mitteilungen sind davon mitunter völlig abgetrennt. Da sie sich nicht aus der Perspektive eines anderen betrachten können, messen sie ihrem Verhalten keine Bedeutung bei – es bleibt unreflektiert und sprachlos. Das bedeutet, dass sich die Problematik der Kinder und Jugendlichen mit frühen ungünstigen Entwicklungsbedingungen im Hier und Jetzt abspielt. Gefragt zu Problemen sagen sie beispielsweise: »Ich weiß nicht« und zeigen zugleich eine verschreckte Gesichtsmimik und eine Körperhaltung, als erwarteten sie Prügel. Es kommt implizit etwas zum Ausdruck, zu dem sie keinerlei Zugang haben, oder sie geraten in eine Interaktion, die früheren Erfahrungen entspricht. Es gibt keine Betrachtung des Vergangenen, keine Zeitdimensionen von Vergangenheit, Gegenwart und Zukunft. Das Abwesende kann nicht gedacht oder gespielt werden. Die Vergangenheit existiert in der Gegenwart und die Gegenwart ist die Vergangenheit. Was Fonagy et al. (2004) als Mentalisierungsstörung bezeichnen, haben Piaget und Inhelder (1977) als Dezentrierung beschrieben: Sie meinen, dass es darum gehe, nicht nur in der Welt mit seinen Erfahrungen zu sein, sondern diese zu haben, sie zu erkennen und zu betrachten. Wenn die Dezentrierung nicht gelingt, ist der Prozess der Repräsentanzenbildung gestört. Die Fähigkeit zur Selbstreflexivität, die mit der frühen Erfahrung einer feinfühligen spiegelnden Pflegeperson verbunden ist, wird nicht oder nur mangelhaft entwickelt. Das bedeutet, dass Erfahrungen überwiegend handelnd wiederhergestellt werden und erst in einem Entwicklungsprozess des Spielens therapierbar werden.

Literatur

Bion, Wilfred R. (1962): Lernen durch Erfahrung. Frankfurt/M. (Suhrkamp), 1990.

Bleger, José (1993): Die Psychoanalyse des psychoanalytischen Rahmens. Forum Psa. 9, 269–280.

Britton, Ronald (2004): Subjectivity, objectivity and the triangular space. Psa. Q. 73, 47–61.

Dornes, Martin (1993): Der kompetente Säugling. Frankfurt (Fischer).

Erikson, Erik H. (1937): Configurations in play – clinical notes. Psa. Q. 6, 139–214.

Erikson, Erik H. (1977): Kinderspiel und politische Phantasie. Frankfurt/M. (Suhrkamp), 1978.

Ferenczi, Sándor (1933): Sprachverwirrung zwischen den Erwachsenen mit dem Kind. Die Sprache der Zärtlichkeit und der Leidenschaft. In: Ferenczi, Sándor (Hg.): Bausteine der Psychoanalyse, Bd. 3. Frankfurt/M. (Suhrkamp), 1984, S. 511–525.

Fonagy, Peter; Gergely, György; Jurist, Elliot L. & Target, Mary (2004): Affektregulierung, Mentalisierung und die Entwicklung des Selbst. Stuttgart (Klett-Cotta).

Fonagy, Peter & Bateman, Anthony W. (2006): Mentalization-based Treatment for Borderline Personality Disorder. New York (Oxford University Press).

Fraiberg, Selma (1982): Psychological defences in infancy. Psa. Q. 51, 612–635.

Gampel, Yolanda (1993): Die endlose Verstoßung durch gesellschaftliche Gewalt. Kongressband zur DPV Herbsttagung. Frankfurt/M.

Hirsch, Mathias (1996): Zwei Arten der Identifikation mit dem Aggressor – nach Ferenczi und nach Anna Freud. Praxis der Kinderpsychologie und Kinderpsychiatrie 45, 198–205.

Kernberg, Paulina F. (1995): Die Formen des Spielens. In: Studien zur Psychoanalyse: Österreichische Studiengesellschaft für Kinderpsychoanalyse. Göttingen (Vandenhoeck), S. 9–34.

Neubauer, Peter B. (1987): The many meanings of play: Introduction. Psychoanal. Stud. Child 42, 3–9.

Ogden, Thomas H. (1985): On potential space. I. J. Psycho-Anal. 66, 129–141.

Ostow, Mortimer (1987): Play and reality. Psychoanal. Stud. Child 42, 193–203.

Piaget, Jean (1959): Nachahmung, Spiel und Traum. Stuttgart (Klett-Cotta), 1969.

Piaget, Jean & Inhelder, Bärbel (1977): Die Psychologie des Kindes. Frankfurt/M. (Fischer).

Sachs, Jerome (1991): Psychoanalysis and the elements of play. Amer. J. Psychoanal. 51, 39–53.

Segal, Hanna (1957): Bemerkungen zu Symbolbildung. In: Bott-Spillius, Elisabeth: Melanie Klein heute, Bd. 1. München (Verlag Internat. Psychoanalyse), 1990, S. 202–224.

Streeck-Fischer, Annette (1998): Zur OPD-Diagnostik des kindlichen Spiels. Praxis der Kinderpsychologie und Kinderpsychiatrie 46, 579–588.

Streeck-Fischer, Annette (2006): Trauma und Entwicklung. Folgen früher Traumatisierung in der Adoleszenz. Stuttgart (Schattauer).

Treurniet, Nikolaas (1995): Was ist Psychoanalyse heute. Psyche – Z psychoanal 49, 111–140.

Trimborn, Winfried (1994): Analytiker und Rahmen als Garanten des therapeutischen Prozesses. Psychotherapeut 39, 94–103.

Winnicott, Donald W. (1978): Vom Spiel zur Kreativität. Stuttgart (Klett-Cotta), 1987.

Spielen enthält alles!

Spielen ist das Universale (Winnicott)

Ross A. Lazar

> »Der Mensch spielt nur, wo er in voller Bedeutung des Wortes Mensch ist, und er ist nur da ganz Mensch, wo er spielt« (Schiller 1795, 15. Brief).

Vorspann

Lieber Herr Dr. Kögler, liebe Kolleginnen und Kollegen,
ich freue mich sehr wieder hier in Hannover im Rahmen der zweiten Winnicott Tagung eingeladen zu sein und über das spannende Thema »Spielen« zu Ihnen sprechen zu dürfen. Allerdings hatte ich letzte Woche einen Traum, der mein Auftreten hier beinahe verhindert hätte:

> Ich stehe auf einer Bühne mit einigen anderen Leuten inklusive drei oder vier Musikern. Sie spielen zum Auftakt der Tagung, besser gesagt zu meinem Vortrag, spielen aber so schräg, so unmelodisch und unmusikalisch, dass ich und andere denken, das geht so nicht. Zuerst sollen sie etwas spielen, dann soll ich ein bisschen reden, dann wieder spielen, dann reden, alternierend. Es geht nicht. Ich komme völlig aus dem Konzept, kann nicht weiter. Jemand anders fängt an sie zu kritisieren. »Ach, Sie meinen, wir sind zu langsam oder zu laut oder ...« Nein, sagt der andere, und ich hebe die Hand, um einen Vorschlag zu machen und sage auch: »Nein, das ist nicht das Problem. « (Ich will eigentlich nur vorschlagen, sie mögen zu Ende spielen, und dann rede ich, aber es kommt nicht dazu). Alle Musiker stehen entsetzt auf, verlassen die Bühne, ergreifen die

> Flucht und schreien: »So, und Sie auch noch … Na, dann spielen wir überhaupt nicht mehr! « Alle meine Proteste sind nutzlos, unwirksam, die Musiker rennen trotzdem weg. Daraufhin sagt jemand, auf mich zeigend: »Er war es! Er ist daran schuld! « Das ganze Publikum ist entsetzt, gibt mir die Schuld am Scheitern der Veranstaltung und verlässt den Saal. Ich kann meinen Vortrag – mit dem ich mich ja monatelang beschäftigt habe – gar nicht halten, stehe ziemlich dumm da und denke: »Na wenigstens *muss* ich ihn jetzt nicht halten, das ist auch eine Erleichterung!«

Aber die herrlichen, die *scheene Liedele* der *wunderscheenen Mädele* klangen wunderbar. Sie waren gar nicht schräg wie die in meinem Traum. Außerdem hat noch keiner den Saal verlassen! Also darf ich meinen Vortrag doch halten!

Vorweg möchte ich noch ein paar Worte zum Thema sagen, weil mich das »Spielen« seit vielen Monaten beschäftigt, ich es einerseits immer faszinierender fand, andererseits aber mit der Fülle von Input, von Material, Ideen, Theorien und Bildern kaum zurechtgekommen bin. Dieser Vortrag ist das Ergebnis eines Prozesses, für mich der Beginn einer umfangreichen Auseinandersetzung mit dem Phänomen Spiel und Spielen im Allgemeinen und Spielen in jeder Psychotherapie oder Psychoanalyse, insbesondere aber in der Spieltherapie bei Kindern und Jugendlichen. Deshalb habe ich den Titel im Sinne Winnicotts verändert in »Spielen enthält alles! – Spielen ist das Universale«.

Einführung – Der Begriff und seine Herkunft

Ludere, *jocare*, spielen, *play* … Es gibt so viele verschiedene Sprachwurzeln und vielseitige Beispiele für das, was wir mit Spiel und spielen verbinden. Das altenglische Wort *plega* beziehungsweise *plæga* heißt Entspannung, Erfrischung, Erholung, aber auch »jede lebhafte Tätigkeit«: sich bewegen, tanzen, hüpfen, ausgelassen sein beziehungsweise Musik darstellen. Im niederdeutschen *pleyen* kommt noch die Bedeutung »sich freuen, fröhlich sein« dazu. Aus dem lateinischen *ludere*, *ludicrus*, *lu-*

dicrum bekommen wir den Begriff *homo ludens* (Huizinga 1939), der spielende Mensch, und der Begriff wird erweitert um den Aspekt des Scherzens, der Belustigung, des Spaßes, aber auch des Lächerlichen (englisch: *ludicrous, ridiculous*). Aus dem ritterlichen Mittelalter kommt ein gewisser kämpferischer Aspekt hinzu: Im Althochdeutschen scheint *spilôn* die Bewegung des Kampfes schlechthin zu bedeuten. Im Mittelhochdeutschen wird in der Regel nur von den »Ritterspielen«, Scheinkämpfen gesprochen, wo der Kampf als Spiel geübt wurde, das heißt nach bestimmten Regeln, ohne die Absicht zu schädigen, daher mit stumpfer Waffe, nur als Unterhaltung und Kraftübung, als Wettkampf und als Schauspiel für die höfische Gesellschaft (Grimm 1864–1960).

Wann, wo und wie fängt das Spiel, das Spielen an?

Im Bauch der Mutter; an Mutters Brust?

Spielt das Kind bereits im Mutterbauch? Hat man sich den Uterus als erste Spielwiese des Kindes vorzustellen? Auch wenn es einen gewissen Trend gibt alles immer früher in der Entwicklung anzusiedeln, so denke ich, dass man *in utero* höchstens gewisse Vorläufer des Spielens vermuten darf. Allerdings steht schon im Lukas-Evangelium (Lukas I, 41), dass Johannes der Täufer im Mutterbauch der Elisabeth »gehüpft« sei, was gleich als »gespielt« gedeutet wurde: »[...] als Elisabeth den Gruß Marias hörte, hüpfte das Kind in ihrem Leibe [*exultavit infans in utero eius*]«. Oder wie aus einem Kirchenlied von Kehrein zitiert:

> »den in der mûter wambe spilende versparter da chint verst nt ze hant erfrewet sich das kindlein in seiner muter leibe, und spilte gen unsern herren
>
> [Im Bauch der Mutter spielend verstand das Kind erst später, vorderhand freut sich das Kindchen im Mutterleib, und spielte mit unserem Herrn]« (Grimm/Grimm 1864–1960, Kehrein: Kirchliche Lieder 37, 5).

Aber kaum ist das Kind geboren, da fängt es sofort an Erfahrungen zu machen, die man recht bald als »spielerisch« erkennen kann. Hierzu ein kleines Beispiel aus einer aktuellen Säuglingsbeobachtung:

> Baby Linus (weil Winnicott so ein Peanuts-Fan war, erlaube ich mir, den Namen für diesen Zweck auszuleihen) ist bei der Beobachtung erst drei Monate alt, obwohl er – laut Beobachterin – bereits ein properes Baby, kein Neugeborener mehr ist. Er wird sehr liebevoll, kompetent und eben *spielerisch* von seiner Mama betreut. Gerade wurde ihm die Windel gewechselt. Die Beobachterin schreibt: »Schließlich ist L. wieder gesäubert. [Er] bekommt eine Windel und einen Body. Um den Body hochzuziehen, lupft Frau S. seinen Popo mit den Worten: ›Eins, zwei, drei ... Popo hoch ...!‹ Linus lacht. ›Gefällt Dir das?‹ fragt Mutter. ›*Dann haben wir ja ein neues Spiel ...!*‹ Sie wiederholt den Vorgang. Linus lacht freudig. Sie macht es mehrmals hintereinander.« (Frau K.S. möchte ich danken für die Erlaubnis, dieses Beispiel zu benützen.)

Und so geht es los mit dem frühen Spiel, sofern Baby das Glück hat eine Mutter zu haben, die in einer solch liebevollen, gehaltenen und eben *spielerischen* Atmosphäre ihr Kind zu pflegen weiß.

Als Säugling wird der Mensch schon immer und überall versucht haben, sein erstes Spielchen mit den Fingern, mit den Zehen, mit Mund und Zunge zu machen. Es ist anzunehmen, dass, solange der »Spieltrieb« beziehungsweise die Bewegungsfreiheit des Kindes nicht direkt unterdrückt oder unterbunden wird, jedes halbwegs gesunde Menschenkind bald anfängt mit seinem Körper zu experimentieren, an ihm »herumzufummeln«, eben zu *spielen*. So kann man sagen, dass der eigene Körper das erste Spielzeug wird und, je nachdem wie frei, wie offen und lustvoll dieses erste Spielen sein darf, die Haltung und das Grundgefühl des Kindes gegenüber seines Lebens und der Entwicklung der Spielfähigkeit bestimmt.

Aber bereits vor der Entdeckung der eigenen Körperteile ist der Säugling mit dem Körper der Mutter, genauer gesagt mit ihrer Brust und insbesondere mit der Brustwarze, konfrontiert, die ihm in erster Linie Nahrung, Wärme und Trost spendet, aber auch als erstes »Spielobjekt« dienen kann. Solange das Spielen mit Brust und Brustwarze nicht zum Ersatz für die Nahrungsaufnahme wird beziehungsweise in Konkurrenz mit dem Stillen tritt, bildet es eine wichtige Quelle, eine wichtige

Erfahrungsbasis für das, was Winnicott das erste Not-me-Objekt nennt. Hier ein kleines Gedicht von Albrecht von Halberstadt (1180–1251), in dem das Spiel mit den Brüsten der Mutter wunderbar dargestellt wird (Grimm/Grimm 1864–1960, Halberstadt 16, 482):

> »das kint zu der mûter gie,
> mit armen sie umbevie,
> vruntlîche es sie kuste
> und spilde ûf ir bruste
> [Das Kind zu der Mutter ging
> mit Armen sie umfing,
> freundlich es sie küsste
> und spielte auf ihre Brüste.]«

Eine psychoanalytische Version dieses Phänomens gibt uns Susan Isaacs in ihrem klassischen Artikel »On the nature and function of phantasy« (1948):

> »Gegen Ende des zweiten Monats trinkt der Säugling nicht mehr zügig und ändert seine Haltung. Er lässt die Brustwarze aus seinem Mund gleiten und schaut seine Mutter mit einem Lächeln oder Lachen an. Wenn sie ihn anschaut, verbirgt er vielleicht sein Gesicht in ihrer Brust und gluckst. Und ab einem Alter von 10 Wochen lässt er manchmal plötzlich die Brustwarze los, dreht den Kopf herum, streckt den Rücken und gibt alle möglichen Laute von sich. Eine Woche später fängt er an, eine Hand nach oben zu strecken, Mutters Brust oder Kleidung zu berühren und zu streicheln, während er die Mutter anblickt. Etwa ab diesem Alter kann ein leises Geräusch oder eine Bewegung in der Nähe vom Stillen ablenken. Dieses frühe Spiel an der Brust kann dem Stillvorgang hinderlich sein. Das setzt sich bis in die 16. Woche fort, wenn es nachlässt und das Kind anfängt, mit handfesten Objekten zu spielen (Rassel, Ring, die eigenen Finger). Dieses gezielte Spiel entwickelt sich rasch und zwar außerhalb der Stillzeiten« (zit. in King 1991, S. 306 [Übers. der Verf.]).

Guck-guck-da!

Keine Darstellung frühkindlicher Spielformen wäre vollständig, ohne das berühmteste aller Babyspiele zu erwähnen, das Guck-guck-da! Spiel (englisch: *peek-a-boo!*). Es ist darüber bereits so viel nachgedacht und geschrieben worden, dass ich mir nur kurz eine Bemerkung erlaube, um einen wichtigen und eventuell etwas weniger bekannten Gedanken Wilfred Ruprecht Bions zu diesem ubiquitären Vorgang hinzuzufügen.

Es ist klar, dass es hierbei um die *Anwesenheit beziehungsweise das Fehlen des Objektes*, also um die *Trennung* geht. Ebenfalls klar ist, dass es auch, wie zum Beispiel beim berühmten Holzspulen-Spiel Freuds aus »Jenseits des Lustprinzips« (1920g), um die *Kontrolle des Objektes*, um die Kontrolle über sein Weg-Sein und Wieder-da-Sein geht. Aber dass das Spiel Bion als Modell für die Anfänge des Denkens gilt, ist vielleicht nicht allseits bekannt. Denn laut Bion gilt der erste Gedanke dem *abwesenden Objekt*. Über das *anwesende Objekt*, meint Bion, brauche sich das Kind vorerst keine Gedanken zu machen, denn es ist ja da. Aber wenn es verschwindet, wenn es nicht mehr vorhanden ist, dann sei man geradezu gezwungen, sich Gedanken darüber zu machen. Damit gewinnt das Guck-guck-da! Spiel eine Ergänzung, eine Bedeutung, die es vorher so noch nicht explizit hatte. Es handelt sich um nichts weniger als den ersten Schritt hin zum Denken, oder man könnte sagen um das erste »Denkspiel« schlechthin (Bion 1962, S. 81f.).

Fingerreime und Lieder

Wenn das Kind heranwächst, kommen zu den Finger- und Zehenspielen auf der sogenannten Song-and-dance-Ebene (die Ebene des Singens und Tanzens), wie es Donald Meltzer gerne nennt (persönliche Mitteilung), die vielen kleinen »Fingerreime« hinzu, die sich später in dem »kleinen Theater im Schoße« (*the little theatre-in-the-lap*) weiterentwickeln. Hier ein paar Beispiele:

> Das ist der Daumen,
> der schüttelt die Pflaumen,
> der liest sie auf,
> der trägt sie nach Haus
> und der Kleine isst sie alle auf.

Die englische Sprache, die Sprache Winnicotts und meiner Kindheit, ist besonders reich an solchen Reimen und Liedern. Eines sage ich Ihnen gerne auf, weil es für mich die ganze Komplexität vom *Zählen* wie vom *Fragenstellen*, von *Gewinnen* und *Verlieren* und schließlich von *Aggression* und *Schmerz* in sich trägt:

One, two, three, four, five …
Once I caught a fish alive!
Six, seven, eight, nine, ten …
Then I let it go again!
Why did you let it go?
Because it bit my finger so!
Which finger did it bite?
This little finger on the right!

Bevor ich nun zum Spiel und Spielen im kindertherapeutischen, kinderanalytischen Sinne komme, möchte ich auf einige für mich essenzielle Elemente des Spielens zu sprechen kommen.

Momo-Spiele und *playing for real*

Momo-Spiele

Ich bin sicher, viele von Ihnen werden sich an Michael Endes wunderbaren Kinderroman *Momo* erinnern, vielleicht sogar an die Passage, die ich Ihnen jetzt zitieren möchte und in der es um Momo und das Spielen geht:

> »Seit Momo da war, konnten sie so gut spielen wie nie zuvor. Es gab einfach keine langweiligen Augenblicke mehr. Das war nicht etwa deshalb so, weil Momo so gute Vorschläge machte. Nein, Momo war nur einfach da und spielte mit. Und eben dadurch – man weiß nicht wie – kamen den Kindern selbst die besten Ideen. Täglich erfanden sie neue Spiele, eines schöner als das andere …
>
> Einmal, an einem schwülen, drückenden Tag, saßen etwa zehn, elf

> Kinder auf den steinernen Stufen und warteten auf Momo, die ein wenig ausgegangen war, um in der Gegend umherzustreifen, wie sie es manchmal tat. Am Himmel hingen dicke schwarze Wolken. Wahrscheinlich würde es bald ein Gewitter geben.
>
> ›Ich geh' lieber heim‹, sagte ein Mädchen, das ein kleines Geschwisterchen bei sich hatte, ›ich hab' Angst vor Blitz und Donner.‹ ›Und zu Hause?‹ fragte ein Junge, der eine Brille trug, ›hast du zu Hause vielleicht keine Angst davor?‹ ›Doch‹, antwortete das Mädchen.
>
> ›Dann kannst du genauso gut hier bleiben‹, meinte der Junge.
>
> Das Mädchen zuckte die Schultern und nickte. Nach einer Weile sagte sie: ›Aber Momo kommt vielleicht gar nicht.‹
>
> ›Na und?‹ mischte sich nun ein Junge ins Gespräch, der etwas verwahrlost aussah. ›Deswegen können wir doch trotzdem irgendwas spielen – auch ohne Momo …‹
>
> ›Gut aber was?‹
>
> ›Ich weiß auch nicht. Irgendwas eben.‹
>
> ›Irgendwas ist nichts. Wer hat einen Vorschlag?‹
>
> ›Ich weiß was‹, sagte ein dicker Junge mit einer hohen Mädchenstimme, ›wir könnten spielen, daß die ganze Ruine ein großes Schiff ist, und wir fahren in unbekannte Meere und erleben Abenteuer. Ich bin der Kapitän, du bist der Erste Steuermann, und du bist ein Naturforscher, ein Professor, weil es nämlich eine Forschungsreise ist, versteht ihr? Und die anderen sind Matrosen.‹ ›Und wir Mädchen, was sind wir?‹
>
> ›Matrosinnen. Es ist ein Zukunftsschiff.‹
>
> Das war ein guter Plan! Sie versuchten zu spielen, aber sie konnten sich nicht recht einig werden, und das Spiel kam nicht in Fluß. Nach kurzer Zeit saßen alle wieder auf den steinernen Stufen und warteten.
>
> Und dann kam Momo …« (Ende 1973, S. 23f.)

Vielleicht erinnern Sie sich daran, wie das Forschungsschiff »Argos« danach unbeschadet durch die ungeheuren Gefahren des unbekannten Korallenmeeres fährt, an den Riffen voll monströser Seeungeheuer vorbei und durch den »Ewigen Taifun«, den Wirbelsturm, der niemals zur Ruhe kam. Und vielleicht erinnern Sie sich auch an ähnliche Spielorte und Fantasiespiele aus der eigenen Kindheit und spüren noch, wie wichtig ein jedes Detail war, wie heftig die Gefühle waren, die solche Geschichten geweckt haben. Und auch wie schwer es war, zur banalen äußeren »Realität« zurückzukehren, zurück zu Schule, Familie, den Frustrationen des Alltags und so weiter, wenn man sich eine Zeit lang in so einer von der Imagination transformierten, zauberhaften Welt aufgehalten hat.

Ob Kinder heute im Zeitalter des Computers, der X-Box, der Play Station beziehungsweise DS noch solch fantasievolle Momo-Spiele spielen, spielen können, ohne dass eine Momo dabei ist? Ich kann es nur hoffen. In meinen Therapien zumindest kommt es schon noch recht oft vor, aber ich mache mir keine Illusionen über die Gefahren, welche die schöne neue digitale Spielwelt mit sich bringt. Das Verkümmern der eigenen Fantasiefähigkeit dürfte eine der größten Gefahren sein.

Playing for real – das Spiel des Inuit Knaben

Im Englischen gibt es den vielsagenden Ausdruck *to play for real* für »das Spiel für echt nehmen« beziehungsweise »in Echt spielen«. Dieser Ausdruck betont meines Erachtens einen weiteren wesentlichen Aspekt des Spiels und des Spielens, nämlich dass man es mit dem Spielen *ganz ernst* nehmen muss. Hierzu ein kleines Beispiel:

Als ich in den USA Pädagogik studierte, wurde uns ein Film über das Leben der Inuit in Alaska gezeigt. Der Film stellte in eindrucksvoller Weise deren Alltag dar: Vater beim Fischen oder bei der Robben- oder Bärenjagd; Mutter beim Kochen, beim Haushalten, bei der Anfertigung der Kleidung und so weiter. Aber am meisten beeindruckten mich die Szenen, die zeigten, wie der kleine Sohn der Familie spielte.

Da die Inuit früher, noch bevor ihre Kultur in irgendeiner Weise »modernisiert« wurde, nur das an Rohmaterial hatten, was die Natur hergab, bestanden selbstverständlich auch die Spielsachen des Kindes aus den wenigen herumliegenden Stöckchen, Steinen und vor allem Knochen der bereits verarbeiteten Tiere. Und was machte dieser etwa sieben- bis achtjährige Junge, während Vater nach Essbarem jagte und Mutter ihren häuslichen Pflichten nachging? Er spielte – ganz alleine – Fischen, Robben-Jagen, Fangen, Schlachten und so weiter. Er konstruierte sich eine Fantasiewelt, die seiner Realität und der Realität seines Volkes detailgetreu entsprach und übte per Projektion und Introjektion und vor allem per introjektive Identifikation mit seinem Vater als Jäger und Versorger der Familie seine zukünftige Tätigkeit als erwachsener Inuit-Mann. Dabei war es ihm ganz, ganz ernst. Man sah es in seinem

Gesicht, in seinen Bewegungen, in seiner Haltung der ganzen Sache gegenüber. Alles genau vom Papa abgeschaut und spielerisch nachgemacht, so als wäre es *the real thing* und zwar mit einer beachtenswerten Ernsthaftigkeit und Intensität, aber auch mit *Freude am Spiel.*

In unserer Kultur wird es immer schwieriger, den Eltern bei der Arbeit zuzusehen und infolge sie zu imitieren, sich mit dem zu identifizieren, was sie machen. »Vater-Mutter-Kind« spielen steht noch immer jeder Generation in jeder Kultur zur Verfügung. Und nach wie vor spielen die Jungen Bus-, Lastwagen- oder Zugfahrer, Flugzeugpilot, Feuerwehrmann, Polizist, Fußballer und so weiter; die Mädchen üben sich derweil vielleicht als Sekretärin, Friseurin, Lehrerin, Krankenschwester oder Ärztin. Aber wie oft sehen sie ihre Eltern in solchen Rollen unmittelbar agieren? Ist es nicht eher so, dass Eltern heute in der Frühe zur Arbeit fahren, oft weit weg, oft für längere Zeit, und die Kinder keine wirkliche, konkrete Vorstellung haben, was die Eltern eigentlich machen, wie und mit wem sie es machen – und infolgedessen keine Möglichkeit haben, sich direkt mit deren Tätigkeit zu identifizieren und spielerisch mit ihr umzugehen?

Andererseits bietet gerade die digitale Revolution uns und unseren Kindern heute unerhörte neue Möglichkeiten »in Echt« zu spielen: Flug- und Zugsimulationen, Börsenspiele und so weiter, um nicht von den vielen allzu realistischen Kriegs- und Ballerspielen zu sprechen. Diese sind zum Teil *so* real, dass sie wiederum in der »realen Welt« Anwendung finden. Aber dass sie die nötigen persönlichen und in Beziehung zum Anderen erlebten Identifikationsmomente anböten, die meines Erachtens die Psyche, die Persönlichkeit braucht, um »in Echt« daran zu wachsen, scheint mir nicht gegeben zu sein.

To play or not to play, is that really the question? Mitspielen oder nicht mitspielen, ist das wirklich die Frage?

Kommen wir zu den Fragen, die uns im Alltag der Praxis und des Spielzimmers ständig beschäftigen: Mitspielen oder nicht mitspielen?

Wenn mitspielen, was mitspielen, wie mitspielen, wie viel, wie lange, wann nicht oder nicht mehr und so weiter?

Mitspielen oder Abstinenz beim Spiel: Anna Freud und Melanie Klein

Als ich vor langer Zeit den Wunsch entwickelte, Kindertherapeut beziehungsweise Kinderanalytiker zu werden, fand ich die Idee der Spieltherapie äußerst verlockend. Damals spielte ich für mein Leben gerne und dachte: »Wie herrlich, man spielt miteinander, dabei hilft man einem Kind besser mit sich und seiner Welt zurechtzukommen, und beide haben Spaß daran! Eine tolle Berufsperspektive!«

Allerdings war mir bald danach klar, dass die Art, wie zum Beispiel Anna Freud das Spielen in der Therapie verstand und lehrte, nicht die meine war. Irgendetwas daran schien mir zu viel, zu nahe beim Kind, und sogar etwas übertrieben in seinem Anspruch, das Spiel des Kindes fast so perfekt zu kennen wie das Kind selbst. Aber sollte man sich stattdessen streng zurückhalten, wie es zuerst von Melanie Klein und dann vor allem von Esther Bick an der Tavistock Clinic gelehrt wurde? Sollte man nun gar nicht mehr mitspielen, sondern nur dasitzen und nichts anderes als »tiefe Deutungen«, am besten auf Teilobjektniveau, anbieten? (Ich karikiere natürlich ein bisschen, aber nur ein bisschen.) Nein, das konnte auch nicht die Antwort sein!

Seit den sogenannten *controversial discussions* der 40er Jahre (King 1991) haben sich die Positionen um einiges angenähert, aber manche grundlegenden Unterschiede bleiben und sind auch nicht ohne Weiteres miteinander vereinbar. Allerdings sind sie nach wie vor für jeden von uns ausschlaggebend für die Art, wie wir grundsätzlich unsere Primäraufgabe als Kindertherapeuten beziehungsweise Kinderanalytiker verstehen. Ausschlaggebend für die Art und Weise, wie man sein Setting einrichtet, welche psychoanalytische Haltung man einnimmt und infolgedessen wie man als Therapeut denkt, redet, deutet und spielt beziehungsweise *nicht* spielt.

Das Setting

Das Schaffen und Aufrechterhalten eines geeigneten Settings ist, wie wir alle wissen, eine wesentliche Voraussetzung für eine wirksame Behandlung. Wenn auch die Meinungen darüber, was »geeignet« sei, weit auseinandergehen, so muss doch letztlich jeder von uns selbst entscheiden, wie er oder sie am besten arbeitet, was er/sie dazu braucht und wie es mit dem oben erwähnten therapeutischen Selbstverständnis vereinbar ist.

Hierzu möchte ich eine Passage aus einem Buch zitieren, das ich wärmstens empfehlen kann. In der deutschen Übersetzung heißt das Buch schlicht *Das Spiel in der Kinderpsychotherapie*. Es wurde von drei französischen Kinderanalytikerinnen geschrieben: Annie Anzieu, Christine Anzieu-Premmereur und Simone Daymas. Erschienen ist es in der neuen Buchreihe »Kinder- und Jugendlichen Analyse – Europäische Texte« bei edition diskord, herausgegeben von Barbara Strehlow. Im zweiten Kapitel, »Das Spiel in der Kinderpsychotherapie bis zum fünften Lebensjahr« schreibt Christine Anzieu-Premmereur:

> »Für die psychotherapeutische Arbeit mit kleinen Kindern braucht man nicht allzu viel Material. Ganz im Gegenteil, denn es besteht die Gefahr, dass die Kinder von massenhaftem oder besonders raffiniertem Spielzeug überwältigt, verführt oder in Erregung versetzt werden.
> Zum Spielen braucht es den Erwachsenen, der das Spiel möglich macht, und [etwas] Spielzeug, [vor allem] auch einen potentiellen Raum, den das Kind mit der ihm eigenen Kreativität und seinen Projektionen organisieren kann. Dieser Raum sollte nicht mit allzu viel fremdem Material angefüllt sein.
>
> Kinder nehmen sich die Objekte und stellen mit ihnen die Welt des Spiels zusammen. Teppich, Sessel, Tische, der Raum unter der Couch, das Bücherregal – alles dient ihnen als Anlass zur Konstruktion ihrer Welt [...].
>
> [...] sobald das Kind sich allein fortbewegen kann, sollte man ihm ein Behältnis – Korb oder Kasten – so hinstellen, dass es selbst herankommt, und Spielsachen verschiedenster Art hineintun. All diese neuen Objekte zu leeren, zu füllen, zu untersuchen, zu betasten und zu belutschen, kann eine aufregende Erfahrung sein. Man braucht dazu gar nicht so viele Sachen; wichtig ist nur, vielfältige Spielmöglichkeiten anzubieten: weich und hart

> testen, Teile ineinander stecken, Geräusche machen, etwas rollen, ein Tier oder besser noch eine Puppe im Arm halten und so fort [...].
>
> Das therapeutische Setting besteht in der Unveränderlichkeit des angebotenen Materials: immer dieselben Spielsachen in denselben Behältnissen. Bei einem Kind in Einzeltherapie ist ganz wichtig, dass es seine eigene Spielzeugschachtel hat, die es genauso wieder vorfinden kann, wie [es sie] am Ende der Sitzung [verlassen] hat« (Anzieu/Anzieu-Premmereur/Saymas 2006, S. 51f.).

Die Kontroverse zwischen Melanie Klein und Anna Freud, zwischen den Kleinianern und den Freudianern, wurde, wie Sie wissen, damals recht hitzig und extrem leidenschaftlich geführt, denn es ging um nichts weniger als ihre grundsätzlich divergierenden Grundannahmen, was die Entwicklung des Ichs, die Rolle des Unbewussten beziehungsweise der unbewussten Fantasie und damit der Symbolbildung betraf. Vor allem aber ging es um die Frage, ob ein Kind in der Lage sei eine »echte« Übertragung zum Therapeuten zu entwickeln oder nicht.

Wie gesagt, jeder von uns muss sein therapeutisches Setting selbst gestalten, so wie er oder sie es braucht, sowohl für sich wie auch für seine individuelle Klientel. Mir war es wichtig, an dieser Stelle weder meine eigenen Vorstellungen noch die der Londoner Kleinianer oder Anna Freuds direkt zu zitieren, sondern eine Analytikerin aus einer anderen, aus der französischen Tradition, obgleich ihre Position der meinen sehr nahesteht. Das Thema ist kompliziert, recht kontrovers und beeinflusst in erheblichem Maße, wie man die Frage nach dem Spielen für sich beantwortet.

Winnicotts Spielzimmer und wie er dort spielte

Soweit mir bekannt ist, war Donald Winnicotts Position zu dieser Frage, wie so oft, eine eher pragmatische, undoktrinäre, schon gar nicht »orthodox kleinianische oder freudianische«, sondern irgendwo »in der Mitte«. (Nicht umsonst heißt die Gruppe, die sich seinerzeit im Zuge der *controversial discussions* um ihn herum formierte, bis heute die *middle group*.)

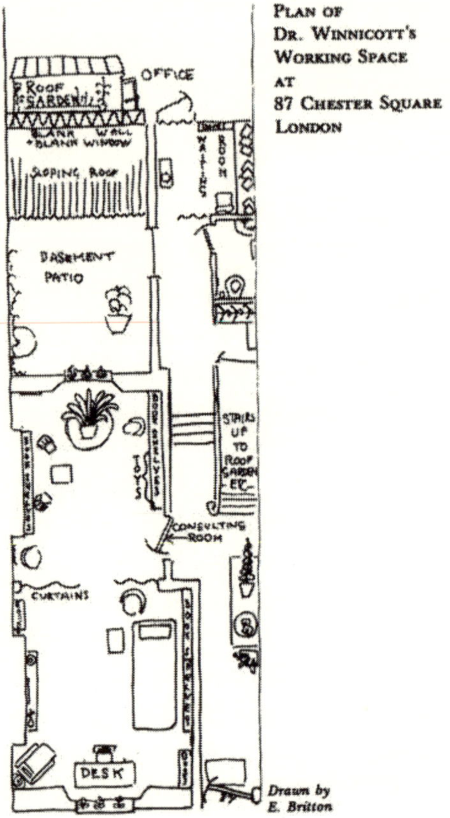

Abb. 1: Plan of Dr. Winnicott's Working Space. Drawing by E. Britton published by permission of Paterson Marsh Ltd on behalf of The Winnicott Trust.

In seiner bezaubernden Darstellung einer therapeutischen Behandlung mit dem Title *The Piggle* bietet uns Winnicott einen intimen Einblick in seine eigene höchst persönliche *facilitating environment.* Er beginnt seine Schilderung der Szene in der ersten Konsultation mit der kleinen Gabrielle, genannt Piggle, wie folgt:

> »Gabrielle sah ernst aus, und es war mir klar, dass sie zum Arbeiten gekommen sei [...].«

Weiter erzählt er von seinem erfolglosen Versuch, die Eltern im Warteraum zu lassen und alleine mit Gabrielle ins Spielzimmer zu gehen, der deshalb nicht klappte, weil sie nach eigenen Worten *zu schüchtern* wäre. Daraufhin ließ er Mutter und Tochter ins Spielzimmer kommen, mit dem Hinweis an die Mutter, sie solle nicht mithelfen. Er fährt fort:

> »Vorher schon habe ich mich mit dem Teddy angefreundet, der auf dem Boden nahe dem Schreibtisch saß. Jetzt war ich in dem hinteren Teil des Zimmers, auf dem Boden sitzend und mit den Spielzeugen spielend. Ich sagte der Piggle, ›Bringe mir den Teddy hierher. Ich möchte ihm die Spielsachen zeigen.‹«

Im Laufe der weiteren Schilderung erfahren wir, dass zur Ausstattung seines Spielzimmers zum Beispiel »etwas Rundes« gehörte, das früher Teil der Achse eines Wagens war, ein kleines Lämmchen, eine kleine elektrische Birne mit einem Menschengesicht darauf und ein kaputter Luftballon, den allerdings Gabrielle selbst mitgebracht hatte. Nach einer Weile, und zwar weil Piggle meinte, sie müsse alles aufräumen, alles in Ordnung bringen (*to tidy up*),

> »[fing sie] an sehr behutsam alles in Schachteln einzupacken. Es lagen viele kleine Sachen (oddments) herum und ungefähr acht Schachteln verschiedenster Art« (Winnicott 1978, S. 12f.).

Auf diese Weise erfahren wir konkret etwas über Winnicotts Spielzimmersetting und wie er dort agierte; wie er mit dem Setting »spielte« und welche »Haltung« er dem Kind und seinem Spiel gegenüber einnahm. Man sieht und hört ihn förmlich ganz nahe beim Kind (und beim »Kindlichen«), auf »Augenhöhe« auf dem Boden sitzend und manchmal aktiv, sogar fast direktiv die Situation gestaltend. An dieser Stelle käme zwangsläufig das nächste zentrale Thema, *to interpret or not to interpret*, ob überhaupt gedeutet werden soll und wenn ja, wann, wie, mit welchen Worten und so weiter – ein Thema, das ich hier leider vernachlässigen muss, denn es könnte eine eigene Tagung füllen. Was Winnicott selbst betrifft, weise ich nur darauf hin, wie viel, wie aktiv und direkt er in Piggles Behandlung gedeutet hat, und zwar bereits in dieser ersten Begegnung.

Um meine eigene Position bezüglich der Spielbeteiligung in der Therapie klarzustellen, bin ich für mich zu der Formulierung gekommen *so viel wie nötig, so wenig wie möglich*. Damit fühle ich mich frei und flexibel, kann kreativ und, wenn nötig, unkonventionell sein beziehungsweise mich zurückziehen, mich abgrenzen und mich nicht allzu sehr involvieren lassen, wo es in meinem Ermessen nicht angebracht oder hilfreich wäre. Mit Sicherheit spiele ich weniger mit, als viele von Ihnen es tun, und viel weniger, als in meiner naiven ersten Vorstellung von Spieltherapie, aber damit fühle ich mich inzwischen wohl, und, soweit ich es beurteilen kann, funktioniert es auch.

Von meinem eigenen gewählten Setting möchte ich Ihnen statt einer

Beschreibung ein Foto des Spielzimmers anbieten, ganz im Sinne des Sprichwortes: »*A picture is worth a thousand words.* «

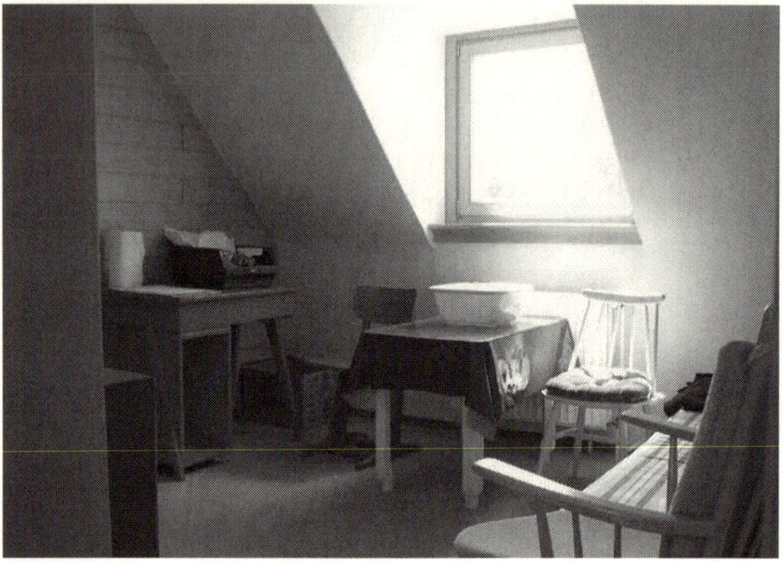

Abb. 2: Lazar Spielzimmer Foto

Auf manche wirkt dieses Setting kalt, leer, unfreundlich, nicht kindgerecht, steril. Aber in den über dreißig Jahren, die ich in dem Beruf arbeite, hat sich noch nie ein Kind beklagt, dass es nicht genug Anreiz zum Spielen gäbe oder dass ihm etwas fehle. Denn die Kinder, die zu uns kommen, suchen etwas anderes als ein Spielparadies. Sie suchen Aufmerksamkeit, Interesse und die Möglichkeit mit einem Anderen an einem Ort zu sein, wo sie voll und ganz sie selbst sein können. Außerdem sind sie, und zwar egal wie krank oder beschädigt sie sind, in der Regel erstaunlich flexibel und anpassungsfähig. Sie stellen sich einfach auf das ein, was sie vorfinden.

Ein großer Vorteil eines solch »kargen« Settings sind die Möglichkeiten für echte »Momo-Spiele«. Aber der größte Vorteil ist seine Schlichtheit, seine Überschaubarkeit, das beiden, Analytiker und Kinderpatient, erlaubt, alles, was im Setting passiert, genau zu beobachten, wahrzunehmen und nachzuvollziehen. Für ein exaktes Verfolgen des gesamten Übertragungs- Gegenübertragungsgeschehens sind diese Bedingungen meines Erachtens äußerst hilfreich.

Von einem kleinen, zu Therapiebeginn erst vier Jahre alten Patienten habe ich beispielsweise nachhaltig lernen müssen, dass was er an Spielmaterial brauchte, die Couch, die Stühle, der Tisch und die Regale waren, und zwar nachdem er konsequent zwei volle Spielgarnituren einfach aus dem Fenster geworfen hatte! Diese beweglichen und ziemlich unverwüstlichen Einrichtungsgegenstände verwandelten sich mit der Zeit und durch seine Einbildungskraft in Polizeiautos, Krankenwagen, Raumschiffe und schließlich in ein ganzes Fernsehstudio. Diese Szene habe ich in meinem Artikel über *container-contained* (1993) und die helfende Beziehung beschrieben. Szenen, Geschichten, Darstellungen seines Innenlebens, seiner Ängste, seiner Gelüste und seiner endlosen aggressiven Impulse, und das mit der Minimalausstattung des Raumes, konnte er im Detail, mit Hingabe und viel Imaginationskraft und Kreativität inszenieren. Mit anderen Worten bildete diese »Kargheit« des Settings eine wirkliche *facilitating environment* für das, was er zum Ausdruck bringen wollte und musste.

Einige neuere theoretische Ansätze: Pauline F. Kernberg und Antonino Ferro

Zum Schluss möchte ich auf zwei sehr unterschiedliche neuere Arbeiten zum Thema »Spielen« hinweisen: zum einen auf einen Aufsatz von Pauline Kernberg (2006) in der Zeitschrift *Kinderanalyse*, und zum anderen auf die neueren Ansätze, die Antonino Ferro in den letzten Jahren veröffentlicht hat.

Pauline Kernberg: Formen des Spiels

In diesem Aufsatz, der im Oktober 2006, sechs Monate nach ihrem Tod, erschien, versucht Pauline Kernberg, die Relevanz des Spiels für die Differentialdiagnostik von Kindern und als Hilfe für die »Entscheidung über die konkret anzuwendende Technik« herauszuarbeiten. Sie geht von der Annahme aus, dass es etwas gibt, das man »normales Spielen« nennen kann und das sich entsprechend vom »abnormalen Spielen« unterscheidet. Als Merkmale »normalen« Spielens nennt sie »Ausdauer, Wiederholungen, Einfallsreichtum, Alters- und Geschlechtsangemessenheit, Stellenwert des Konkurrierens, Ordentlichkeit, Typus des Spielabschlusses und Intensität«.

Sie beschreibt zunächst eine »Panoramaansicht des Kindes« – bestehend aus den Elementen »grob- und feinmotorische Koordination, Intelligenz, Mobilität, Sprache und Fantasie« –, die durch das Spiel gewonnen werden kann. Danach erinnert sie an Erik Eriksons geschlechtsspezifische Konfigurationen sowie seine drei Grundsphären des Spiels (Makrosphäre = reale Objekte; Mikrosphäre = Puppen und andere symbolische Objekte; Autosphäre = das Spiel mit dem eigenen Körper), um dann ihre eigene Definition des »normalen« Spielens zu wagen. Sie schreibt:

> »Ein Profil des normalen Spielens wäre eine vergnüglich vertiefte Tätigkeit, die spontan begonnen wird, ein sich entfaltendes Thema hat, das zu der von Erikson ›Spielsättigung‹ genannte Lösung geführt wird; sie ist der natürliche Abschluss des Themas, und es folgt der Wechsel zu einer anderen Tätigkeit. Außerdem zeigt das Spiel Kreativität« (Kernberg 2006, S. 367).

Sie fährt fort mit der Beschreibung und Klassifizierung vom Spiel der folgenden Patiententypen: autistische Kinder, psychotische Kinder, Borderline-Kinder, narzisstisch gestörte, verhaltensgestörte, traumatisierte und depressive Kinder. Ihre Ausführungen habe ich in Form einer Tabelle dargestellt.

Störung des Kindes	Typische Merkmale des Spiels
autistisch	spielt mit Gegenständen, die keine Spielzeuge sind; lässt keine Gegenseitigkeit zu; freudlos; keine symbolische Aktivität

psychotisch	Intensität von Aggressivität und sexuellen Themen; fließende Übergänge von unterschiedlichen Sphären; Verlust von Grenzen; alptraumhafte, ungezügelte Angst vor einer chaotischen, bizarren Welt
Borderline	zwanghaft; freudlos; monoton; kontrolliert
narzisstisch	Langeweile; Weigerung zu spielen (Spielhemmung), entsteht durch die Angst vor den rohen, ungezügelten aggressiven Themen, die »nahezu psychotisches Ausmaß« erreichen können
verhaltensgestört	chronische Unzufriedenheit; mangelnde Fantasie; häufiges Umschalten von einer Beschäftigung zur anderen (Aufmerksamkeitsdefizit); fehlendes Vertrauen in die eigene Kreativität und in die eigene Fähigkeit, interessante, es selbst erfüllende Aktivitäten zu gestalten
depressiv	fehlendes Interesse am Spielen; Themen entfalten sich sehr langsam, wenn überhaupt; statische Szenen
traumatisiert	Passives wird in Aktives verwandelt; angsterfüllt; Lösungen, wenn es welche gibt, sind trau-

matisch (»böses Ende«); »dokumentarische Qualität« = Kind spielt *alle* Rollen, das heißt Täter *und* Opfer; statt Vergnügen Traurigkeit und/oder Verzweiflung spürbar; paranoide Gegenübertragungsreaktionen im Therapeuten werden durch die Übertragung ausgelöst; unpassende Aktivitäten

Abb. 3: Pauline F. Kernberg – Formen des Spiels

Frau Dr. Kernberg schließt ihren Aufsatz mit einem Bericht über die Progression eines Patienten innerhalb einer Kurztherapie von zehn Sitzungen, nämlich der des viereinhalbjährigen Brad von einer infantil geprägten Spielweise weit unter seinem altersspezifischen Niveau hin zu einer Behandlungsform, die »offenbar seinem Alter sogar voraus war« (Kernberg 2006, S. 372). Die Details dieser Schilderung sind faszinierend. Ich kann Ihnen die Lektüre nur empfehlen.

Antonino Ferro: Eine »narratologische« Theorie der Psychoanalyse

Im Gegensatz zu Kernbergs im engeren Sinn »wissenschaftliche«, klassifizierende, zum Teil eher »psychiatrische« Vorgehensweise, geht Antonino Ferro einen ganz anderen Weg. Viele von Ihnen werden ihn aus seinen vielen wichtigen Büchern und Artikeln bereits kennen und gemerkt haben, dass er in vielerlei Hinsicht einen grundverschiedenen Zugang zur Psychoanalyse und Kinderanalyse vertritt. Die Vorbilder für seinen Ansatz und seine wichtigsten Quellen sind in erster Linie Wilfred R. Bion und Kurt Lewins Feldtheorie in der Interpretation des argentinischen Analytikerpaares Baranger und Baranger. Die Kernaussage seiner Theorie und der dazugehörigen analytischen Technik – ob mit Erwachsenen oder Kindern – lautet: Vermeidung von sogenannten »geschlossenen Deutungen« und stattdessen die Suche nach dem »Dialog«, um eine »ko-narrative Transformation« anstelle von »Deutungszäsuren« zu erreichen und damit Bedeutung herzustellen.

Diese sogenannten »ungesättigten« beziehungsweise »schwachen« Deutungen ermöglichen viel eher eine solch narrative »Transformation des Feldes« als die »gesättigten« beziehungsweise »starken« oder »geschlossenen« Deutungen. Ferro legt außerdem größten Wert auf Bions Konzept der *negative capability* (Keats zit. in Bion 1970, S. 125), dem Ausüben der »negativen Fähigkeit«, um in einem »besonderen PS« (*paranoid-schizoid position* nach Klein und Bion) zu bleiben, bis man durch die »ausgewählte Tatsache« (Poincaré, zit. in Bion 1962, S. 72) den diversen Elementen des Patientenmaterials Kohärenz geben kann. Wenn ich diese sehr »Bionische« Formulierung zu übersetzen versuche, heißt es in etwa Folgendes:

Der Therapeut soll sich zunächst in einem Zustand »negativer Fähigkeit« befinden. In diesem Zustand, der von *reverie* und Aufmerksamkeit, jedoch »ohne Erinnerung und ohne Wunsch [*without memory and desire*]« gekennzeichnet ist (Bion 1970, S. 41), versucht er die Fähigkeit und die Geduld aufzubringen, um in einem Zustand des Aushalten-Könnens von Angst und Nicht-Wissen zu verharren (»in einem besonderer PS«), bis er durch die »ausgewählte Tatsache« ein Muster erkennen kann. Dieses Muster bringt für ihn die diversen Elemente des Patientenmaterials in einer solchen Weise zusammen, dass »eine gewisse Kohärenz« entsteht. Daraus ergibt sich im Analytiker eine »ungesättigte« Deutung, die dazu beitragen soll, die Geschichte, die ko-narrative Transformation weiterzuentwickeln.

Ferros Ziel ist es, mit dieser Technik *sämtliche möglichen Geschichten*, die aus der Übertragung (verstanden als die Wiederholung der Fantasien und ihre Projektion vom Patient auf den Analytiker) und aus den Emotionen (oder Proto-Emotionen) entstehen, von ihrem Originalzustand, das heißt einem Zustand als »Beta- Elemente«, durch diese »Ko-transformation« in Alpha-Elemente »fließen zu lassen«. Er betont zudem immer wieder, dass der Analytiker nicht der Experte ist, nicht der »Kritiker, überzeugt, die wahre Bedeutung eines Kunstwerkes erfasst zu haben«, sondern ein Dialogpartner, der »Bedeutung im Konsens mit dem Patienten« entwickelt. Sein Begriff des Unbewussten unterscheidet sich dabei grundsätzlich von dem Freuds und Kleins, und er teilt die Auffassung Bions, dass

> »das Unbewusste aus der Begegnung von Beta-Elementen und Alpha-Funktion hervorgeht. Es verändert sich ständig und wartet nicht auf Entschlüsselung, sondern bedarf einer unaufhörlichen Transformation und Anreicherung, und zwar ausgehend von einer Anhäufung ›unverdauter Tatsachen‹, den wahren Protagonisten einer jeden Erzählung.
>
> Nicht zuletzt warnt er uns, dass die Interpretation den Fähigkeiten des Patienten zur Aufnahme und Verdauung entsprechen muss, gerade als habe man es mit einem Neugeborenen zu tun und müsse eine angemessene Sprache finden, um mit ihm reden zu können« (Ferro 2002, S. 8).

Und Ferro erklärt weiter

> »dass der Analytiker vor allem den Dialog sucht, um gemeinsam mit dem Patienten an der Herstellung von Bedeutung zu arbeiten [...]. So als schrieben Analytiker und Patient gemeinsam ein Theaterstück und erfänden eine Handlung, die sich langsam entwickelt und bisweilen einen unerwarteten, überraschenden Verlauf nimmt, wobei keiner der Erzähler im Besitz einer vorherbestimmten Wahrheit ist. Mit anderen Worten: konarrative Transformation statt ›Deutung‹!« (Ferro 2002, S. 4f.).

Sie merken, dass Ferro Bions Theorie des Denkens als das Grundschema seiner Auffassung von Analyse nimmt, gekoppelt mit einer sogenannten »relationellen« Definition der analytischen Beziehung, nämlich der des *Ko-Autors eines Dramas*, das zwischen Analytiker und Analysand entsteht. Somit »wird der Analytiker zum Ko-Autor der Geschichte, die sich durch seine Interventionen fortwährend verändert und die auch die Qualität der Alpha-Elemente anzeigt, die durch das Auftauchen immer neuer Erzählderivate entsteht« (Ferro, S. 14).

Das ist wohl eine ganz andere Auffassung von der Rolle des Analytikers als die von Sigmund Freud, Anna Freud und Melanie Klein, nicht aber, so möchte ich behaupten, so sehr anders als die Haltung Winnicotts, so wie er seine Arbeit mit Piggle darstellt. Er hat diese zwar in einer anderen Sprache und mit einer anderen Begrifflichkeit erklärt, aber was er macht, ist meines Erachtens genau das, was Ferro meint.

Schlusswort

Mit einigen letzten Worten aus der Feder Winnicotts möchte ich meine Ausführungen beenden. In Teil II, Kapitel 7 von *Kind, Familie und Umwelt* listet Winnicott (1976, S. 135–139) sechs Gründe auf, warum das Kind spielt:

a) um Aggression Ausdruck zu verleihen;
b) um Angst zu bewältigen;
c) um neue Erfahrungen zu machen (Erfahrungszuwachs);
d) um den sozialen Kontakt zu fördern;
e) um die Persönlichkeit zu festigen und
f) um zu kommunizieren.

Im dritten Kapitel von *Playing and Reality*, »Playing – A theoretical statement«, fordert er uns Therapeuten auf, das Spielen auf jeden Fall zu ermöglichen. Er schreibt:

> »Psychotherapie findet im Überlappungsraum von zwei Gebieten des Spielens statt, das des Patienten und das des Therapeuten...wo Spielen nicht möglich ist, richtet sich die Arbeit des Therapeuten darauf, dem Patienten aus einem Zustand des Nicht-spielen-können in einen Zustand des Spielen-könnens [zu verhelfen]« [Übers. des Verf.] (Winnicott 1971, S. 54).

Das ist unsere Arbeit, unsere Aufgabe ... Lasst sie uns spielerisch angehen, denn: »Spielen enthält alles! Spielen ist das Universale!«

Literatur

Anzieu, Annie; Anzieu-Premmereur, Christine & Saymas, Simone (2006): Das Spiel in der Kinderpsychotherapie. Tübingen (edition diskord).

Berlin-Brandenburgische Akademie der Wissenschaften (2003): Digitales Wörterbuch der deutschen Gegenwartssprache. URL: www.dwds.de/woerterbuch (Stand: 30. März 2009).

Bion, Wilfred R. (1962): Learning from Experience. London (Heinemann). Deutsch: Lernen durch Erfahrung. Übers. Erika Krejci. Frankfurt/M. (Suhrkamp), 1990.

Bion, Wilfred R. (1970): Attention and Interpretation. London (Karnac). Deutsch:

Aufmerksamkeit und Deutung. Übers. Elizabeth Vorspohl. Tübingen (edition diskord), 2006.

Ende, Michael (1973): Momo. Stuttgart (K. Thienemann Verlag).

Ferro, Antonino (2002): Interpretation, Dekonstruktion, Erzählung oder die Beweggründe von Jaques. Psyche – Z psychoanal 56, 1–19.

Freud, Sigmund (1920g): Jenseits des Lustprinzips. GW 13. Frankfurt/M. (Fischer), S. 1–69.

Grimm, Jacob & Grimm, Wilhelm (1864–1960): Deutsches Wörterbuch von Jacob Grimm und Wilhelm. Leipzig (S. Hirzel), 1971. URL: http://germazope.uni-trier.de/Projects/WBB/woerterbuecher/ dwb/ (Stand: 30. März 2009).

Huizinga, Johan (1939): Homo Ludens. Vom Ursprung der Kultur im Spiel. Reinbek (Rowohlt), 1994.

Kernberg, Paulina F. (2006): Formen des Spiels. Kinderanalyse 14, 366–386.

King, Pearl and Steiner, Riccardo (1991): The Freud-Klein Controversies 1941–45. London (Routledge).

Lazar, Ross A. (1993): »Container-Contained« und die helfende Beziehung. In: Ermann, Michael (Hg.): Die hilfreiche Beziehung in der Psychoanalyse. Göttingen (Vandenhoeck & Ruprecht), S. 69–91.

Schiller, Friedrich (1795): Über die ästhetische Erziehung des Menschen. Stuttgart (Reclam), 2000.

Winnicott, Donald W. (1971): Playing & Reality. London (Tavistock).

Winnicott, Donald W. (1976): Kind, Familie und Umwelt. München (Ernst Reinhardt).

Winnicott, Donald W. (1978): The Piggle. London (Hogarth Press).

Identitätsspiele mit der Kamera. Medialer Narzissmus und das zeitgenössische Selbst

Martin Altmeyer

Zeitdiagnostisch spricht einiges dafür, dass in den entwickelten Gesellschaften des Westens nicht mehr Sexualität mitsamt ihren Störungen das seelische Hauptproblem ist, sondern gestörte Identität. Zur Erforschung der gegenwärtig vorherrschenden Identitätsstörungen (narzisstische Störungen, Ich-Störungen, »frühe« Störungen) scheint das klassische Triebparadigma ungeeignet, weil es die unbewussten Appelle an die Welt, die in den Störungsmustern verborgen sind, verfehlt. Diese sind suggestive Botschaften an den Anderen, der statt als Objekt sexuellen Begehrens eher als Spiegel des Selbst in Erscheinung tritt und gebraucht wird: Schau mich an, höre mir zu, beachte mich, bewundere mich, liebe mich, erkenne mich an! Oder: Wenn du meine Beachtungserwartung enttäuschst, ziehe ich mich von dir zurück oder greife dich an! Oder aber: Mit einer Welt, die mich nicht sieht, will ich nichts zu tun haben! Ich ziehe mich zurück oder zerstöre sie. Um Botschaften dieser Art zu verstehen, brauchen wir ein Paradigma, das der inhärenten Intersubjektivität des menschlichen Seelenlebens gerecht wird.

Zu Recht gilt Winnicott innerhalb und außerhalb der Psychoanalyse als Pionier ihres *relational turn* (s. Mitchell 2000) oder ihrer intersubjektiven Wende (s. Altmeyer/Thomä 2006). Beharrlich suchte er nach Spuren des Objekts im Subjekt. Bei seiner Suche gelangen ihm paradoxe Einsichten, die er in einfache Sätze fasste. Seine Formulierungen faszinieren uns heute noch: Den Säugling gibt es nicht ohne die Mutter, die ihn hält. Er erlebt nicht, dass er gehalten, sondern nur, wenn er fallengelassen wird. Er erfindet die Realität, die er zugleich vorfindet. Er erschafft das Objekt, dass er zu zerstören sucht, weil er die Erfahrung macht, dass es seine Aggression überlebt. Er erkennt die Unabhängigkeit der Außenwelt an, indem er seine eigene Abhängigkeit anerkennt und sich selbst anerkannt fühlt. Alleine sein kann er nur durch die Erfahrung der Gegenwart eines Anderen. Es sind jene Paradoxien des werdenden Selbst, denen mein Vortrag auf dem 1.Winnicott-Symposion 2001 in Hannover gewidmet war (s. Altmeyer 2005).

In diesem Beitrag möchte ich zeigen, dass auch die postmodernen Identitätsspiele mit Kamera in jenem »potenziellen Raum« *zwischen* Innen und Außen, Fantasie und Realität, Selbst und Anderem stattfinden, den Winnicott uns eröffnet hat. Auch der mediale Narzissmus entsteht in diesem intermediären Zwischenraum, der unter anderem bereits das Spiel, die Fantasietätigkeit, den Tagtraum und die Übergangsphänomene beherbergt.

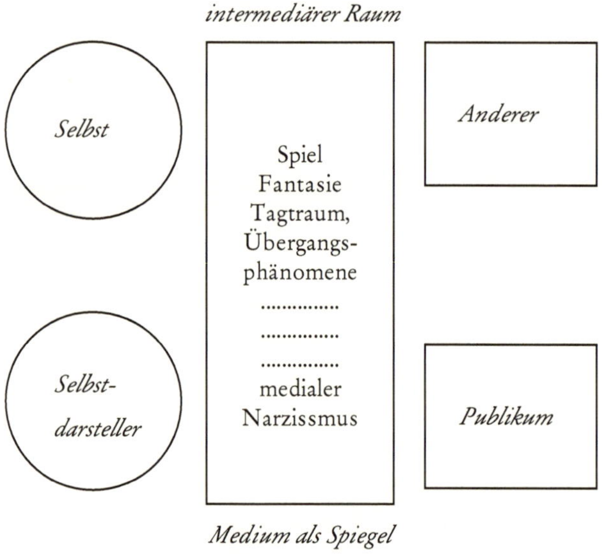

Schaubild 1: Medialer Narzissmus als Identitätsspiel im »potentiellen Raum«

Fallmaterial

Beginnen wir mit einer Zeitungsnachricht. Die *Süddeutsche Zeitung* (vom 3. Juni 2008) vermeldet unter der Überschrift »Himmel hilf!«, ein privater Fernsehsender wolle die Schönheitsoperation von Brigitte Nielsen zeigen. *Aus alt mach neu – Brigitte Nielsen in der Promi-Beauty-Klinik* heißt die Sendung, die RTL (vom 13. Juli an) in drei Folgen ausstrahlen wird. Wer ist Brigitte Nielsen? In der Tat scheinen für die 44-jährige Dänin die besten Zeiten vorbei zu sein. Sie war vor Jahren die Ehefrau von Sylvester Stallone. Bereits zweimal erhielt sie den Razzie-Award für die schlechteste Schauspielerin der Welt. In den USA machte sie bei einer Art *Big Brother*-Serie namens *Surreal Life* mit und hatte ihren letzten Auftritt in *Celebrity Rehab*, einer Realityshow, die Promis beim Drogenentzug begleitet. Jetzt kündigt Brigitte Nielsen an: »Ich mache eine Rundumerneuerung, eine Grundrenovierung. Facelift, Augenlift, Fettunterspritzung im Gesicht mit Eigenfett, Fettabsaugung, Bruststraffung, und ich brauche neue Zähne. Es ist wirklich, als würde eine Horde Handwerker ein altes Haus in Schuss bringen.«

Hinter der Erklärung der Diva, ausgerechnet durch die öffentliche Zurschaustellung ihrer Schönheitsoperation gegen den Schönheitswahn protestieren zu wollen, vermutet die *Süddeutsche* schnöde finanzielle Interessen. Das mag wohl sein. Aber sind es nicht auch narzisstische Interessen, die in dieser Art von Selbstpräsentation befriedigt werden? Handelt es sich womöglich um eine Operation am Selbst? Auch wenn hier ein »falsches Selbst« auf dem Tisch liegen mag, das sich bloß einer Renovierung seiner Fassade unterzieht? Verweist der kuriose Protest gegen den Schönheitswahn nicht doch auf die Rebellion eines »wahren Selbst«, das durch seine kosmetische Korrektur dem falschen noch einmal geopfert würde?

Im angekündigten Medienereignis werden wir vermutlich Zeugen eines weiteren jener interaktiven Identitätsspiele mit Kamera, von denen das entfesselte Fernsehen immer neue erfindet. In Talkshows werden intimste Dinge aus dem Privatleben ausgebreitet, die ein einfühlsamer Moderator dem auskunftsbereiten Gast in Anwesenheit eines teilnehmenden Publikums entlockt. In Reality- oder Doku-Soaps wird das wirkliche Leben von mehr oder weniger prominenten Mitmenschen zum Vergnügen der Zuschauer auf die mediale Bühne gebracht. In Castingshows werden vor laufender Kamera aufwendige Talentwettbewerbe inszeniert, in denen vor einer sogenannten »Jury« Deutschlands neuer Superstar, die Nachfolgerin von Topmodel Heidi Klum oder Darsteller für die Besetzung von Musical- oder Filmrollen gesucht werden – unter Einsatz von Feedback- und Coaching-Methoden zur Verbesserung der Einzel- und Gruppenperformance. Trailer zu Herkunft, Alltag und Beziehungen der Protagonisten werden eingespielt. Persönliche Bekenntnisse zu ihren Motiven werden den Konkurrenten abverlangt. Wir erhalten Einblick in die Gefühlswelten junger Menschen und in die Gruppendynamik. Ausbrüche von Freude, Enttäuschung oder Wut werden gerne gezeigt. Wir sehen den Jubel der Gewinner, die Tränen der Verlierer, die Verzweiflung der Gescheiterten. Tröstende Umarmungen gehören ebenso zum Standardrepertoire wie die Schadenfreude, der blanke Neid, der hämische Kommentar. Die breite Skala menschlicher Empfindungsmöglichkeiten wird ausgebreitet, die Vielfalt zwischenmenschlicher Beziehungen gezeigt – und das alles im Scheinwerferlicht, auf offener Bühne, unter den Augen eines interessierten Publikums.

In Langzeitdokumentationen schauen wir pubertierenden Kindern und ihren Eltern dabei zu, wie sie mit den Wirren der Pubertät zurechtkommen. Wir beobachten Schauspieler, wie sie sich auf die Suche nach ihren Vorfahren in die eigene Vergangenheit begeben. Wir sind Zeugen, wenn Paare den Partnertausch organisieren oder Swingerklubs besuchen und sich dabei filmen lassen, als ob die vorgeführte Lust auch eine Lust am eigenen Bild ist, das andere gezeigt bekommen. Wir begleiten hoffnungsvolle Auswandererfamilien auf dem Weg in die Fremde, um zu sehen, wie ihre Hoffnungen verfliegen. Wir bewundern die Anstrengungen stolzer Heimwerker, die unter Anleitung von Profis Wände hochziehen, Elektrokabel verlegen, Bäder installieren und Gärten anlegen. Das Panoptikum erweitert sich ständig: Alles Mögliche wird ins Bild gesetzt – und bei allem sollen wir zuschauen.

Nach dem gleichen Muster funktioniert seit langem das zeitgenössische Marketing von Politik und Sport, von Literatur und Wissenschaft.

Offenbar kämpft Alice Schwarzer nicht nur um die Anerkennung ihres Lebenswerks, wenn sie als »Ikone des Feminismus« (Harald Schmidt) mit einem ganzseitigen Foto ausgerechnet in der Bild-Zeitung für »Wahrheit« wirbt oder öffentlich junge Frauen beschimpft, die Sexualität nicht sofort mit Pornografie, Vergewaltigung und Zwangsprostitution verbinden. Treten Marcel Reich-Ranicki oder Elke Heidenreich nur der schönen Literatur zuliebe im Fernsehen auf oder dienen ihre Auftritte auch dem auftretenden Ich? Wobei die eigene Eitelkeit – bei Reich-Ranicki unverhohlen, bei Heidenreich eher verdruckst – selbstverständlich wieder in den Dienst der guten Sache gestellt wird und der individuelle Narzissmus mit der kunstgerechten Inszenierung aufs Beste harmoniert. Das öffentliche Selbst, das hier entsteht, ist jedenfalls von einem privaten Selbst kaum mehr zu unterscheiden: Was ist echt? Was gehört zur Persönlichkeit? Wo beginnt die Kunstfigur? Wir wissen es nicht? Denn im reflexiven Auge der Kamera wird das Echte ständig in die Pose umgewandelt.

Nicht länger die überzeugende diskursive Begründung einer politischen Position in der Konkurrenz mit einer anderen, sondern die »wahrhaftige« Selbstinszenierung in den Medien verschafft dem Politiker Aufmerksamkeit und Anerkennung. Der Schlüssel dazu ist Authentizität, Echtheit, was den Politiker, wie Richard Herzinger in einem klugen Beitrag über »Die wirklichere Wirklichkeit« erkennt (*DIE ZEIT*, 18. Mai 2000), »nicht zu rücksichtsloser Ehrlichkeit, sondern zur Vervollkommnung seiner Darstellungskünste in der Rolle der ehrlichen Haut« zwingt. Dass man in der Sphäre der Politik medienwirksam auftreten und vor allem im Fernsehen »gut rüberkommen« muss, gehört inzwischen zur Schlüsselqualifikation des Personals. Talkshows wie die von Anne Will oder ihrer Vorgängerin seien »Veranstaltungen, in denen Politiker so tun, als ob ihnen niemand beim Reden zusähe«, so Frank Schirrmacher in einem Feuilletonbeitrag (*Frankfurter Allgemeine Zeitung*, 4. Juni 2008). Er lästert über Friedbert Pflüger, der öffentlich die Abschaffung von »Anne Will« gefordert hat, wo er doch selbst »zwar keine feste, aber eine doch nachweisbare Größe im Personenverzeichnis des Genres« sei: »Die Deutschen, die Pflüger kennen, kennen ihn aus Talkshows.« Er verhalte sich wie der Mameluck in Lessings *Nathan der Weise*, der, unzufrieden mit den drei dürftigen Worten seiner Sprechrolle (»Nur hier herein!«), an die Rampe tritt und »vor staunendem Publikum die Absetzung des Stücks [fordert], das ihn bekannt gemacht hat.«

Die Grenzen zwischen Realität und Fiktion verschwimmen im medialen Spiegelkabinett der Postmoderne. Das Lebendige und das bloß Gespiegelte schieben sich unauflöslich ineinander, sodass sich eine Tatsache oder ein Sachverhalt von ihrer Inszenierung kaum unterscheiden lassen. Was ist Wahrheit, was Lüge? Gibt es eine Persönlichkeit hinter der Maske? Am Ende wissen wir nicht mehr, wer jemand wirklich ist. Und dennoch haben wir ein Bild von ihm gewonnen und dem Selbstdarsteller eine Identität verliehen, die ich postmodern nennen möchte. Diese wird aber keineswegs nur zugeschrieben. Sie ist ihrem Träger nicht äußerlich, sodass sie einfach abgelegt werden könnte. Vielmehr infiltriert sie sein Inneres und wird zum Teil seiner Persönlichkeit: Er ist angeschaut worden und registriert – im prozeduralen Gedächtnis –, wie er angeschaut worden ist.

Im Spiegel medialer Öffentlichkeit entsteht postmoderne Identität auf dem Wege der Verinnerlichung. Verinnerlicht wird eine bestimmte Inszenierung im »intermediären« Raum zwischen Subjekt und Objekt. Die identitätsbildende Szene verbindet das sich darstellende Selbst mit dem Anderem in Gestalt eines Publikums. Das Medium übernimmt dabei eine spielerische Vermittlerrolle. Wie funktioniert das? Am Beispiel der ersten Staffel von *Big Brother* habe ich Regeln und Funktionsweise dieses interaktiven Identitätsspiels mit den Mitteln einer relationalen Psychoanalyse untersucht (Altmeyer 2001).

Drei Thesen zu Big Brother

Kritiker hatten die Bewohner des *Big Brother*-Hauses, bevor diese erste Realityshow auf Sendung ging, gerne als Opfer sehen wollen: als Opfer des Mediums, das auf der Jagd nach Quote alle Grenzen der Intimität überschreitet. Als die »Opfer« sich gegen die ihnen angetragene Opferrolle verwahrten und eine 24-stündige Übertragung forderten, schlug der Menschenrechtsdiskurs in einen Verachtungsdiskurs um.

Man warf ihnen Schamlosigkeit und ihre Lust an der Selbstentblößung vor. Insgeheim wartete man bei der Realityshow auf den Ausbruch von Gewalt und Leidenschaft. Doch das Triebhafte, auf das die Kritiker und gewiss auch manche Zuschauer spekuliert hatten, zeigte sich bloß verschämt. Die Badezimmerszenen blieben steril. Die nächtliche Kopulation unter der Bettdecke, von der Infrarot-Kamera dezent auf den Bildschirm gebracht, wirkte keineswegs wie ein Ausbruch sexueller Begierde. Auch die aufkommende Aggression wurde durch Abwahl oder freiwilliges Ausscheiden im Keim erstickt. Was sonst aber faszinierte die Zuschauer an der Dauerbeobachtung einer Gruppe junger Menschen, die echtes Zusammenleben in der Wohngemeinschaft spielten?

Meine erste These lautet: Aufmerksamkeit wird im fortgeschrittenen Medienzeitalter zunehmend durch Inszenierungen hergestellt, in denen Ereignisse im Raum zwischen Realität und Fiktion als authentisch präsentiert werden können. Gerade weil das Authentische in der virtualisierten Welt ein ebenso seltenes wie begehrtes Gut ist, giert auch das quotensüchtige Medium danach und offeriert die kostbare Trouvaille voller Stolz dem sehnsüchtigen Leser, Hörer oder Zuschauer. Von den meisten Dingen der Welt kennen wir nur die Medienversion. Deshalb haben wir Zweifel, ob die Berichte den Tatsachen entsprechen, ob die Bilder die Wahrheit sagen, ob die dargestellte Wirklichkeit auch die wirkliche Wirklichkeit ist. Was sich im Auge der Kamera zeigt, wir würden es gerne mit eigenen Augen sehen und die Posen in Echtes zurückverwandeln.

Die Rückseite der medialisierten Welt ist deshalb der chronische Verdacht, dass alles ganz anders sein könnte, als es uns vorgeführt wird. Nur bleiben wir bei der Verdächtigung nicht stehen. Wie Detektive im Kriminalroman wollen wir wissen, was hinter der vordergründigen Botschaft des Mediums steht. Im Hintergrund forschen wir nach jener verborgenen Wahrheit, die uns das Medium scheinbar vorenthält. In den medialen Fiktionen suchen wir unaufhörlich die Spuren des Realen. An dieser Suche hat auch der Borderline-Journalismus eines Tom Kummer nichts ändern können, der Interviews mit Stars simulierte und seine Simulationen als Wirklichkeit ausgab: Etliche der porträtierten

Stars haben ihm gedankt für seine schmeichlerischen Porträts, die frei erfunden waren.

Sendungen wie *Big Brother* – das wäre meine zweite These – erhalten deshalb einen solchen Zulauf, weil sie einfachen Menschen Gelegenheit geben, aus der Anonymität ihres Alltags aufzutauchen. In der Spiegelung durch das Medium erhalten sie so etwas wie eine soziale Identität. Im Auge der Kamera, unter den Scheinwerfern der Studios, in der Aufmerksamkeit der Zuschauer wird aus dem sich präsentierenden Nobody ein wahrgenommener Jemand. Keine Angst vor dem »Großen Bruder«, keine Sorge, von einer allgegenwärtigen Kamera überwacht und kontrolliert zu werden, wie sie George Orwell mit seinem »Big Brother is watching you« noch erzeugte. Stattdessen lässt sich eher von einer zeitgenössischen Sorge sprechen, in einer anonymen Gesellschaft verloren zu gehen, *nicht* gesehen zu werden: *Big Brother* als *Big Mother*.

Meine dritte These lautet: Wir sind bei *Big Brother* und Nachfolgeformaten Zeuge eines interaktiven Produktionsprozesses, in dem das Medium unter Beteiligung von Zuschauern, aber auch von Eltern, Geschwistern, Freunden und sonstigen Mitspielern eine Palette von neuen Stars für die Spaß- und Eventkultur erzeugt (und einige verlöschende wieder zum Erglühen bringt). »Zlatko« hat es vorher nicht gegeben, er ist im Fernsehen erst geboren worden: als Verkörperung des Unverbildeten und Einfältigen. Der Container war ein mediales Labor. Menschlicher Rohstoff wurde dort so lange bearbeitetet, bis sich eine Keimform medialer Identität entwickelt hatte, die das Markenzeichen des Authentischen trug. Das Wohngemeinschaftsleben funktionierte wie ein öffentliches Casting, bei dem die Produkte im Prozess ihrer Entstehung zugleich auf Marktgängigkeit getestet wurden. Wer von den Bewohnern den Warentest bestand, war dem Sender so egal wie der Gebrauchswert dem Tauschwert – vermarktet wurde, was sich für die Vermarktung eignete. Und der Markt war im Mikrokosmos der *Big Brother*-Szene direkt anwesend – in Gestalt der unmittelbaren Fernsehzuschauer, der Internetnutzer, der Studiobesucher, der T-Shirt-Käufer, die alle ihre Rückmeldungen zum Angebot abgaben, ob nun »Manu, die Hexe«, »Sladdie«, oder »Franken-Barbie« angeboten wurden.

Aber man steigt nicht zweimal in denselben Fluss. Die zweite Generation im *Big Brother*-Haus folgte der ersten nicht einfach, sie wusste bereits vom flüchtigen Ruhm ihrer Vorgänger. Das hat der Nachfolgestaffel etwas von der Unschuld geraubt, welche die Originalversion vom »Zusammenleben in der Gruppe« so spannend machte. Christian war bereits ein Stratege, der die naive Erfahrung von Zlatko nutzen konnte. Sein frühes Ausscheiden bedeutete keineswegs das Ende, sondern den Beginn einer spaßkulturellen Karriere, die den Container bloß als Vorbühne benutzt hatte und jenseits dessen erst richtig auf Touren kam. Von seinem unbedarften Vorbild hatte er gelernt, dass man sich am besten durch Unterscheidung vom Rest der Wohngemeinschaft profiliert. Durch Aggressivität, Feindseligkeit, eine bedrohliche Ausstrahlung – und nicht durch Anpassung oder Höflichkeit. Was bei Zlatko ungebildet, ungeschlacht und dumpf erschien, wirkte bei Christian elaboriert, provokativ und scharf. Er demonstrierte von vorneherein, dass er die Regeln des Spiels kannte, indem er sich als scharfzüngiger »Nominator« einführte, sich unausstehlich verhielt und rechtzeitig ausstieg. In der selbstreferenziellen Medienszene konnte er dann die erfolgreiche Rolle des »geilen Arschlochs« weiterspielen und seine kleine Berühmtheit in die Verkaufszahlen einer gleichnamigen CD überführen. Der Kotzbrocken als Popstar fordert heute die nächtlichen TV-Zuschauer im Privatfernsehen zum kostspieligen Telefonieren auf: Ruft an!

Kein Wunder, dass Castingshows zurzeit die Renner unter den interaktiven Formaten sind, etwa Dieter Bohlens *Deutschland sucht den Superstar* oder Heidi Klums medial inszenierte Suche nach dem Nachwuchsmodel: Hier tritt die interaktive, als Casting getarnte Herstellung von Nachwuchs-»Stars« für die Musik- und Modebranche unverhüllt auf. Die mit der einschlägigen Industrie verbundenen Macher Bohlen und Klum profitieren dabei nicht nur finanziell von Produktion und Produkten. Während sie die Kandidaten und Kandidatinnen an ihrer eigenen Prominentenaura partizipieren lassen, stehen sie selbst als die eigentlichen Hauptdarsteller auf der Bühne des medialen Narzissmus, während der ebenso ehrgeizige wie hoffnungsvolle Nachwuchs die Nebenrollen besetzt.

Kamerasucht: Kulturkritische Zeitdiagnose, Symptom einer Psychopathologie oder Sehnsucht nach Spiegelung?

Mit moralischem Oberton hat man *Big Brother* – dieses höchst erfolgreiche, inzwischen vielfach kopierte und weltweit exportierte mediale Gesamtkunstwerk der Firma Endemol – der zivilisatorischen Grenzüberschreitung bezichtigt. Botho Strauss (1993) hat in seinem *Anschwellenden Bocksgesang* den ironischen Vorschlag gemacht, den Teilnehmern von Talkshows und vergleichbaren interaktiven TV-Formaten lebenslang ihr Recht auf Privatsphäre abzuerkennen, das sie gar nicht mehr beanspruchen. Seine Verachtung des Medien- und Literaturbetriebs hat freilich einen elitären Zug. Wenn sich der Kultur- und Beziehungsdiagnostiker doch einmal medial zu Wort meldet, um das Zeitgeschehen zu kommentieren, stehen ihm stets die Spalten von SPIEGEL oder ZEIT offen. Das gilt jedoch nicht für jedermann. Dass Hinz und Kunz sich einem anderen Publikum als der Familie, dem Stammtisch oder dem Kegelclub zeigen dürfen, hat es in der Vorgeschichte der modernen Medien überhaupt noch nicht gegeben.

Sein Privatleben in aller Öffentlichkeit vorzuführen war historisch ein Privileg des Adels, dekadenter Kreise des Bürgertums oder eben des Showbiz. Sie mussten sich gefallen lassen, privat ausgeforscht zu werden. Und es gefiel ihnen ja auch, weil es ihnen Bedeutung verlieh. Das interaktive Fernsehen hat dieses Privileg auf eine gewisse Weise demokratisiert. Jeder kann, wenn er will, die Chance zur identitätsstiftenden Medialisierung seiner Person oder Gruppe nutzen und aus der von Richard Sennett einst beklagten »Tyrannei der Intimität« (Sennett 1974) narzisstische Funken schlagen.

Mit dem Trash-Verdacht, dem Makel der kulturellen Wertlosigkeit behaftet ist auch so manches Werk der modernen Kunst zur Welt gekommen. Die Readymades von Duchamp haben ebenso wie die Suppendosen von Warhol oder die Straßenbahnhaltestelle von Beuys die Bedeutung des Alltäglichen hinterfragt, die Frage nach dem Geheimnis hinter den profanen Gegenständen aufgeworfen. Unter der medialen Oberfläche vermuten wir, so der Kunst- und Medientheoretiker Boris Groys in

Unter Verdacht. Eine Phänomenologie der Medien (2000), »das Andere« im submedialen Raum und er behauptet: »Nur ein Kunstwerk, das wie ein Krimi aufgebaut ist, hat heute Erfolg« (S. 226).

Die interaktiven TV-Formate arbeiten nach dem gleichen Erfolgsrezept. Das Interessante ist die Enthüllung des Rätsels, die Aufrichtigkeit der Person hinter ihrer medialen Fassade, die wahre Identität. Hier zeichnen sich unter dem Schlüsselbegriff der Interaktion die Programmentwürfe eines kommenden Fernsehzeitalters ab: Sie stellen das öffentliche Sich-Zeigen und das Gesehenwerden ins Zentrum. Der mediale Narzissmus ist buchstäblich Triebkraft jener »Ökonomie der Aufmerksamkeit« (Franck 1993), die bekanntlich Selbstdarstellung gegen Beachtung tauscht. Denn »triebökonomisch« gesehen hat das neue Fernsehen den Beteiligten einiges an Befriedigung zu bieten: Befriedigt wird die narzisstische Bedürftigkeit der Teilnehmer, befriedigt wird der Voyeurismus der Zuschauer (die sich insgeheim mit den Teilnehmern identifizieren) und befriedigt werden schließlich die kommerziellen Interessen des Senders, wenn er in diesem kollusiven Dreieck des Begehrens sich selbst wertvolle Einschaltquoten sichert.

Dabei spielen die Fernsehmacher vor der Kamera, ob als Moderatoren, Begleiter oder Jurymitglieder, nicht nur die Rolle des Vermittlers, sondern heimsen selber narzisstischen Gewinn ein. Auf diesem prosperierenden Markt fällt eben für jeden etwas ab. Dass dabei ein Preis erhoben wird, gehört zum Markt dazu.

Wo viele profitieren, gibt es einige, die zahlen müssen. Inzwischen verfolgen medienkritische Zeitungsartikel oder Fernsehsendungen das Schicksal von Teilnehmern, die sich vom veranstaltenden Sender vorgeführt, aufgehetzt, enttäuscht oder fallengelassen fühlen, und verleihen ihnen eine neue Identität: als Opfer. Aber haben diese nicht gewusst, dass sie Figuren in einem Spiel sind, dass die verlockenden Angebote des Fernsehens ihrem bildschirmgerechten und quotenfördernden Auftritt galt – und nicht ihrem »wahren« Selbst? Gilt für die gläubige Teilnehmergemeinde der neuen interaktiven TV-Formate immer noch, was Adorno und Horkheimer (1944) in ihrer *Dialektik der Aufklärung* der Kulturindustrie einmal vorhielten: dass sie »ihre Konsumenten um das [betrügt], was sie ihnen immerwährend verspricht«? Sind sie nicht doch das Subjekt einer medialen Veranstaltung, die sie zwar zum Objekt macht, aber gerade dadurch der Namenlosigkeit entreißt und ihnen zur Existenz verhilft, das »neue« Subjekt eben, das im Auge der Kamera entsteht (vgl. Altmeyer 2003)?

In einer Welt penetranter Medialisierung hat sich der Narzissmus sozialisiert. Einst eine Domäne von Kindheit, Pubertät und Adoleszenz verlängert er sich ins Erwachsenenleben hinein, sodass wir geneigt sind, der alten These von Neil Postman (1982) zuzustimmen, die Winterhoff (2008) gerade zeitdiagnostisch erneuert hat: Die Kindheit verschwinde deshalb, weil sich die Gesellschaft zunehmend infantilisiere. Oder erleben wir, um noch einmal mit Adorno zu sprechen, eine kollektive Regression unter der totalen Herrschaft der Warenproduktion, welche auch das Selbst zur Ware macht, die verkauft werden muss?

Dass sich die Kultur des neuen Jahrtausends mit *Big Brother* »ihre erste verbindliche Metapher« geschaffen habe, wie Roger Willemsen behauptet, ist freilich die Übertreibung eines Vorreiters des Intimgesprächs vor der Kamera: An der öffentlichen Auflösung der Privatsphäre hatte Willemsen, der sich in berüchtigten Tiefeninterviews seinen prominenten Interviewpartnern geradezu mimetisch anverwandelte, um im Privaten schürfen zu können, selbst seinen Anteil. Unter dem Zugriff seiner einfühlsamen Fragen sollte eben das wieder auftauchen, was im Medienwirbel untergegangen war: das verschwundene Subjekt, die wirkliche Beziehung, das aufrichtige Gefühl. Aber das »wahre Selbst« wird sich hinter dem »falschen« ebenso wenig offenbaren, wie das »wahre Denken« hinter dem bloßen Sprechen. Denn Sprache ist, wie uns die Sprachphilosophie in der Folge von Wittgenstein lehrt, kein »den Gedanken übergeworfener Schleier« (Cavell 1993, S. 43), der verhüllt oder enthüllt, was irgendwo tief drinnen gedacht wird – wir sind, was wir reden und tun. Mit seiner eindringlichen Suche nach der wahren Person hinter der Maske beteiligt sich Willemsen am Versprechen des interaktiven Fernsehens, das – wie andere Versprechen der Kulturindustrie auch – zugleich ein Betrug ist und der Dialektik der Aufklärung nicht entgeht: Wer die Büchse der Pandora öffnet, findet am Boden die Hoffnung – aber diese Hoffnung ist bekanntlich trügerisch.

»Die Kamera liebt dich!« befindet der slowenische Lacan-Schüler und Zeitgeistdiagnostiker Slavoj Zizek (2000), der sich auf den intellektuellen

Wogen des Zeitgeists bewegt wie kein anderer: Die Leute bräuchten »den Blick der Kamera als Beweis für ihre Existenz«. Die Underdogs haben diese Botschaft der Postmoderne verstanden. Wer etwas werden will, muss sich in die Kamera drängen und von ihr beachtet und geliebt werden. Das steigert seinen Wert in jener Währung, die auf dem Markt des medialen Narzissmus etwas zählt: auffallen, sich von anderen unterscheiden, etwas Besonderes sein. Die öffentlichen Schaubühnen, früher den Reichen, den Schönen und den Bedeutenden vorbehalten, haben ihre sozialen Schranken geöffnet und laden die ehemals Ausgegrenzten ein, am Kampf um die Ressource Prominenz teilzuhaben.

Der vom Selbst erhobene Anspruch auf Einzigartigkeit und Unverwechselbarkeit gehört zum Wesen von Individualität, nur muss dieser narzisstische Anspruch auch von den anderen anerkannt werden. Insofern bestätigt der Narzissmus, dass wir voneinander abhängig sind. Indem er diese Abhängigkeit aber verleugnet, das heißt ins Unbewusste verschiebt, ist er Ausdruck einer Paradoxie, die ich so ausdrücken möchte: Im Narzissmus schützen wir uns vor der schmerzlichen Erfahrung von Abhängigkeit, der wir im Bedürfnis nach Anerkennung auf paradoxe Weise unbewusst Tribut zollen. Narzissmus wäre dann nicht nur ein Erbe jenes lebenslangen Bedürfnisses nach dem Geliebtwerden, das den Menschen von Geburt an begleitet (s. Freud 1926d), sondern eine im Spiegel der Umwelt entstandene Selbstbeziehung, welche die Bezogenheit auf den Anderen dokumentiert, indem sie diese zugleich bestreitet (s. Altmeyer 2000a, S. 21f., 2000b, S. 165ff., 2003).

Was bedeutet diese Paradoxie, wenn man sie auf den medialen Narzissmus überträgt? Meine vorläufige Antwort auf diese Frage lautet: Wenn die Geburtsstunde des Narzissmus der Blick der Mutter ist, ihr Gesicht der Spiegel, in dem das Kind sich selbst erblickt und eine erste Ahnung davon erhält, wer es ist, dann scheint diese identitätsbildende Spiegelfunktion in den medialen Formen der Selbstvergewisserung weiterzuleben. Die interaktiven Formate des Fernsehens, in denen sich das Selbst medial inszeniert, wären vor allem Lehrstücke über reflexive Identität in der Postmoderne. Wir hätten es mit Erscheinungen des Zeitgeists zu tun, die uns nicht nur etwas über das Wesen gesellschaftlicher Teilhabe und sozialer Integration sagen, sondern auch etwas über die intersubjektive

Genese von Ich-Identität. Auf den Bühnen des medialen Narzissmus, behaupte ich, gelangen wir zu Einsichten über die intersubjektive Natur der Psyche, Einsichten, die wir uns mit Psychopathologieverdacht und dem Vokabular kulturkritischen Abscheus bloß verstellen.

Die »narzisstische Urszene«: Den Anderen betrachten, wie er mich betrachtet

»Ich denke, also bin ich« – das war die kartesianische Formel für die Suche nach Identität. Sie wurde zum Muster subjektphilosophischer Reflexion und später auch zum Vorbild der Introspektion als einer psychoanalytischen Methode. Der selbstreflexive Blick war nicht auf die Umwelt gerichtet, er schweifte nicht in der Gegend umher. Um sich seiner selbst zu vergewissern, musste das Ich bloß in sich hineinschauen. Die Innenschau konnte auf die Außenschau verzichten. »Das Selbst existiert nur als ein Anerkanntes« – so lautete die Alternativformel der Selbstvergewisserung bei Hegel (1805/1806, S. 200ff.), der den Kampf um wechselseitige Anerkennung zum Medium der Identitätsbildung erklärte und am Beispiel der Liebesbeziehung demonstrierte: Erst in der Erfahrung, vom Anderen geliebt und anerkannt zu werden, erkenne sich der Liebende als Subjekt (Hegel 1802/1803).

Gegen Descartes schuf Winnicott seine eigene, eher an Hegels Dialektik von Selbst und Anderem – und an G.H. Meads (1934) Modell der Perspektivenübernahme – orientierte Identitätsformel, die er auf den intersubjektiven Begriff brachte: »Ich bekomme (wie ein im Spiegel gesehenes Gesicht) den Beweis zurück, den ich brauche, dass ich als Wesen erkannt worden bin« (Winnicott 1965, S.79). Im legendären Aufsatz »Die Spiegelfunktion von Mutter und Familie in der kindlichen Entwicklung« hieß es dann: »Wenn ich sehe und gesehen werde, so bin ich« (Winnicott 1971, S. 131). Dort entwickelte Winnicott sein intersubjektives Verständnis der Spiegelmetapher in ausdrücklicher Abgrenzung zu Lacan. Lacan (1936) hatte nämlich in »Le Stade du Miroir« das Spiegelstadium als narzisstisches Entwicklungsstadium entworfen, in dem eine reine Selbstbegegnung stattfindet: Im Spiegel begegnet das reale, das heißt unvollkommene Ich des Kindes (das *Je*) zum ersten Mal einem idealen, das heißt vollkommenen Ich, das (als *Moi*) jubilierend begrüßt werde; sobald sich das Real-Ich im Spiegel sehen kann und als imaginäres Ideal-Ich fantasiert, entsteht eine Spaltung, die es dem frühen Ich erlaubt, eine Beziehung zu sich selbst aufzunehmen. Lacan zufolge wird diese im Spiegel erworbene Selbstbeziehung, die zunächst ganz ohne den Anderen auskommt und sich erst später intersubjektiv anreichert, zum Ursprung der selbstreflexiven Funktion.

Für Winnicott dagegen ist *»das Gesicht der Mutter der Vorläufer des Spiegels«* (Winnicott 1971, S. 128; kursiv im Original, M. A.). Und er fährt fort: »Was erblickt das Kind, das der Mutter ins Gesicht schaut? Ich vermute, im allgemeinen das, was es in sich selbst erblickt. Mit anderen Worten: Die Mutter schaut das Kind an, und *wie sie schaut, hängt davon ab, was sie selbst erblickt«* (ebd., S. 128f.). Ausdrücklich gegen Lacan entwirft Winnicott die Spiegelbeziehung nicht als reine Selbstbeziehung, sondern als eine im Spiegel des Anderen entstehende Beziehung zu sich selbst, die durch Anerkennung reflexiv »gebrochen« wird.

Die beiden Spiegelmodelle im Vergleich

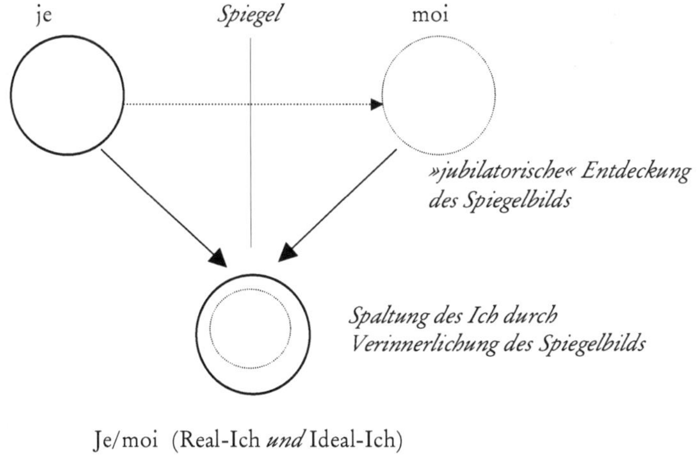

Schaubild 2: Spiegelung als Selbstbegegnung bei Lacan (aus: Altmeyer 2000a)

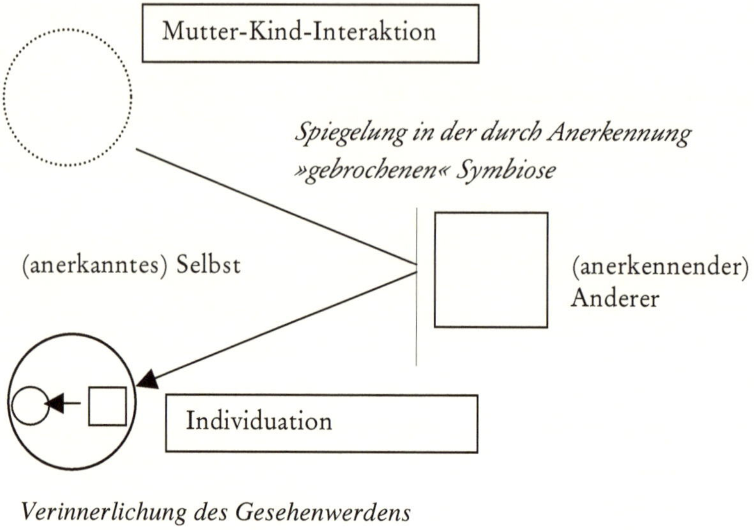

Schaubild 3: Intersubjektivität und Spiegelerfahrung nach Winnicott (aus: Altmeyer 2005)

Winnicotts intersubjektive Lesart der Spiegelmetapher ist von der modernen Entwicklungs- und Bindungstheorie (Stern 1985, 2000, 2005; Dornes 1993, 1997, 2000, 2006; Fonagy 2001), Kognitionsforschung (Hobson 2002), Evolutionsanthropologie (Tomasello 1999) und Sozialphilosophie (Honneth 1992, 2000, 2001) längst bestätigt, adaptiert und weiterentwickelt worden. Die von der Gruppe um Fonagy entwickelte Mentalisierungstheorie (Fonagy et al. 2002) räumt Vorgängen der Affektspiegelung und Markierung im Rahmen der Mutter-Kind-Interaktion eine zentrale Bedeutung für die frühe Entwicklung der Psyche ein, insbesondere für die Entwicklung ihrer reflexiven Funktion (vgl. Dornes 2006, Kap. 5).

Selbst in der avancierten Hirnforschung nähert man sich vorsichtig einem intersubjektiven Modell des Selbst, das Spiegelphänomenen eine zentrale Rolle zuweist: Aus dem Du der Mutter entstehe in einer Art Perspektivenübernahme womöglich das Ich des Kindes (Singer 2002, S. 73ff.). Und die Entdeckung so genannter »Spiegelneuronen« nötigt dazu, bei elementaren Wahrnehmungs- und Erlebensprozessen jene primäre Intersubjektivität anzunehmen, die Joachim Bauer auf den Punkt gebracht hat: »Warum ich fühle, was Du fühlst« (Bauer 2005). Die neurobiologische Emotionsforschung vermutet, dass Affekte erst durch die Verbindung mit frühesten, im impliziten Gedächtnis durch bildhafte Szenen metarepräsentierten Interaktionserfahrungen zu menschlichen Emotionen werden. Im unbewussten Hintergrund eines bestimmten Gefühlszustands interagiere das Selbst mit dem Anderen wie in einer Traumszene, lautet die faszinierende Hypothese von Antonio Damasio, der vermutet, dass wir deshalb so gerne ins Kino gehen, weil die visuelle Struktur von Filmszenen, bei denen verschiedene Personen interagieren, unserem inneren Erleben sehr nahekommt (Damasio 1999, 2004).

Man erkennt ohne Weiteres den Bezug dieser von der avancierten Neurobiologie aufgestellten Intersubjektivitätsannahmen zu dem, was in der Psychoanalyse als »internalisierte Objektbeziehung« oder in der Entwicklungstheorie von Stern (1985) als «generalisierte Interaktionsrepräsentanz« (RIG) bezeichnet wird. Hermann Argelander (1970) und Alfred Lorenzer (1983) haben für diese im Zuge ihrer Verinnerlichung unbewusst gewordenen Interaktionen den Begriff der »Szene« gewählt.

Eine archaische Sonderform dieser Interaktion von Selbst und Anderem nenne ich die »narzisstische Urszene«. Es ist eine seelisch bedeutsame Basisinteraktion, welche die Menschwerdung begleitet: den Anderen betrachten, wie er mich betrachtet. Die gleiche Basisinteraktion ist im narzisstischen Blick enthalten, den das postmoderne Selbst auf eine soziale Umwelt, die zunehmend über Medien vermittelt wird, wirft und mit der heimlichen Frage verbindet: Wie werde ich von anderen gesehen und wer bin ich aus dieser exzentrischen Perspektive?

Psychotherapie als reflexives Identitätsspiel mit Partner

Die entwicklungspsychologische Bedeutsamkeit dieser Basisinteraktion hat Winnicott gelegentlich seinen Patienten gegenüber zur Sprache gebracht und auf die therapeutische Beziehung selbst angewendet.

Sich dem Anderen zeigen, vom Anderen angeschaut werden und sich im Blick des Anderen gespiegelt sehen: Im intersubjektiven Spiegel wird, auch und gerade im psychoanalytischen Prozess, Selbstvergewisserung gesucht und Identität hergestellt oder verändert.

> »Eine Patientin berichtet: ›Ich ging gestern Abend in ein Café und war von den verschiedenen Leuten dort begeistert‹, und sie beschreibt einige Menschen, die sie gesehen hat. Nun besitzt diese Patientin ein anziehendes Äußeres, und wenn sie in der Lage wäre, sich richtig zur Geltung bringen, könnte sie überall im Mittelpunkt stehen. Ich fragte: ›Hat jemand Sie angeschaut?‹ Sie kam darauf, dass sie tatsächlich einige Blicke auf sich gezogen hatte; da sie aber in Begleitung eines Freundes war, hatte sie das Gefühl, die Blicke hätten ihm gegolten. [...] Dieses Thema ging anschließend in anderem Material unter, aber in einer bestimmten Weise kreiste die Psychoanalyse dieser Patientin ständig um das ›Gesehenwerden‹. Wie sie tatsächlich sei. Manchmal war es in der Behandlung für sie das Wichtigste, tatsächlich und genau wahrgenommen zu werden« (Winnicott 1971, S. 132).

In ihrer Schilderung der Café-Szene entwirft diese Patientin alte Bilder von sich und ihrer Beziehung zur Umwelt, die in der therapeutischen Reflexion neu betrachtet und verändert werden können. Aber in seiner Spiegelfunktion wirft der Analytiker nicht ein projiziertes Selbstbild zurück, sondern etwas anderes, ein Bild, das durch seine eigene Perspektive hindurchgegangen ist, das *something more*. Durch Winnicotts Identitätsformel (»Ich sehe und werde gesehen, also bin ich!«) wird die Ein- zu einer Zwei-Personen-Psychologie erweitert und der therapeutische Spiegel aus einer monadologischen in eine Metapher der Intersubjektivität verwandelt.

Versteht man die Spiegelmetapher intersubjektiv, so bildet der Psychoanalytiker keinen glatten Spiegel der Indifferenz (s. Thomä 1981), sondern einen »durch Anerkennung gebrochenen« Spiegel[1]. Erst in einem solchen Spiegel kann sich der Patient mitsamt seinen abgespaltenen Selbstanteilen erkennen. Der spiegelnde Analytiker ist dann gerade nicht neutral, nicht objektiv, sondern ein höchst lebendiger, aktiver und subjektiver Teilnehmer

1 Ich benutze das Bild vom »durch Anerkennung gebrochenen Spiegel« in der gleichen Weise wie es Axel Honneth (2000) benutzt, der die Liebe als »eine durch Anerkennung gebrochene Symbiose« bezeichnet.

an diesem intersubjektiven Austauschprozess (vgl. Ogden 1994, 2004). Er fungiert als der Andere, aus dessen Perspektive sich der Analysand betrachtet sieht und selbst betrachten lernt: Weil der Analysand vom Analytiker als einem Anderen gesehen wird, kann er sich selbst anders sehen.

»Analyse beginnt – im Gegensatz zur Menschwerdung – nicht mit der Perspektivenübernahme, sondern hört mit ihr auf« – mit leiser Ironie verdichtet Reimut Reiche (1999, S. 584) die Analogie zwischen Säugling und Patient auf ihren intersubjektiven Kern: die Internalisierung des exzentrischen Blicks. Wer sich als Patient einer Psychoanalyse unterzieht, setze sich der Anstrengung aus, in der Beziehung zum Therapeuten sein Selbstbild zu verändern. Eine erfolgreiche Psychoanalyse ende damit, dass der Patient das Verstörende der Deutungen, die für ihn zunächst eine Missachtung seiner ursprünglichen Sicht bedeutet, unter Schmerzen als das entfremdete Eigene in Gestalt einer neuen Sicht anerkennen kann. Der *homo postanalyticus* wäre jemand, der die Perspektive des Analytikers übernommen hat, um im Spiegel von dessen Deutungen ein Leben nach der Analyse aufzunehmen. Durch den psychoanalytischen Prozess hat er einen anderen Blick auf sich gewonnen, einen durch den analytischen Prozess veränderten Blick, der ihn wieder zum Subjekt seiner Lebensgeschichte macht, als deren Objekt er sich bis dahin empfunden haben mag.

In einem metaphorischen Sinne könnte man sagen, dass die therapeutische Interaktion gerade wegen ihres Spielcharakters zu einem Geschehen intersubjektiver Spiegelung wird. Sie wird zu einem Identitätsspiel, das freilich reflexiv gebrochen ist und asymmetrisch, das heißt in komplementärer Rollenverteilung, gespielt wird. Im Medium eines spielerisch erfolgenden »probatorischen« Perspektivenaustauschs suchen beide (Patient und Therapeut) danach, was der eine (der Patient) ist oder sein möchte.

Die Störung des Patienten äußert sich zu Beginn häufig darin, dass er zum Spielen (noch) nicht in der Lage ist. Der Therapeut muss ihn dazu erst in die Lage versetzen:

> »Psychotherapie geschieht dort, wo zwei Bereiche des Spielens sich überschneiden: der des Patienten und der des Therapeuten. Psychotherapie hat mit zwei Menschen zu tun, die miteinander spielen. Hieraus folgt,

dass die Arbeit des Therapeuten dort, wo Spiel nicht möglich ist, darauf ausgerichtet ist, den Patienten aus einem Zustand, in dem er nicht spielen kann, in einen Zustand zu bringen, in dem er zu spielen imstande ist« (Winnicott 1971, S. 49).

Vonseiten des Patienten wäre die Spielfähigkeit dann erreicht, wenn er es zulässt, dass in der therapeutischen Reflexion die Konturen des eigenen Selbst auftauchen.

Wenn Identitätsspiele entgleisen …

Identitätsspiele können entgleisen. Das gilt für eine stets vom Risiko des Scheiterns bedrohte Psychotherapie ebenso wie für die eher harmlosen »Identitätsspiele mit der Kamera« auf den Schaubühnen des medialen Narzissmus. Das gilt aber auch für jene entgleisten Identitätsspiele, die auf den globalisierten Märkten einer »Ökonomie der Aufmerksamkeit« ebenfalls stattfinden und uns wirklich beunruhigen müssen: Identitätsspiele, die gewaltförmig entgleisen.

Inzwischen bedient sich auch verbrecherische Gewalt der identitätsstiftenden Funktion und Verstärkungswirkung medialer Spiegelung. Weil auch Gewalt etwas kommunizieren will, drängt sie nach Öffentlichkeit. Immer mehr Gewalttätern scheint es – gerade in scheinbar sinnlosen Gewaltakten – um öffentliche Aufmerksamkeit zu gehen. Sie benötigen Spiegel- und Echoräume, um sich darzustellen, ihre kommunikativen Botschaften zu verbreiten und schließlich als bedeutsam wahrgenommen zu werden. Auf diese Weise lassen sich auch Gewaltakte für Ziele der individuellen und kollektiven Selbstvergewisserung verwenden, für die Herstellung von Identität also. Um ihre kommunikative Funktion im Dienste der Identitätsbildung zu erfüllen, braucht Gewalt offenbar ein Drittes, das über die Symbiose der Täter-Opfer-Beziehung hinausweist, einen Zeugen, einen Zuschauer oder Zuhörer, allgemein ausgedrückt: ein Publikum – und sei es ein imaginäres Publikum (vgl. Reemtsma 2008).

Das Beziehungsdreieck, in dem Gewalt stattfindet – im Übrigen gilt auch für andere Formen der Identitätsbildung, dass sie im Rahmen von Triangulierungen stattfinden (vgl. Tomasello 1999; Hobson 2002) –, hat die einfache Form: Ich, der Andere und die umgebende soziale Welt. Was wir »Gewalt ohne Motiv« oder »sinnlose Gewalt« nennen, ließe sich dann als eine triangulierende Interaktion verstehen, in deren Verlauf der Täter sein Opfer körperlich vernichtet, während er zugleich ein Publikum im Auge hat (oder zumindest fantasiert): Erst dessen interessierter Blick auf die Gewaltszene und auf die mächtige Rolle, die er selbst in dieser szenischen Aufführung spielt, vermittelt dem Gewalttäter ein elementares Gefühl eigener Bedeutung.

Aus dieser Perspektive können wir das Schulmassaker, das Robert S. in Erfurt nach dem grauenhaften Vorbild von Columbine angerichtet hat und das zu Unrecht als Amoklauf bezeichnet wird, als eine makabre Inszenierung mit dem Ziel der Identitätsbildung verstehen. Wenn man die narzisstischen Allmachts- und Rachefantasien berücksichtigt, die der Täter – er war in dem Stück, das er aufführte, Drehbuchschreiber, Regisseur, Dramaturg und Hauptdarsteller zugleich – in seinen Aufzeichnungen notiert hat, und wenn man seinen vorfantasierten Nachruhm in Rechnung stellt, können wir von einem grandiosen Akt medial vermittelter Selbstvergewisserung sprechen. Und wir können letztlich auch den terroristischen Angriff auf New York als ein fürchterlich entgleistes Identitätsspiel begreifen: als globale Medieninszenierung, bei der die islamistischen Selbstmordattentäter einem übermächtigen Feind dessen Ohnmacht vorführten und unter den Augen eines Weltpublikums zur Geltung brachten, wer sie sind und für was sie stehen.

Literatur

Adorno, Theodor W. & Horkheimer, Max (1944): Dialektik der Aufklärung. Amsterdam (Querido), 1949.

Altmeyer, Martin (2000a): Narzissmus und Objekt. Ein intersubjektives Verständnis der Selbstbezogenheit. Göttingen (Vandenhoeck und Ruprecht), 2004.

Altmeyer, Martin (2000b): Narzissmus, Intersubjektivität und Anerkennung. Psyche 54, 143–171.

Altmeyer, Martin (2001): »Big Brother« und andere Inszenierungen von postmoderner Identität. Psychotherapie und Sozialwissenschaft 3, 160–169.

Altmeyer, Martin (2003): Videor ergo sum. In: Im Spiegel des Anderen. Anwendungen einer relationalen Psychoanalyse. Gießen (Psychosozial), S. 243–262.
Altmeyer, Martin (2005): Innen, Außen, Zwischen. Paradoxien des Selbst bei Donald Winnicott. Forum der Psa. 21, 43–57.
Altmeyer, Martin & Thomä, Helmut (Hg.) (2006): Die vernetzte Seele. Die intersubjektive Wende in der Psychoanalyse. Stuttgart (Klett-Cotta).
Argelander, Hermann (1970): Die szenische Funktion des Ich und ihr Anteil an der Symptom- und Charakterbildung. Psyche – Z psychoanal 24, 325–345.
Bauer, Joachim (2005): Warum ich fühle, was Du fühlst. Intuitive Kommunikation und das Geheimnis der Spiegelneuronen. Hamburg (Hoffmann und Campe), 2006.
Cavell, Maria (1993): Freud und die analytische Philosophie des Geistes. Überlegungen zu einer psychoanalytischen Semantik. Stuttgart (Klett-Cotta), 1997.
Damasio, A. (1999): Ich fühle, also bin ich. Die Entschlüsselung des Bewußtseins. München (List) 2000.
Damasio, Antonio (2004): Zur Neurobiologie des Fühlens. Unveröffentlichter Gastvortrag auf dem 43. Kongress der Internationalen Psychoanalytische Vereinigung (IPV) in New Orleans.
Dornes, Martin (1993): Der kompetente Säugling. Frankfurt/M. (Fischer), 2004.
Dornes, Martin (1997): Die frühe Kindheit. Frankfurt/M. (Fischer), 2003.
Dornes, Martin (2000): Die emotionale Welt des Kindes. Frankfurt/M. (Fischer), 2004.
Dornes, Martin (2006): Die Seele des Kindes. Frankfurt/M. (Fischer).
Fonagy, Peter (2001): Bindungstheorie und Psychoanalyse. Stuttgart (Klett-Cotta), 2003.
Fonagy, Peter; Gergely, György; Jurist, Elliot L. & Target, Mary (2002): Affektregulierung, Mentalisierung und die Entwicklung des Selbst. Stuttgart (Klett-Cotta), 2004.
Freud, Sigmund (1926d): Hemmung, Symptom und Angst. GW 14. Frankfurt/M. (Fischer), S. 111–205.
Franck, Georg (1993): Ökonomie der Aufmerksamkeit. Merkur 534/535, 748–761.
Groys, Boris (2000): Unter Verdacht. Eine Phänomenologie der Medien. München (Carl Hanser Verlag).
Hegel, Georg W. F. (1802/1803): System der Sittlichkeit. Hamburg (Meiner), 1967.
Hegel, Georg W. F. (1805/1806): Jenaer Realphilosophie. Hamburg (Meiner), 1969.
Herzinger, Richard (2000): Die wirklichere Wirklichkeit. DIE ZEIT 18. Mai 2000, 47.
Hobson, Peter (2002): Wie wir denken lernen. Düsseldorf & Zürich (Walter), 2003.
Honneth, Axel (1992): Kampf um Anerkennung. Zur moralischen Grammatik sozialer Konflikte. Frankfurt/M. (Suhrkamp), 2003.
Honneth, Axel (2000): Objektbeziehungstheorie und postmoderne Identität. Über das vermeintliche Veralten der Psychoanalyse. Psyche – Z psychoanal 54, 1087–1109.
Honneth, Axel (2001): Facetten des vorsozialen Selbst. Eine Erwiderung auf Joel Whitebook. Erweiterte Fassung in: Altmeyer/Thomä (2006), S. 314–333. [Originalfassung in: Psyche – Z psychoanal 55, 790–802.]
Lacan, Jacques (1936): Das Spiegelstadium als Bildner des Ich. In: Schriften 1. Olten & Freiburg/Br. (Walter), 1973.
Lorenzer, Alfred (1983): Sprache, Lebenspraxis und szenisches Verstehen in der psychoanalytischen Therapie. Psyche – Z psychoanal 37, 97–115.
Mead, George H. (1934): Geist, Identität und Gesellschaft. Frankfurt/M. (Suhrkamp), 1973.

Mitchell, Stephen A. (2000): Bindung und Beziehung. Auf dem Weg zu einer relationalen Psychoanalyse. Gießen (Psychosozial-Verlag), 2003.
Ogden, Thomas H. (1994): Subjects of Analysis. Northvale, NJ (Jason Aronson).
Ogden, Thomas H. (2004): Das analytische Dritte, das intersubjektive Subjekt der Analyse und das Konzept der projektiven Identifizierung. In: Altmeyer/Thomä (2006), S. 35–64.
Postman, Neil (1982): Das Verschwinden der Kindheit. Frankfurt/M. (Suhrkamp), 1987.
Reemtsma, Jan Ph. (2008): Vertrauen und Gewalt. Versuch über eine besondere Konstellation der Moderne. Hamburg (Hamburger Edition).
Reiche, Reimut (1999): Subjekt, Patient, Außenwelt. Psyche – Z psychoanal 53, 572–596.
Schirrmacher, Frank (2008): Der Mameluck. Frankfurter Allgemeine Zeitung 4. Juni 2008.
Sennett, Richard (1974): Verfall und Ende des öffentlichen Lebens. Die Tyrannei der Intimität. Frankfurt/M. (Fischer), 1986.
Singer, Wolf (2002): Der Beobachter im Gehirn. Frankfurt/M. (Suhrkamp).
Stern, Daniel N. (1985): Die Lebenserfahrung des Säuglings. Stuttgart (Klett-Cotta), 1992.
Stern, Daniel N. (2000): Introduction to the paperback edition. In: The Interpersonal World of the Infant. New York (Basic Books), S. XI–XXXIX.
Stern, Daniel N. (2005): Unconscious experience. Science and infancy research. Unveröffentlichter Vortrag auf der Konferenz der International Association for Relational Psychoanalysis and Psychotherapy (IARPP) am 25.06.2005 in Rom.
Strauß, Botho (1993): Anschwellender Bocksgesang. München (Mathes & Seitz).
Thomä, Helmut (1981): Vom spiegelnden zum aktiven Psychoanalytiker. Frankfurt/M. (Suhrkamp).
Tomasello, Michael (1999): Die kulturelle Entwicklung des menschlichen Denkens. Frankfurt/M. (Suhrkamp), 2002.
Winnicott, Donald W. (1965): Reifungsprozesse und fördernde Umwelt. München (Kindler), 1974.
Winnicott, Donald W. (1971): Vom Spiel zur Kreativität. Stuttgart (Klett-Cotta), 1995.
Winterhoff, Michael (2008): Warum unsere Kinder Tyrannen werden oder: Die Abschaffung der Kindheit. Gütersloh (Gütersloher Verlagshaus).
Zizek, Slavoj (2000): Die Kamera liebt dich. Süddeutsche Zeitung 28. März 2000.

Kugelfische, Frankensteins und Oschis

Winnicotts Squiggle-Technik in der kinderanalytischen und kinderpsychiatrischen Arbeit

Michael Günter

Psychotherapie als Spiel

> »Psychotherapie geschieht dort, wo zwei Bereiche des Spielens sich überschneiden: der des Patienten und der des Therapeuten. Psychotherapie hat mit zwei Menschen zu tun, die miteinander spielen. Hieraus folgt, daß die Arbeit des Therapeuten dort, wo Spiel nicht möglich ist, darauf ausgerichtet ist, den Patienten aus einem Zustand, in dem er nicht spielen kann, in einen Zustand zu bringen, in dem er zu spielen imstande ist« (Winnicott 1971b, S. 49).

Man könnte Winnicotts allgemeine Charakterisierung dessen, was Psychotherapie sei, die er in seinem Buch *Vom Spiel zur Kreativität* (1971b) formulierte, auch als Leitmotiv für das Squiggle-Spiel verstehen. Winnicott bezeichnete seine Technik in diesem unvergleichlichen, 1971 in England unter dem Titel *Therapeutic Consultations in Child Psychiatry* (Winnicott 1971a) erschienenen Buch und wenigen weiteren Publikationen zum Thema als Squiggle-Spiel, was ein von ihm erfundenes Kunstwort ist und so viel bedeutet wie Schnörkel-Spiel oder Kritzel-Spiel. Auf Deutsch erschien das Buch 1973 unter dem Titel *Die therapeutische Arbeit mit Kindern.* Mein eigenes Buch über das Squiggle-Spiel, *Psychotherapeutische Erstinterviews mit Kindern. Winnicotts Squiggletechnik in der Praxis* (Günter 2003), das die Grundlage für die hier entwickelten Gedanken darstellt, lehnt sich an dieses Buch Winnicotts an und entwickelt einige seiner Überlegungen weiter.

Die Betonung des Spielerischen durchzieht das gesamte Buch Winnicotts, das im Wesentlichen aus 20 Falldarstellungen und eingestreuten Kommentaren besteht. Winnicott achtet beim Squiggle-Spiel, wie auch in seiner sonstigen psychoanalytischen Arbeit, sehr darauf, einen Raum zur Verfügung zu stellen, in dem sich das spielerische Potenzial der kindlichen Psyche entfalten kann. In seinem Aufsatz »The Squiggle Game« (Winnicott 1968) schreibt er:

> »Das Prinzip ist, daß Psychotherapie in einem Überschneidungsraum zwischen dem Bereich des kindlichen Spiels und dem Bereich des Spiels des Erwachsenen oder Therapeuten durchgeführt wird. Das Squigglespiel ist ein Beispiel für die Art und Weise, wie ein solches Zusammenspiel möglich werden kann« (Winnicott 1968, S. 317).

Hier ist nicht der Ort, dieses Buch an sich mit seinen vielen Facetten und reichhaltigen Gedanken zu besprechen. Ich möchte jedoch wenigstens einige Aspekte erwähnen, die mir wichtig sind. Zunächst einmal liegt der große Vorzug des Buches darin, dass man mithilfe der abgebildeten Squiggle-Zeichnungen und der zum Teil wörtlich abgedruckten Dialoge sehr genau nachvollziehen kann, was sich in der Stunde tatsächlich ereignete, auch wenn man nicht von Verbatim-Protokollen dieser Stunden ausgehen kann. Es ist allzu selten in der psychoanalytischen Literatur, dass man einen detaillierten Einblick in die Arbeitsweise eines Analytikers bekommt und allein dies macht das Buch zu einem der wichtigsten psychoanalytischen Bücher überhaupt. Darüber hinaus ist es nicht nur spannend zu lesen, sondern die oben erwähnte Orientierung an der spielerischen Kommunikation führt an keinem Punkt zu einer glatten Eins-zu-eins-Abbildung dessen, was passierte, sondern ist durchsetzt von Überlegungen zur Dynamik und Genese der Erkrankung und Problematik des Patienten und wird ergänzt durch theoretische und behandlungstechnische Anmerkungen. Auf diese Weise ist dieses Buch immer wieder eine Fundgrube für den klinisch tätigen Kinderpsychotherapeuten, Kinderpsychiater, Erziehungsberater und Kinderanalytiker.

Winnicott beginnt die Schilderung seines ersten Falles nach einer kurzen Einleitung mit der einfachen Erklärung des Schnörkelspiels, die er den Patienten gibt: »Ich schließe die Augen und fahre mit dem Stift über das Papier, und dann machst du irgendwas aus meinem Schnörkel. Danach fängst du an, und ich verwandle deinen Schnörkel in etwas« (Winnicott 1971a, S. 12). Und schon befindet man sich mitten im Geschehen. Winnicott betont wiederholt, wie wichtig es ist, eine Atmosphäre zu schaffen, in der das Kind sich genügend frei fühlen kann. So spricht er dem Kind gegenüber auch davon, dass das Spiel, das er gerne spielen würde, keine Regeln habe. Das Kind möge ihm zeigen, ob sein Kritzel nach irgendetwas aussehe oder ob es aus diesem Kritzel Winnicotts etwas machen könne. Danach dürfe das Kind dasselbe für ihn machen und er würde schauen, ob er etwas aus dem Kritzel des Kindes machen könne (Winnicott 1968). Manchmal ist es auch sinnvoll, vor allem älteren, etwas gehemmten Kindern, die das Ganze zu sehr mit Leistungsanforderungen im Zeichenunterricht in Verbindung bringen, zu sagen, dass es nicht darum gehe, schön zu zeichnen, um ihnen so die Angst etwas zu nehmen.

Entfaltung des Spiels und haltender Rahmen

Die Aufgabe des Therapeuten ist eine doppelte: einerseits, sich auf das Spiel mit dem Kind einzulassen, und andererseits, einen haltenden Rahmen zur Verfügung zu stellen. In diesem letzteren Sinne ist es zu verstehen, wenn Winnicott in seinem Aufsatz über das Squiggle-Spiel schreibt, dass er sich besser als die Kinder auf das Squiggle-Spiel verstehe. Seine Aufgabe ist es, einen Rahmen zu schaffen, in dem »das Kind selbst entdeckt, was schon in ihm vorhanden war« (Winnicott 1968, S. 316; vgl. auch 1971a, S. 56). Aber, so fügt er hinzu, die Kinder verstünden sich besser auf das Zeichnen. Sie bringen zur Darstellung, um was es geht. Die Entfaltung des Spieles und der haltende Rahmen sind beide notwendige Bestandteile eines gelungenen therapeutischen Dialoges. Der Therapeut müsse in dieser Arbeit vor allem fähig sein,

> »eine natürliche und frei fließende menschliche Beziehung innerhalb des professionellen Rahmens zur Verfügung zu stellen, während der Patient

> *sich selbst* durch das Hervorbringen von Ideen und Gefühlen, die zuvor noch nicht in die Gesamtpersönlichkeit integriert waren, nach und nach *überrascht*. Vielleicht besteht die Hauptarbeit im Wesen der Integration, die dadurch möglich wird, daß man sich auf die menschliche, aber professionelle Beziehung verlassen kann – eine Form von ›Holding‹« (Winnicott 1968, S. 299 [Hervorhebungen des Autors, M. G.]).

Tatsächlich sind die Entfaltung des Spiels und die Freiheit und das Engagement des Therapeuten, seinen Teil zum Spiel beizutragen, von großer Bedeutung für das Gelingen. Denn ein derartiges Vorgehen erzeuge beim Patienten im Gegensatz zu einer körperlichen Untersuchung beim Arzt oder bei psychologischen Tests kein Gefühl der Unterlegenheit. Winnicott betonte an verschiedenen Stellen die Bedeutung der Gleichberechtigung zwischen Kind und Therapeut in der Spiel- und Gesprächssituation.

Daher war er auch sehr zurückhaltend damit, diese Technik zu beschreiben. Er hatte Sorge, dass

> »jemand möglicherweise anfangen könnte, das, was ich beschreibe, so zu überarbeiten, als ob es ein technisches Werkzeug mit Regeln und Vorschriften wäre. Dann würde der gesamte Wert dieses Vorgehens verlorengehen. Wenn ich beschreibe, was ich tue, ist es eine wirkliche Gefahr, daß andere dies nehmen und es in so etwas ähnliches wie einen Thematischen Apperzeptionstest verwandeln. Der Unterschied zwischen dem hier und dem T. A. T. ist erstens, daß dies kein Test ist, und zweitens, daß der Berater von seinem eigenen Einfallsreichtum fast soviel beiträgt wie das Kind. Natürlich fällt der Beitrag des Beraters heraus, weil es das Kind und nicht der Berater ist, das seine Belastung mitteilt« (Winnicott 1968, S. 301).

Gerade deswegen sei der Ertrag der Arbeit so groß, weil »der Berater fähig ist, auf diese Weise vom Patienten zu lernen, und es ist notwendig für den Berater, bereit zu sein zu lernen, anstatt sich mit Interpretationen auf das Material zu stürzen!« (Winnicott 1968, S. 300).

Seine Absicht, so schreibt Winnicott, sei es, Beispiele für die Kommunikation mit Kindern darzustellen. Insofern stellt er klar, dass es falsch wäre, wenn jemand die Verwendung des Spieles erlernen würde und sich damit gerüstet sähe für die therapeutische Beratung.

> »Das Schnörkelspiel ist lediglich ein Weg, um Kontakt mit einem Kind aufzunehmen. Was während dieses Spiels und des gesamten Gesprächs geschieht, hängt davon ab, wie die Erfahrung des Kindes und dargebotenen Materials genutzt werden, und dazu bedarf es einer Theorie der emotionalen Entwicklung des Kindes und der Beziehung des Kindes zu den Umweltfaktoren, die einem in Fleisch und Blut übergegangen sein muß« (Winnicott 1971a, S. 4f.).

Winnicott baut aber auch auf den großen Vorschuss an Vertrauen, den Kinder in diesen besonderen Augenblicken zu geben imstande sind. Diese Augenblicke wolle er fast als heilige Momente bezeichnen. Wenn sie verschenkt würden, sei der Glaube des Kindes, dass es verstanden werde, zerstört. Die Kinder würden häufig berichten, dass sie in der Nacht vor der Konsultation von ihm geträumt hätten. In diese Träume fänden die eigenen Vorstellungen und Erwartungen der Kinder Eingang, aber auch die der Eltern und der Umgebung. Die Kinder hätten ihm zu seiner Belustigung erzählt, dass er es gewesen sei, von dem sie geträumt hätten. Der Therapeut wird so zum subjektiven Objekt für das Kind, indem auf ihn diese Wünsche, Erwartungen und Ängste projiziert werden.

Aufseiten des Therapeuten entspricht dem die haltende Umgebung (*holding environment*, Winnicott 1955), die der Therapeut zur Verfügung stellt und die ein wesentliches Element jeder psychoanalytischen Behandlung ist. Sie leitet sich ab aus der für die frühe Entwicklung des Kindes zentralen mütterlichen Haltefunktion (*holding function*, Winnicott 1960). In anderer Diktion (Bion 1962) hat das auf einer sehr frühen Ebene der psychischen Entwicklung mit der Container-Funktion des Therapeuten zu tun, die sich von der träumerischen Einfühlung der Mutter in ihr Kind (Rêverie) ableitet. Das Kind hat die Möglichkeit, einen Teil seiner Psyche, der unerträgliche Gefühle beinhaltet und der von ihm als böses inneres Objekt erlebt wird, mittels projektiver Identifikation in die Mutter zu projizieren. Während des Aufenthaltes in der »guten Brust« werden diese derart verändert, dass sie für das Kind erträglich geworden sind, wenn das Objekt wieder reintrojiziert wird (Klein 1946, 1957).

Idealisierung und *objet trouvée*

Winnicott zeigt sich überzeugt davon, dass das Kind die gegenwärtigen Probleme, die emotionalen Konflikte oder die Spannungsmuster zum Ausdruck bringe, die sein Leben in diesem Augenblick bestimmen würden. Neben bewussten würden vorbewusste und unbewusste Persönlichkeitsanteile und Konflikte dargestellt. Das Material werde jedoch erst dadurch spezifisch und hochinteressant, dass das Kind zu spüren beginne, dass es Verständnis finde und es vielleicht zur Kommunikation auf einer bedeutsamen Ebene komme. Wie er vor allem in seiner Theorie der antisozialen Tendenz ausführt (Winnicott 1984), versteht Winnicott die Symptome des Patienten immer auch als Zeichen einer verzweifelten Hoffnung, dass seine Mitteilungen doch noch verstanden werden (Abram 1996).

> »Die Grundlage für diese spezialisierte Arbeit ist die Theorie, daß ein Patient – Kind oder Erwachsener – zum ersten Gespräch ein gewisses Maß an Fähigkeit mitbringt zu glauben, daß ihm geholfen werde, und demjenigen zu trauen, der Hilfe anbietet. Was vom Helfer benötigt wird, ist ein streng professionelles Setting, in dem der Patient die Freiheit hat, die außergewöhnliche Gelegenheit, die ihm die Beratung für seine Mitteilungen bietet, zu erkunden. Die Kommunikation des Patienten mit dem Psychiater wird sich auf die spezifischen emotionalen Tendenzen beziehen, die eine aktuelle Form haben und die Wurzeln haben, die in die Vergangenheit oder tief in die Struktur der Persönlichkeit des Patienten und seine persönliche innere Realität zurückreichen« (Winnicott 1968, S. 299).

Das Squiggle-Spiel sei oft bereits an sich befriedigend.

> »Es ist dann wie ein ›gefundenes Objekt‹, beispielsweise ein Stein oder ein altes Stück Holz, das ein Bildhauer finden mag und als eine Art Ausdruck hinstellt, ohne daß es einer Bearbeitung bedürfte. Das spricht faule Jungen und Mädchen an und wirft ein Licht auf die Faulheit. Jede Arbeit, die daran gemacht wird, verdirbt das, was als idealisiertes Objekt anfängt. Der Künstler mag das Gefühl haben, das Papier oder die Leinwand ist zu schön, sie dürfen nicht verdorben werden. Potentiell *ist* es ein Meisterwerk« (Winnicott 1968, S. 302).

Dieser idealisierten Seite ist es wohl mit zuzuschreiben, dass es so rasch zu einer tiefen Verständigung zwischen Patient und Therapeut kommt. Sie ist es aber auch, die es nicht ratsam erscheinen lässt, über mehrere Stunden mit dieser Technik zu arbeiten. Nach einigen Sitzungen »zeigen sich alle Probleme der Übertragung und des Widerstandes und die Behandlung muß nach den üblichen psychoanalytischen Richtlinien verlaufen« (Winnicott 1971a, S. 10). Gleichwohl ist es aber auch diese spontane, impulsive Bewegung des *objet trouvée*, die manche Kinder ängstigt, da sie mit den unorganisierten, verrückten Teilen des Selbst in Zusammenhang steht (Farhi 2001). Squiggle seien hemmungslos, sofern keine Begrenzungen vorhanden seien, und manche Kinder fänden die Hemmungslosigkeit der Squiggles unanständig. Daher müsse vom Therapeuten eine Integrationsleistung ausgehen, die aber niemals so weit reichen darf, dass sie ein Element der Verleugnung des Chaos enthält. Selbstverständlich vollbringen auch die Kinder Integrationsleistungen, wie man sie täglich in den Interviews mit Kindern erfahren kann. Dies ist beispielsweise häufig am Ende der Sitzung zu beobachten, wenn ein Kind auf meine Ankündigung, dass jeder noch ein Bild male, deutlich bestrebt ist, die Abwehr zu restrukturieren und ein Bild zu malen, das ihm ermöglicht, das Chaos in der Stunde zu lassen.

Pauls Kugelfisch

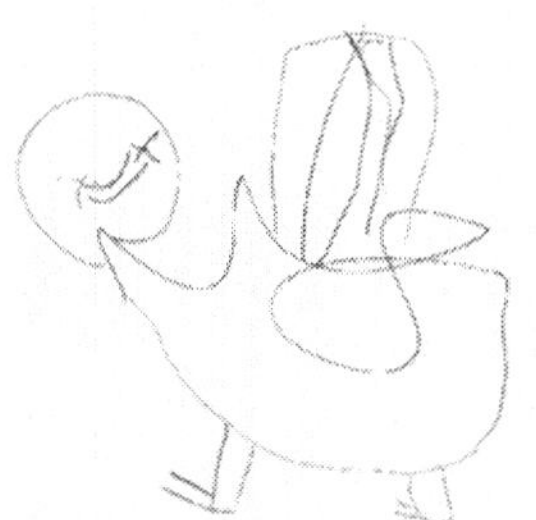

Abbildung 1

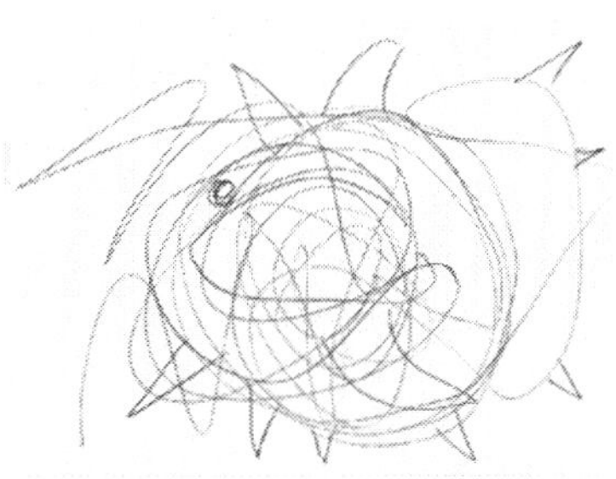

Abbildung 2

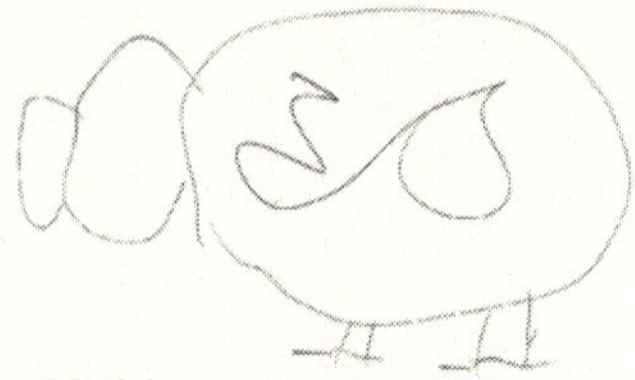

Abbildung 3

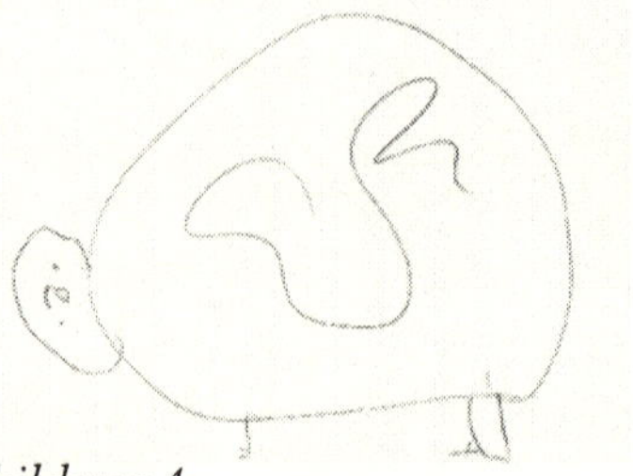

Abbildung 4

In welchem Alter kann man mit dem Schnörkelspiel arbeiten? Winnicott stellte Patienten im Alter von fünf bis 13 Jahren dar, die in meinem Buch ausführlich dargestellten Kinder und Jugendlichen waren bei der Konsultation zwischen sieben und 16 Jahre alt. Tatsächlich kann man auch mit fünf- und vierjährigen Kindern mithilfe der Squiggle-Technik arbeiten, wie das Beispiel des kleinen Pauls zeigt. Der fünfjährige Paul kam zu mir in die Sprechstunde, weil er, so berichteten die Eltern, schwerste Wutanfälle hatte und es außerdem nicht ertrug, wenn er mit mehreren gemeinsam spielen sollte. Er malte im Squiggle-Interview aus meinem ersten Schnörkel zunächst einen Drachen mit Flügeln (Abb. 1). Sodann wollte er, dass ich aus seinem Squiggle, das er lachend sehr kompliziert gestaltete, einen Kugelfisch (Abb. 2) male. Dieser Kugelfisch blase sich fürchterlich auf, wenn ihn jemand fressen wolle und er habe bedrohliche Stacheln, sodass das nicht passieren könne. Im Weiteren malte er noch ein Nilpferd mit Nase (Abb. 3) und einen fröhlichen Eisbären (Abb. 4), wobei offenbar wurde, dass er sich bei seinen Zeichnungen praktisch überhaupt nicht auf meine Kritzel bezog. Außerdem wurde mir rasch deutlich, dass er von Anfang an sehr starke und große Tiere gemalt hatte, die ich mit seinen Wutanfällen in Verbindung brachte. Unvermittelt meinte er nach wenigen Bildern, dass er jetzt etwas anderes machen wolle, und ich stimmte nach kurzem Zögern und der Frage, ob nicht jeder noch ein abschließendes Bild malen könne, was er ablehnte, zu. Er spielte im Weiteren mit kleinen Puppen aus dem Scenokasten und stellte rasch eine ganz andere Seite seiner inneren Welt dar: Es ging nun vor allem um verschiedene Vögel, die außerordentlich bedroht waren. So waren sie beispielsweise wie eine Gans in Gefahr, vom Krokodil gefressen zu werden. Ich sprach an, wie verletzlich manche der Vögel seien. Daraufhin erklärte er, dass es wohl besser sei, wenn er jetzt diese Geschichten für sich behalte. Erst als ich ihm antwortete, ich dächte, er wäre hierher gekommen, um mir diese Geschichten zu erzählen, konnte er von einer anderen Seite seiner inneren Fantasiewelt berichten: Er spielte in vielfacher Wiederholung, gleichwohl sehr lebendig und eindrücklich eine Szene, in der ein Küken sich ständig auf morsche Balken setzte und herunterzufallen drohte. Er zeigte also etwas von seiner Angst und Not, die hinter den Wutanfällen stand, mithilfe derer er sich aufplusterte, wie die großen Tiere seiner Squiggle-Zeichnungen. Für Paul war es wichtig, diese beiden Seiten seines Selbst auch in der Untersuchungssituation gut voneinander zu trennen, indem er das Medium wechselte. Die Darstellung seiner ängstlichen, bedürftigen und ohnmächtigen Seiten war dem Spiel mit den Puppen und Vögeln vorbehalten, während er die Darstellung der omnipotenten Abwehrfantasien in den Zeichnungen organisierte.

Auf der anderen Seite des Altersspektrums mache ich die Erfahrung, dass insbesondere bei schwer kranken psychiatrischen Patienten bis hinein ins Erwachsenenalter die Anwendung des Squiggle-Spiels in manchen Fällen das Eis bricht und es plötzlich zu einem sehr lebendigen Austausch kommt, wo vorher ein ausgeprägter Rückzug des Patienten die Atmosphäre beherrschte. Ich habe bisher keine systematischen Erfahrungen mit der Anwendung des Schnörkelspiels bei Erwachsenen sammeln können – meine Erfahrungen beschränken sich auf Einzelfälle –, aber ich bin mittlerweile überzeugt davon, dass auch im späteren Jugend- und im Erwachsenenalter diese Art der Kontaktaufnahme durchaus hilfreich sein kann.

Die präsentative Symbolik der Bilder und die Abwehrfunktion von Fantasien

Für viele Kinder bedeutet das Angebot, ein solches Zeichenspiel miteinander zu spielen, zunächst einmal eine Entlastung von der Angst, mit dem Therapeuten allzu direkt konfrontiert zu sein und dessen Erwartungen entsprechen zu müssen. Durch das gemeinsame Tun gewinnt das Kind häufig rasch Vertrauen auf seine Fähigkeit, den Therapeuten ebenso untersuchen zu können, wie es sich selbst vom Gegenüber untersucht fühlt. Die Bilder werden zum Mittel, miteinander in Verbindung zu treten, ohne dass der Blick des anderen sofort als eindringend empfunden wird. Denn der Blick richtet sich nicht unmittelbar auf das Kind, sondern auf das von ihm produzierte Bild, und dadurch wird ihm etwas von seiner bedrohlichen Qualität genommen. Häufig wird – man denke nur an zurückgezogene oder gar mutistische Kinder – auch die sprachliche Kommunikation von Kindern zunächst als zu direkte Beziehungsaufnahme und damit als zu bedrohlich empfunden, sodass Bilder manchen Kindern den Zugang zum »Gespräch« enorm erleichtern können. Diese Bedrohlichkeit der Sprache hat unter anderem mit der vermeintlich größeren Eindeutigkeit sprachlicher Kommunikation oder, in anderen Worten, mit der diskursiven Symbolik der Sprache im Vergleich zur präsentativen und damit viel uneindeutigeren Symbolik der Bilder zu tun. Die Bilder bedürfen der Erläuterung durch Sprache, um verstanden werden zu können, auch wenn sie in anderer Weise emotional auf uns einwirken. Die Sprache dagegen scheint zunächst eindeutig zu sagen, was gemeint ist, auch wenn dies, wie wir aus unserer therapeutischen Erfahrung wissen, tatsächlich gar nicht der Fall ist. Es scheint also wesentlich einfacher und damit für manche Kinder weniger bedrohlich, sich hinter der präsentativen Symbolik des Bildes zu verstecken und vieles offen zu lassen.

Genau dies führt paradoxerweise häufig zu einer raschen und ausgeprägten Öffnung der Kinder in Bezug auf vorbewusste und unbewusste Inhalte. Es stellt in dem Maße ein regressiv gefärbtes Beziehungs- und Übertragungsangebot dar, in dem es dem Kind jederzeit erlaubt, sich von einer zu direkten Beschäftigung mit inneren Konflikten zu distanzieren und innere Prozesse in die äußere Realität des Bildes zu projizieren. Man könnte etwas bildhaft sagen, die tiefen Ängste, denen manche Kinder ausgesetzt sind, werden bis zu einem gewissen Grade nach außen projiziert und magisch gebannt. Dies gilt vor allem bei schwer oder lebensbedrohlich somatisch erkrankten Kindern, aber auch bei Kindern mit schweren psychischen

Störungen, etwa Psychosen, schwerwiegenden Angststörungen oder Borderline-Persönlichkeitsstörungen. Die diffusen und damit häufig außerordentlich bedrohlichen Ängste werden unter Umständen durch das Kritzeln in eine Form gebracht. Dies macht sie für die Kinder handhabbarer und ermöglicht ihnen häufig eine erste Distanzierung von den Ängsten. Insoweit sind die Squiggle-Zeichnungen auch als eine Form der Fantasietätigkeit zu verstehen, die wie andere Fantasien eine entscheidende Rolle bei der Abwehr von tiefen Ängsten haben können. Wir können Aspekte von ihnen mit Loch (1993) als »progressive Abwehr« im Sinne von »Vorbauten« verstehen, die den Zugang zu den Erinnerungen, zu den Urszenen »versperren«.

Hinzu kommt die Möglichkeit, sich anhand der Bilder im therapeutischen Gespräch über die Gefährlichkeit etwa der dargestellten Tiere zu verständigen oder in humorvoller Weise über Kränkendes und schamhaft erlebte Dinge zu sprechen. Diese Form der indirekten Annäherung an ihre Ängste erscheint den meisten Kindern sehr viel erträglicher, als wenn sie zu direkt auf ihre Angst angesprochen würden. Im magischen kindlichen Denken erscheint das Sprechen über die eigene Angst manchmal fast so, als ob sie jetzt erst wirklich wahr würde. Selbstverständlich darf diese indirekte Annäherung nicht dazu führen, dass im weiteren Prozess die eigentlichen psychischen Inhalte aus Angst zugedeckt werden und das Ansprechen der Angst vermieden wird. Es ist nicht nur eine Frage des Taktes, sondern auch der Erfahrung, den richtigen Zeitpunkt nach dem Aufbau einer Beziehung zu erspüren, an welchem so viel Vertrauen entstanden ist, dass das Kind in der Lage ist, der Gefahr ins Auge zu sehen und sich mit dem Therapeuten darüber auszutauschen.

Kugelfische, Frankensteins und Oschis

Der neunjährige Christian wurde mir vorgestellt, nachdem sein Onkel, der ebenfalls Arzt war, mich telefonisch konsultiert hatte. Er hatte mir kurz die Vorgeschichte und die aktuelle Symptomatik berichtet und gefragt, ob ich es für notwendig halte, dass eine kinderpsychiatrische

Abklärung erfolge. Nachdem ich dies dringend angeraten hatte, vereinbarten die Eltern, die ursprünglich wohl gehofft hatten, beruhigt zu werden und abwarten zu können, einen Termin mit mir. Ich hatte allerdings bis zu diesem Termin bereits wieder vollkommen vergessen, was der Kollege mir am Telefon von der Vorgeschichte berichtet hatte.

Christian kam gemeinsam mit seinen Eltern zum Termin. Er selbst berichtete, dass er tagsüber einnässe, und fing sofort an zu weinen. Die Eltern ergänzten, dass dies jeden Tag, häufig mehrmals am Tag passiere. Phasenweise sei er auch einmal trocken, unter Stress werde es schlimmer, spezifische Situationen könnten jedoch nicht identifiziert werden. Sie hätten, so die Eltern, den Eindruck, dass Christian immer der Größte, Beste und Schönste sein wolle. Er selbst stimmte ein, dass es in der Klasse gut laufe, ergänzte im Weiteren in etwas altklug wirkender Weise, dass es viel zu laut sei und die Lehrerin die Kinder, wenn sie laut würden, kaum zur Räson bringen könne. Weiter wurde berichtet, dass Christian an sich ein guter Schüler sei, allerdings sei die Zeit morgens für ihn sehr anstrengend. Daher habe er nachmittags ein großes Ruhebedürfnis, brauche Zeit alleine zu spielen und wolle keine Nachmittagstermine mit anderen Kindern ausmachen. Christian wirkte auf mich in diesem ersten Gespräch einerseits mit Regeln und Ordnung identifiziert, andererseits aber auch deutlich unter Anspannung und Nervosität zu sein.

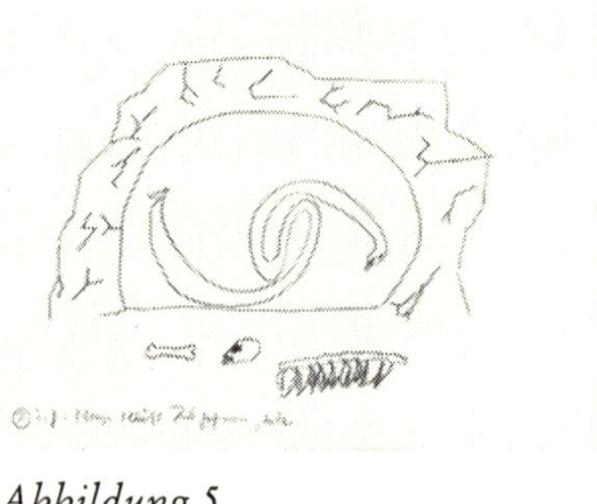

Abbildung 5

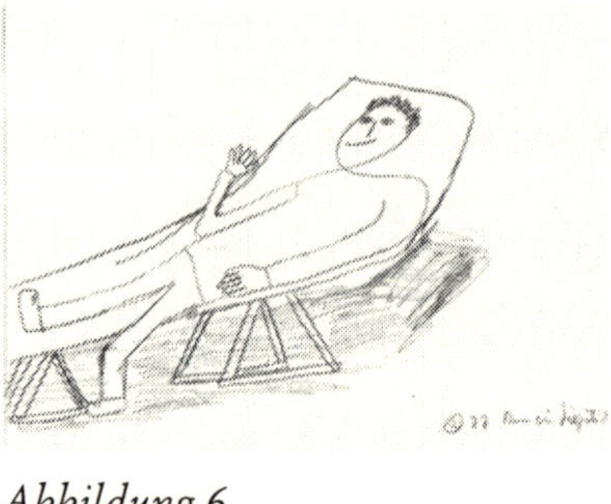

Abbildung 6

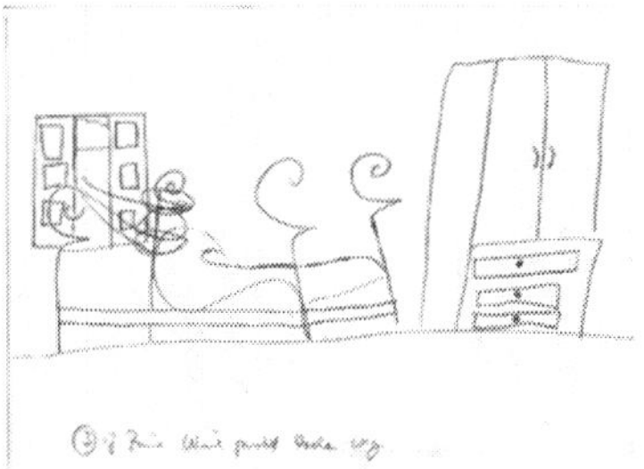

Abbildung 7

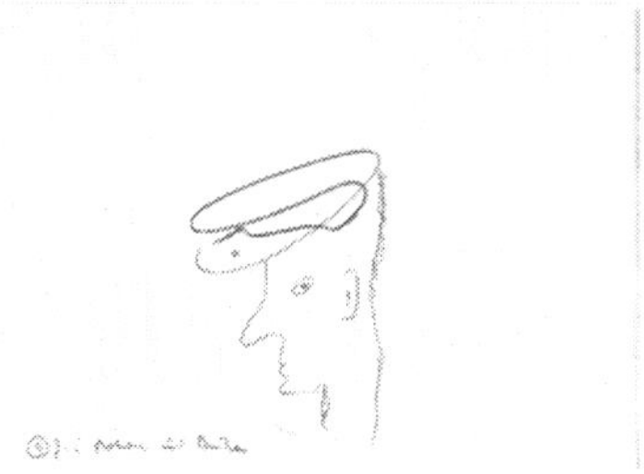

Abbildung 8

Ich schlug ihm relativ schnell ein Squiggle-Spiel vor, um ihn etwas besser kennenzulernen. Aus meinem ersten Squiggle (Abb. 5) machte er eine Schlange und berichtete, dass diese schlafe und in einer Höhle liege, nachdem sie Tiere gefressen habe. Diese fast idyllische Situation wurde von ihm ergänzt durch ein Skelett und einen Schädelknochen. Mir fiel sofort der heftige Kontrast zur ursprünglichen Idylle auf. Er zeichnete schließlich sehr genau, fast pedantisch, Risse in die Felsen, welche die Höhlenwand bildeten, sodass sie eine Steinstruktur bekam. Womöglich hatte dies etwas zu tun mit einer Identifikation mit dem Vater, der sehr zwanghaft war, wie ich später erfuhr, vielleicht auch mit einer zwanghaften Abwehr seiner eigenen Ängste, die indirekt in Form dieses Skelettes bereits im ersten Bild auftauchten. Aus seinem ersten Squiggle (Abb. 6) malte er selbst sofort einen Mann in einem Liegestuhl. Ich verstand dies als Ausdruck seines eigenen Ruhebedürfnisses in Korrespondenz zu der berichteten Belastung. Vielleicht war auch mit enthalten, dass die Eltern sehr belastet schienen und Schonung benötigten. Aus meinem nächsten Kritzel (Abb. 7) malte er ein Zimmer mit einem Bett und einer Bettdecke. Plötzlich kam der Wind, der durch ein Fenster hineinwehte und blies die Bettdecke weg. Auch hier wieder kippte die anfängliche Idylle in eine dramatische Situation, bei der die schützende Bettdecke weggeblasen wurde. Ich malte als nächstes aus seinem Kritzel einen Matrosen mit Mütze (Abb. 8). Ohne groß zu überlegen, griff ich vermutlich einfach den Wind auf, der nunmehr dem Matrosen um die Ohren blies. Ich nahm also indirekt Bezug darauf, dass er womöglich seine eigene Situation schilderte.

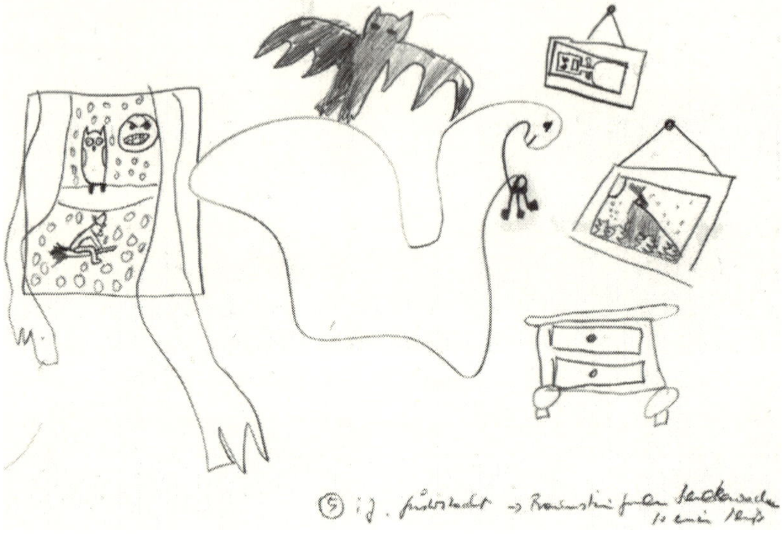

Abbildung 9

Er malte erneut ein Zimmer (Abb. 9) und sagte dazu, das sei eine Geisterstadt. Zunächst malte er das Gespenst mit den drei Schlüsseln, sodann kam wieder das Fenster hinzu, das von wehenden Vorhängen umrahmt war. Von draußen grinste eine Mondfratze herein, eine Eule schaute mit großen Augen und eine Hexe flog durch den Regen oder Hagel. Schließlich vervollständigte er das Ganze mit einer Fledermaus, bat mich noch darum, einen roten Stift zu bekommen, um die Augen rot malen zu können und ergänzte die Kommode und die zwei Bilder rechts. Auf dem oberen Bild – quergehängt – war ein Frankenstein dargestellt, mit einer Schraube im Hals. Das andere Bild stellte einen Wolf dar, der auf einer Klippe heulte. Er erläuterte mir, dass die Schulkameraden im Fernsehen Frankenstein schauen würden, und äußerte abfällig »so ein Scheiß«. Während er sein Bild malte, fiel mir plötzlich wieder die Geschichte ein, welche ich viele Wochen zuvor von dem Onkel am Telefon gehört hatte und welche die Eltern im anschließenden Gespräch mit mir bestätigten und ergänzten: Christian war zunächst der erste Enkel in der Familie und sei auf Händen getragen worden. Insbesondere die Großeltern, aber auch die Eltern hätten ihn verwöhnt. Im Alter von zweidreiviertel Jahren sei er aus dieser einzigartigen Position plötzlich abgestürzt, da er zwei Zwillingsgeschwister bekam, die schwerst lebensgefährlich an einem fetofetalen Transfusionssyndrom erkrankt waren. Vereinfacht gesagt wird bei einem solchen Syndrom während der Schwangerschaft im Uterus durch Verbindungen in den versorgenden Blutgefäßen Blut vom einen Zwilling einseitig in den anderen Zwilling hineingepumpt. Bei beiden Zwillingen treten in solchen Fällen schwerwiegende Schädigungen ein. Ohne Behandlung führt eine solche Komplikation in der Schwangerschaft zum Tod beider Kinder. Die Eltern hatten schon während der Schwangerschaft wochenlang in schlimmer Angst gelebt, bis die beiden Geschwister schließlich in der 30. Woche frühzeitig zur Welt kamen, wobei das kleinere Geschwister nur etwas mehr als ein Kilo gewogen habe. Eine Woche rangen die Kinder mit dem Tode, eine schwere Schädigung beider Kinder sei als unabwendbar vorausgesagt worden. In den folgenden zwei Monaten, welche die Neugeborenen in Intensivbehandlung verbrachten, wechselten sich die Eltern ständig bei den Zwillingen in der Klinik ab, sodass Christian bei den Großeltern war. Überraschenderweise hätten sich im weiteren Verlauf die Kinder unter intensiver ärztlicher Betreuung und umfassender Entwicklungsförderung recht gut entwickelt.

Christian thematisierte in seinem Bild diese objektiv und subjektiv für ihn entsetzliche Situation. Im Mittelpunkt stand das Gespenst mit den drei Schlüsseln, die ich als Repräsentation der drei Geschwister in der Familie verstand. Überall waren bedrohliche Fratzen und Gesichter. Das quer gehängte Frankensteinbild zeigte mit seiner Schraube durch den Hals etwas von dem, wie er seine Geschwister, die nach der Geburt lange Zeit intensiv medizinisch mit Schläuchen, Kanülen und sonstigen Apparaten versorgt werden mussten, wahrnahm. Er projizierte diese Fixierung auf den durch Frankenstein ausgelösten Schrecken auf die Schulkameraden und konnte sich so etwas von ihm distanzieren. Der Wolf auf der Klippe war vordergründig vielleicht ein gefährliches, aggressives Tier, tatsächlich aber eines, das verlassen heulte.

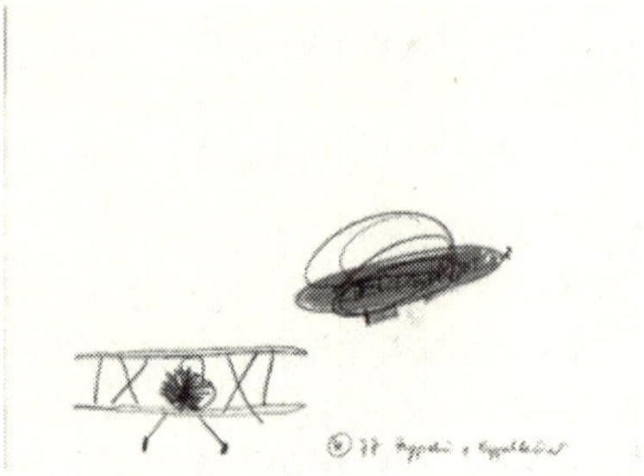

Abbildung 10

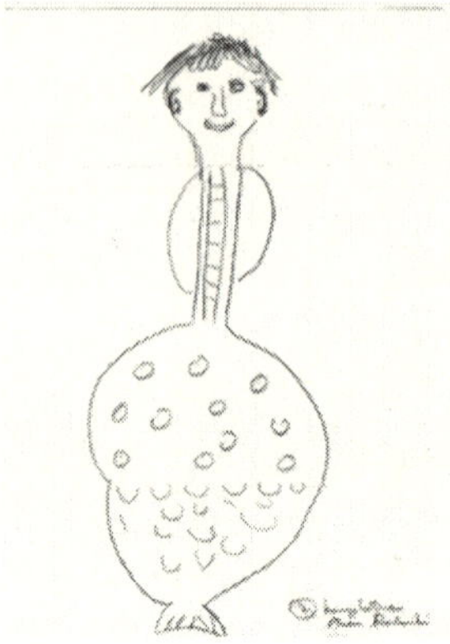

Abbildung 11

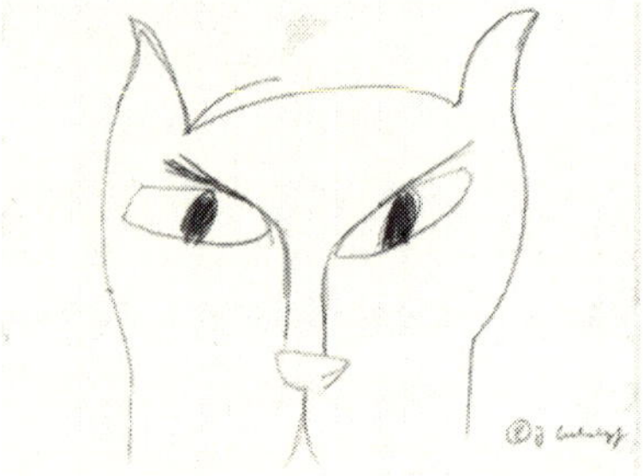

Abbildung 12

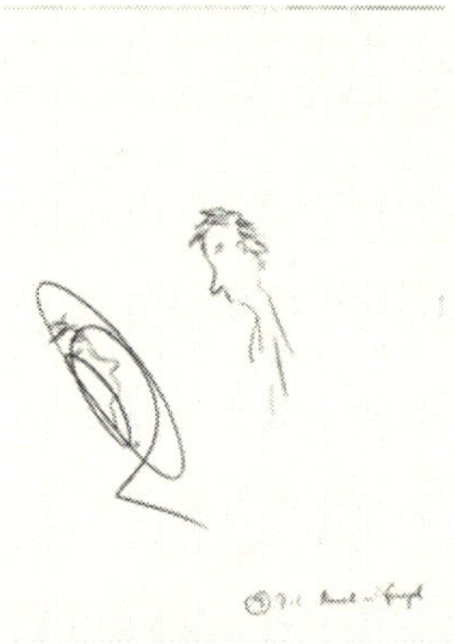

Abbildung 13

Nachdem sich Christian so weit geöffnet hatte und meinem Verständnis nach sein ganzes inneres Drama zur Darstellung gebracht hatte, restrukturierte er im nächsten Bild (Abb. 10) sofort aus seinem eigenen Squiggle heraus seine phallisch-narzisstische Abwehr. Er malte einen Zeppelin und einen Doppeldecker. Vom eigentlichen Squiggle-Vorgehen abweichend schlug er mir im nächsten Bild (Abb. 11) ein anderes Spiel vor: Wir falteten ein Blatt vier Mal und jeder musste auf einen Teil dieses Blattes abwechselnd einen Teil des Körpers malen, ohne dass die bereits gemalten Teile sichtbar waren. Ich malte den Kopf, er den Hals, ich die Brust und er Bauch und Extremitäten. Er malte unter meinen Kopf eines Jungen – den er nicht gesehen hatte – den

Hals einer Königskobra und schließlich unten einen Fischschwanz. In seinem Kommentar dazu bezog er sich darauf, dass dies insgesamt ein Alien sei, so eine Art Frankenstein. Er nahm also das Thema von vorhin wieder auf. Die Geschwister werden ihm seinerzeit nach der Geburt wie gefährliche Aliens vorgekommen sein, die seine Welt und das psychische Gleichgewicht der Eltern bedrohten. Aus seinem Kritzel (Abb. 12) malte er wiederum selbst einen Katzenkopf, der mir sehr gefährlich erschien. Ich sprach dies an und er bestätigte mir, dass die Katze gefährlich sei, worüber wir kurz sprachen. Ich malte als Nächstes aus seinem Kritzel (Abb. 13) einen Spiegel, in dem sich ein Mensch spiegelte. Ich nahm also indirekt erneut Bezug auf die aktuelle Situation, in der er etwas von sich darstellte, ohne dies aber bewusst so angestrebt zu haben.

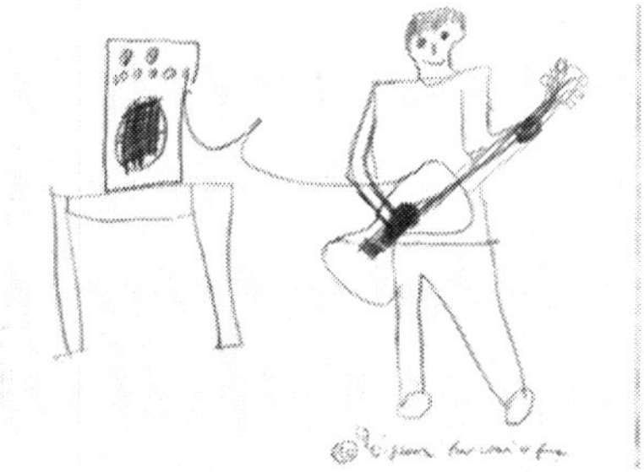

Abbildung 14

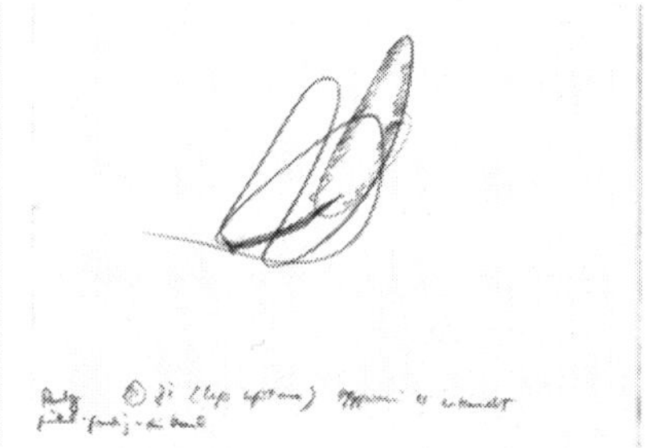

Abbildung 15

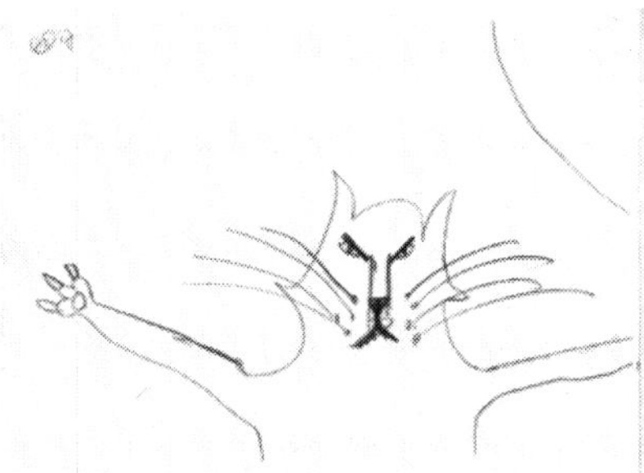

Abbildung 16

Aus meinem Kritzel zeichnete er eine E-Gitarre, einen Verstärker und einen Menschen, der diese E-Gitarre spielte (Abb. 14). Wir unterhielten uns etwas ausführlicher darüber, dass er gerne ein Star wäre und E-Gitarre spielen würde. Mir kam dazu eine ganze Reihe von Gedanken, die im Wesentlichen mit meinem Eindruck zu tun hatten, dass er eine Verbindung mit mir suchte und mir mithilfe der Gitarre und des Lautsprechers etwas mitteilen konnte von dem, was in ihm steckte und was er womöglich gerne hinausschreien oder an den Adressaten bringen würde. Man könnte auch sagen, er suchte mithilfe des Kabels eine Verbindung. Mir fiel außerdem auf, dass der Kopf dieses Jungen – Christian konnte, wie man erkennen kann, an sich sehr gut zeichnen – erneut wie eine Art Frankensteinkopf gestaltet war, und dass auch die Hände seltsam plump und unförmig waren – die eine verschwand fast im Gitarrenloch –, so als ob die Werkzeugfunktionen beschädigt wären. Womöglich, so schoss mir anhand der Position der rechten Hand durch den Kopf, ist er unbewusst aufgrund der fehlenden Verarbeitung des Geschehens mit einer beschädigten Phallizität identifiziert, sodass auch seine altersgerechte sexuelle Entwicklung beeinträchtigt ist. Ich sagte jedoch an dieser Stelle nicht viel dazu. Stattdessen malte ich aus seinem nächsten Kritzel eine Peperoni (Abb. 15), worüber er sehr enttäuscht war. Er äußerte sofort, dass er ein UFO daraus gemacht hätte. An dieser Stelle merkte ich an, dass es mehrfach bei ihm so gemütlich angefangen habe und dann so grausig geworden sei, und deutete darin den Wunsch, ich möge sehen können, wie viel Angst und wie viel Wut bei ihm im Spiel sei. Als Antwort darauf malte er nochmals eine Katze (Abb. 16) aus meinem Squiggle und sagte, dass dies eine böse Katze sei. Der wolle er nicht begegnen. Die habe eine zu lange Schnauze, sagte er und korrigierte diese Schnauze, indem er sie mit dicken schwarzen Strichen übermalte. Ursprünglich hatte sie tatsächlich genau ausgesehen wie ein männliches Glied. Die habe ihre Barthaare seit zwei Jahren nicht geschnitten, »das ist ein Oschi, ein echter Oschi, guck mal dem seine Krallen an«. Der Verlauf unseres Gespräches und meine Intervention hatten ihm also ermöglicht, etwas von seiner gehemmten Wut und Aggressivität, vielleicht auch von seinen abgewehrten narzisstischen Größenfantasien zur Darstellung zu bringen.

Im Anschluss daran sprach er mit mir darüber, dass die Brüder sich so auf ihn stürzen würden und so wild seien. Ich dachte mir, dass er seine eigene abgewehrte und stark unterdrückte Wildheit auf die Brüder projizierte. Es war möglich, in der Situation mit ihm über seine Wildheit und Gefährlichkeit zu sprechen. Er meinte, es sei jedoch zu gefährlich, in der Schule wild zu sein. Manchmal, so sagte er allerdings kokett, werde man schon wild. Dann aber stecke er die Faust in die Hosentasche. Ich äußerte dazu, dass ich dächte, wenn er wütend sei und die Faust dann in die Hosentasche stecke, sei das vielleicht der Moment, in dem das Pipi in die Hose gehe. Er widersprach mir verbal heftig, stellte allerdings im gleichen Atemzug dezidiert fest, dass er nach einer Schlägerei nie nass sei. Ich erlebte ihn in diesem Moment richtiggehend lebendig. Im nächsten Augenblick aber riss er sich wieder zusammen und projizierte erneut Wildheit und Aggressivität auf die Brüder.

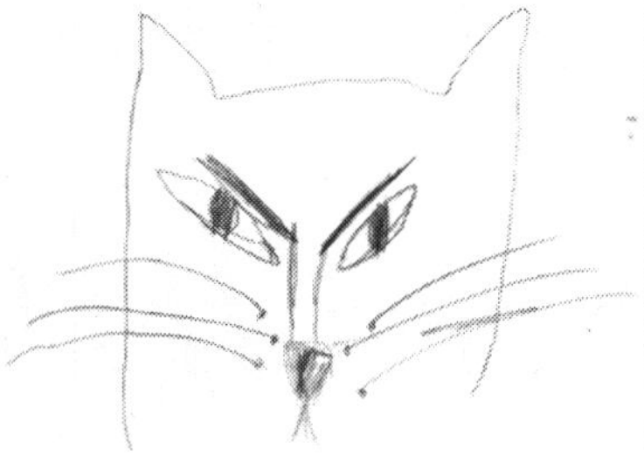

Abbildung 17

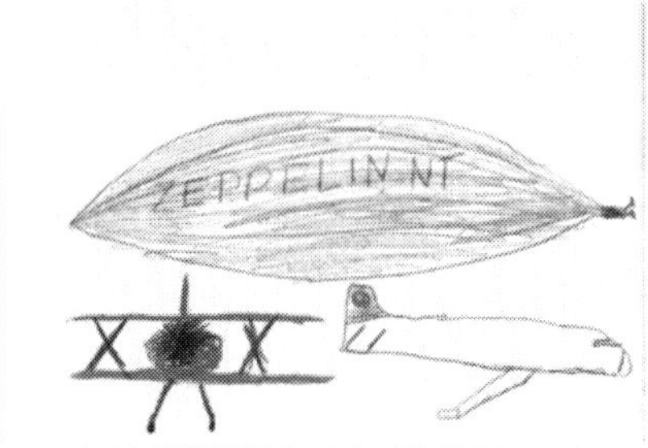

Abbildung 18

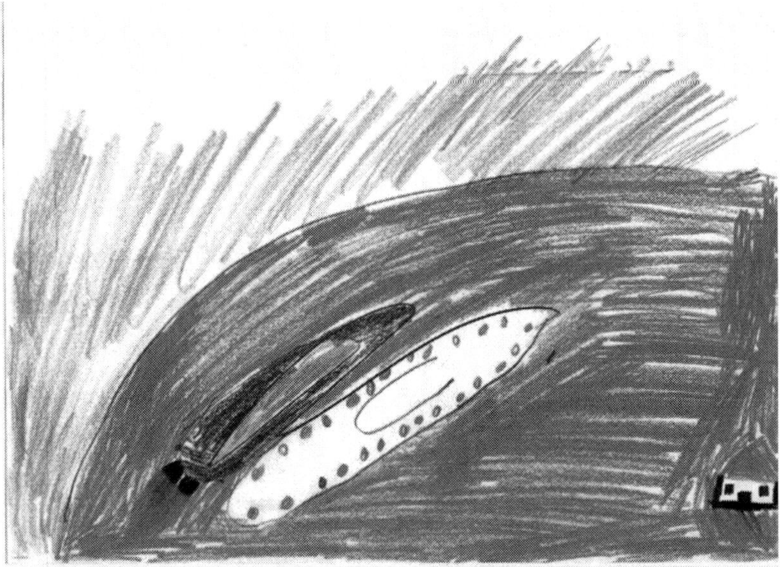

Abbildung 19

Nach diesem Squiggle-Interview mit Christian sprach ich mit den Eltern. Er saß währenddessen draußen und malte nochmals »einen solchen Oschi«, also eine Katze, nunmehr auf ein Großformat gezoomt (Abb. 17) und nicht weniger gefährlich. Schließlich malte er einen Zeppelin, einen Doppeldecker, ein Flugzeug (Abb. 18) und als letztes Bild ein Spaceshuttle (Abb. 19), das huckepack genommen werde. Ich verstand dies nochmals als verdichteten Ausdruck seiner Beschäftigung mit der Zwillingsthematik, aber auch als Darstellung seines Anlehnungsbedürfnisses und möglicherweise seines Wunsches nach phallischer Potenz.

Mit den Eltern konnte ich anhand der Bilder – Christian war damit einverstanden, dass ich den Eltern die Bilder zeigte und erläuterte – besprechen, in welcher Situation sich ihr Sohn befand und ihnen plausibel machen, dass er dringend eine ambulante Therapie benötigte. Im Gespräch mit ihnen erfuhr ich noch einiges zum familiären Hintergrund, unter anderem auch über eine erhebliche depressiv-zwanghafte Belastung beider Eltern, insbesondere des Vaters. Beide waren daher seit langer Zeit in psychotherapeutischer Behandlung. Vor diesem Hintergrund wurde mir verständlich, dass die Eltern ursprünglich gehofft hatten, dass die Symptomatik Christians vorübergehend sei und nicht auch noch einer Behandlung bedürfe. Nach all dem, was die Familie an Angst, Belastungen und therapeutischen Maßnahmen durchgemacht hatte, war es nur zu verständlich, dass sie endlich einmal zur Ruhe kommen wollten. Auf der anderen Seite war es eindrucksvoll, wie Christian seine Belastung über lange Jahre zurückgehalten hatte und nunmehr, nachdem sich die Situation deutlich stabilisiert hatte, mithilfe seiner Symptomatik unbewusst sein Recht auf Gehör einforderte. Das Squiggle half Christian und mir dabei, im ersten Gespräch zu einer tiefen Verständigung über seine so lange unterdrückten Konflikte zu kommen und ermöglichte den Eltern nachzuvollziehen, dass er wirklich belastet war. Ich konnte der Familie dabei helfen, eine ambulante Therapie vor Ort für Christian zu finden.

Schluss

Das Squiggle-Spiel ist für sich genommen nichts, was man lernen könnte, und es ist auch nichts, worüber man an und für sich sehr viel Kluges schreiben müsste, wenn man an der Darstellung klinischer Arbeit interessiert ist. Es ist lediglich ein fantastisches Hilfsmittel, mit dessen Hilfe sich ein Prozess leichter entwickeln und darstellen lässt. Es ist etwas, das zwei Menschen miteinander machen, worüber sie in Beziehung treten und woran sie ihre Freude haben können. Das Hilfsmittel selbst ist rasch erlernt, es lebt geradezu von der spontanen Geste, die es ermöglicht. Das, was eigentlich erforderlich ist, ist das therapeutische Rüstzeug. Es sind die fest verankerten, in Fleisch und Blut übergegangenen Vorstellungen von den Entwicklungsbedingungen der kindlichen Psyche und die damit verknüpfte Fähigkeit und Bereitschaft, sich auf die vom Patienten selbst nicht verstandenen Mitteilungen einzulassen, auch wenn diese noch so verdreht, ängstigend und zunächst uneinfühlbar scheinen mögen. Es hat zu tun mit der Neugierde auf das, was als Nächstes kommt, auf das, was man noch nicht kennt, auf das, was man trotz seiner ganzen therapeutischen Erfahrung nicht gelernt hat und was das Kind einem mitteilen kann, wenn man ihm den Raum dazu gibt.

Insofern ist es auch schwierig, über das Schnörkelspiel zu sprechen, denn man muss vor allem auch über das sprechen, was man gerade erst zu verstehen beginnt oder noch nicht versteht, um das Spiel nicht in seinem Sinn zu verfehlen. Wie viel aber kann man sagen oder schreiben über das, was man noch nicht richtig versteht? Wie viel kann man schreiben über das Moment der Überraschung, ohne langweilig zu werden? Die grundsätzliche Haltung, die das Squiggle-Spiel herausfordert, hat viel mit dem zu tun, was Bion meint, wenn er davon spricht, dass der Analytiker sich von positivem Wissen entleeren müsse, wenn er dem Patienten zuhören und in Beziehung mit ihm treten wolle. Es hat damit zu tun, was Bion K, die Aktivität des Kennenlernens, und damit eine der grundlegenden Möglichkeiten zur Verbindung von Objekten nennt. Ich hoffe, dass es mir gelungen ist, die jedes Mal einmalige und unwiederholbare Begegnung mit einem Kind lebendig werden zu lassen und darzustellen, wie aus dem Moment der Überraschung ein Nachdenken entstehen kann, das zu einem tieferen Verständnis des Problems des Kindes führt.

Literatur

Abram, Jan (1996): The Language of Winnicott. A Dictionary of Winnicott's Use of Words. London (Karnac).

Bion, Wilfred R. (1962): Lernen durch Erfahrung. Frankfurt/M. (Suhrkamp) Originalausgabe: Learning from Experience. London (Heinemann).

Farhi, Nina (2001): Psychotherapy and the Squiggle Game. A Sophisticated Game of Hide-and-Seek. In: Bertolini, Mario, Giannakoulas, Andreas, Hernandez, Max (Hg.): Squiggles and Spaces. Revisiting the Work of D. W. Winnicott, Bd. 2. London (Whurr), S. 65–75.

Günter, Michael (2003): Psychotherapeutische Erstinterviews mit Kindern. Winnicotts Squiggletechnik in der Praxis. Stuttgart (Klett-Cotta).

Klein, Melanie (1946): Bemerkungen über einige schizoide Mechanismen. Gesammelte Schriften, Bd. 3. Stuttgart (frommann-holzboog), S. 1–41.

Klein, Melanie (1957): Neid und Dankbarkeit. Eine Untersuchung unbewusster Quellen. Gesammelte Schriften, Bd. 3. Stuttgart (frommann-holzboog), S. 279–367.

Loch, Wolfgang (1993): Deutungs-Kunst. Dekonstruktion und Neuanfang im psychoanalytischen Prozeß. Tübingen (Edition diskord).

Winnicott, Donald W. (1955): Metapsychologische und klinische Aspekte der Regression im Rahmen der Psychoanalyse. In: Von der Kinderheilkunde zur Psychoanalyse. München (Kindler), 1976, S. 179–202. [Originalveröffentlichung: Metapsychological and clinical aspects of regression within the psycho-analytical set-up. I. J. of Psycho-Anal. 36, 1955, S. 16–26.]

Winnicott, Donald W. (1960): Die Theorie von der Beziehung zwischen Mutter und Kind. In: Reifungsprozesse und fördernde Umwelt. Frankfurt/M. (Fischer), 1984, S. 47–71. [Originalveröffentlichung: The theory of the parent-infant relationship. I. J. of Psycho-Anal. 41, 585–595.]

Winnicott, Donald W. (1968): The Squiggle Game. In: Winnicott, Claire; Shepherd, Ray & Davis, Madelein (1989): Psycho-Analytic Explorations. London (Karnac), S. 299–317.

Winnicott, Donald W. (1971a): Die therapeutische Arbeit mit Kindern. München: Kindler, 1973. Nachdruck: Karlsruhe (Gerardi), 2006. Originalausgabe: Therapeutic Consultations in Child Psychiatry, London (Hogarth), 1971. Nachdruck: London (Karnac), 1996.

Winnicott, Donald W. (1971b): Vom Spiel zur Kreativität. Stuttgart (Klett-Cotta), 1979. Originalausgabe: Playing and Reality. London (Tavistock), 1971.

Winnicott, Donald W. (1984): Aggression. Versagen der Umwelt und antisoziale Tendenz. Stuttgart (Klett-Cotta), 1988. Originalausgabe: Deprivation and Delinquency. London & New York (Tavistock), 1984.

Warum ist die Spielkompetenz von Jungen eingeschränkt?

Konflikte mit der männlichen Identität bei sogenannten ADHS-Kindern

Frank Dammasch

Einleitung

Erst in jüngster Zeit wird öffentlich diskutiert, was Pädagogen, Kinderärzten und Kinderpsychiatern schon seit Längerem bekannt ist: Die heranwachsende männliche hat in größerem Maße als die weibliche Generation Schwierigkeiten damit, den Bildungs- und Sozialitätserfordernissen der Moderne gerecht zu werden (s. Dammasch 2008a). Neben dem signifikanten Rückgang in den schulischen Leistungsbeurteilungen produzieren Jungen vor allem psychosoziale Symptome, mit welchen sie schnell geregelte Bildungsabläufe im Kindergarten, im Kinderhort und in der Schule stören. Aus soziologischer Perspektive dürfte dabei der gesteigerte gesellschaftliche Zwang zur Bildungs-Frühoptimierung, der sich auch in hybriden Bildungsplänen der Kultusministerien niederschlägt, ebenso eine Rolle spielen wie die personelle und inhaltliche Feminisierung der Frühpädagogik und der schulischen Bildung. Die kulturelle Anerkennung kindlicher Entwicklungs- und Spielräume nimmt in dem Maße ab, wie der Zwang zur frühen Bildungsformierung steigt. Davon scheinen besonders die Jungen betroffen, deren spezifisch männliche Interaktionsmuster in den zunehmend feminisierten primären und sekundären Sozialisationsinstanzen auf immer weniger Anerkennung und liebevolle interaktive Formung treffen.[1]

1 Zwei Beispiele: 1. In einer Frankfurter Grundschule sollten sich die Kinder zu einem Faschingsfest verkleiden. Einige Jungen wollten sich als Ritter kostümieren. Dies

Neben dem Wandel der äußeren Sozialisationsverhältnisse sind es vor allem aber die inneren Beziehungsverhältnisse, die kindliche Entwicklungsmöglichkeiten und flexible Anpassungsfähigkeiten beschränken. Jungen zeigen immer häufiger auffälliges, das Spiel in der Gruppe störendes Verhalten und sind stärker als Mädchen erzieherischen und psychotherapeutischen Hilfsangeboten gegenüber widerständig.

Eine gerade abgeschlossene repräsentative, prospektive Präventionsstudie des Instituts für analytische Kinder- und Jugendlichen-Psychotherapie und des Sigmund-Freud-Instituts in Frankfurt (Leuzinger-Bohleber/Fischmann/Läzer 2008) zielte darauf, mithilfe frühzeitiger psychotherapeutisch orientierter Interventionen im Kindergarten, die Wahrscheinlichkeit der Entwicklung oder Verfestigung von ADHS zu reduzieren. Der überraschende Befund: Der signifikante Rückgang von Hyperaktivität in der Interventionsgruppe im Vergleich zur nicht behandelten Kontrollgruppe basierte einzig auf der positiven Veränderung der Mädchen. Bei Jungen wurde im Bereich der Hyperaktivität keine signifikante Verhaltensänderung festgestellt.

Dieses bemerkenswerte Forschungsergebnis zeigt, was ich als Kindertherapeut in Einzeltherapien mit ruhelosen Kindern oft feststelle: Die Widerstände gegen eine Veränderung eingeschliffener Beziehungs- und Verhaltensmuster können bei männlichen Patienten ausgeprägter sein als bei weiblichen. Dies geht einher mit Beobachtungen, dass Jungen zumindest im Grundschulalter größere Schwierigkeiten als Mädchen

wurde von den Lehrerinnen unter der Bedingung erlaubt, dass sie keine Schwerter mitbringen. 2. Im Rahmen eines studentischen Forschungsprojekts der Fachhochschule Frankfurt wurden die Spiel- und Lerneigenarten von Jungen und Mädchen im Kindergarten untersucht. Dabei beobachteten Studenten mehrere Szenen, in denen Jungen versuchten, sich spielerisch kämpferisch auseinander zu setzen, was von den weiblichen Erzieherinnen sofort unterbunden wurde. In einer Kindergartengruppe wollte ein vierjähriger Junge mithilfe von Legosteinen ein Schwert bauen, was von der Gruppenleiterin sofort mit dem Satz: »Hier wird kein Schwert gebaut!« unterbunden wurde. Ernsthaft überrascht waren die Studenten bei einer nachträglichen Befragung der Erzieherinnen zu den Unterschieden von Jungen und Mädchen in diesem Kindergarten. Die Erzieherinnen sagten übereinstimmend, dass sie im Spielverhalten keine Unterschiede zwischen Jungen und Mädchen feststellen könnten, überhaupt Mädchen und Jungen im Kindergartenalter gleich seien. Die Verleugnung der Geschlechtsdifferenz basiert hier auf einer Angst der weiblichen Erzieherinnen vor der phallischen Aggression, die sich im Kämpfen, Rivalisieren und in Grenzüberschreitungen – dem spielerischen Eindringen in fremde Räume – zeigt.

damit haben, sich intensiv dem freien Rollenspiel beziehungsweise dem Spiel zu zweit, bei dem das Dritte (das Thema, die Handlung) kreativ erschaffen und ausgehandelt wird, zu überlassen.

Meine zentrale These lautet daher: Die hartnäckige Veränderungsresistenz des ruhelosen Jungen hängt auch mit seiner beschränkten Fähigkeit zum freien symbolischen Spiel in einer intensiven Beziehung zusammen. Die Spielkompetenz ist eingeschränkt, weil der unruhige Junge vergeblich damit beschäftigt ist, eine labile phallische Identität zu sichern, die ihn vor der Aktualisierung einer frühen Abhängigkeitsbeziehung schützen soll.

Bevor ich anhand einer Fallvignette die geschlechtsspezifischen Ursachen der spezifisch männlichen Abwehrformation veranschaulichen werde, möchte ich in aller Kürze die Bedeutung des freien Spiels für die Kindesentwicklung zusammenfassen.

Die Bedeutung des Spiels

Die erste psychoanalytische Spieltheorie entwickelte bekanntermaßen Sigmund Freud. Er brachte die symbolische Spielfähigkeit des Kindes mit der kreativen Bearbeitung der Trennung von der Mutter in Zusammenhang. Das Spielbegehren – wie alles Begehren – erwächst aus der Erfahrung des Mangels. Der Zwang des psychischen Apparates, das frühe Omnipotenz- beziehungsweise Wirksamkeitsgefühl zu erhalten, das eng mit der Erfahrung der Ungetrenntheit vom primären Objekt verbunden ist, führt zur Aktivierung der Produktion von sinnlichen Symbolen. Das erste Symbol entsteht im Versuch, die Wahrnehmung der Getrenntheit vom primären Objekt rückgängig zu machen. Anschaulich schildert Freud das Spiel seines 18 Monate alten Enkels, der in »gutem Rapport« mit seinen Eltern gestanden habe und altersgemäß entwickelt gewesen sei. Das »brave« Kind weinte nie, wenn die Mutter ihn verließ, hatte aber die »störende Gewohnheit«, alle kleinen Gegenstände weit fortzuwerfen, sodass das Zusammensuchen der Gegenstände schwierig war. Freud mutmaßte, dass das Kind seine Spielsachen dazu benutzt, »Fortsein« zu spielen.

> »Eines Tages machte ich dann die Beobachtung, die meine Auffassung bestätigte. Das Kind hatte eine Holzspule, die mit einem Bindfaden umwickelt war. Es fiel ihm nie ein, sie zum Beispiel am Boden hinter sich herzuziehen, also Wagen mit ihr zu spielen, sondern es warf die am Faden gehaltene Spule mit großem Geschick über den Rand seines verhängten Bettchens, so dass sie darin verschwand, sagte dazu sein bedeutungsvolles o-o-o-o und zog dann die Spule am Faden wieder aus dem Bett heraus, begrüßte aber deren Erscheinen jetzt mit einem freudigen ›Da‹. Das war also das komplette Spiel, Verschwinden und Wiederkommen, wovon man zumeist nur den ersten Akt zu sehen bekam, und dieser wurde für sich allein unermüdlich als Spiel wiederholt, obwohl die größere Lust unzweifelhaft dem zweiten Akt anhing« (Freud 1920g, S. 12f.).

Die Garnrolle wird zum symbolischen Stellvertreter der Mutter. Die zeitlich begrenzte Abwesenheit der Mutter lässt im Kind einen Spielraum entstehen, in dem der intrapsychische triebgesteuerte Motor zur Produktion von Symbolen in Gang kommt. Im Spiel mit der Garnrolle erobert sich der kleine Junge die verloren gegangene Wirkmächtigkeit auf der symbolischen Ebene wieder zurück. Er wird wieder »Herr der Situation« (Freud 1920g, S. 14f.). Mit dem Fortwerfen und dem Heranziehen der Garnrolle wird das Kind zum symbolischen Bestimmer und spielt nun als Regisseur das Fortgehen und Wiederkommen der Mutter selbst. Das eigentlich unlustvolle Verlassenwerden durch die Mutter wird in der Verkehrung von passiv zu aktiv nun zu einer dem Lustprinzip unterworfenen Handlung. Dabei, so deutet Freud, wird auch der Aggressionstrieb des Kindes befriedigt, das sich an der Mutter rächt und ihr quasi sagt: »Ja, geh nur fort, ich brauch dich nicht, ich schick dich selber weg« (ebd., S. 14).

Ein Jahr später ist der Vater fort: Er muss in den Krieg ziehen. Der nun Zweieinhalbjährige wirft sein Spielzeug, auf das er ärgerlich ist, von nun an fort und sagt dabei: »Geh' in K(r)ieg!« Freud interpretiert dies – heute etwas unverständlich – als ödipale Wunscherfüllung des Sohnes, der froh sei, im Alleinbesitz seiner Mutter nun nicht mehr gestört zu werden.

Im Rahmen einer Theorie des Spiels und neuerer Erkenntnisse zur Bedeutung des Vaters ließe sich heute deuten: Das sinnlich-symbolische Spiel bricht mit der fortdauernden Abwesenheit des Vaters zusammen, weil die Handlung des Wegwerfens lediglich zum sich wiederholenden Ausdruck der Wut des Kindes wird. Ohne die Rückkehr des Objekts gibt es keine Entwicklung des kindlichen Spiels. Die Fähigkeit zum Spielen entwickelt sich nicht nur aus der Erfahrung der Trennung vom bedeutungsvollen Objekt, sondern auch aus der Erfahrung der Rückkehr dieses Objekts. Erst das Erlebnis des Gehens und Wiederkommens, des »Fort« und »Da« ermöglicht dem Kind den Aufbau eines konstruktiven Spiels und einen kreativen Umgang mit der Erfahrung des Mangels. Entfernt sich das libidinöse Objekt zu lange, so wird aus der Erfahrung des produktiven Mangels ein traumatischer Verlust. Dies führt zum Zusammenbruch der symbolischen Transformationsfähigkeit und damit zum Zusammenbruch der Spielfähigkeit.

Winnicott (1971) war es, der ausdrücklich die Bedeutung der frühen Trennung von der Mutter in den Mittelpunkt seiner Entwicklungs- und Spieltheorie rückte. Er platzierte zwischen das »Fort« und »Da« eine Brücke. In seinen genialen Konzepten des Übergangsraumes und des Übergangsobjekts entwickelt er Freuds Spieltheorie weiter: Zur kreativen Bewältigung der zur Subjektkonstitution unumgänglichen Trennung von der Mutter bedarf es der Erschaffung eines Übergangsraumes. Der imaginäre Raum zwischen Mutter und Kind entsteht, wenn die Mutter die frühe kindliche Illusion der Omnipotenz langsam durch ihre partielle Abwesenheit desillusioniert. Die Erfahrung der Trennung von einer genügend guten Mutter bringt das Subjekt in eine paradoxe Situation: Einerseits gibt es eine Triebbewegung hin zur Autonomie, andererseits gibt es den Triebimpuls, die Trennung aufzuheben und sich mit der Mutter wieder zu vereinigen. In der Überschneidung des progressiven mit dem regressiven Triebimpuls bildet sich der Übergangsraum. Zu diesem intermediären Raum, der sowohl innen wie außen ist, gehören die Übergangsobjekte. Das Übergangsobjekt ist sogleich innen und außen, selbst kreiert und Bestandteil der Außenwelt. Es ist ein subjektives Objekt, eine Brücke zwischen Fantasie und Realität, zwischen Brust und Nicht-Brust. Das »genügend Gute« einer Mutter, die dem Kind zunächst erlauben konnte, in der Phase der absoluten Abhängigkeit die Illusion der Omnipotenz zu erleben, zeigt sich auch in ihrer Fähigkeit zur dem Alter angemessenen Ent-Täuschung der Illusion, das Objekt ganz und gar beherrschen zu können. Das kindliche Spiel, das Spiel der Mutter mit ihrem Kind gehört in den Übergangsbereich, in dem die Trennung von der Mutter kreativ und symbolisch verarbeitet und schöpferisch gestaltet werden kann.

Im Laufe der weiteren Entwicklung des Kindes wandelt sich auch die Funktion des Spiels. Aus der kreativen Gestaltung der Trennung von den Objekten im Grenzbereich zwischen Fantasie und Realität werden bewusstere und intentionalere Handlungen. Das Kind lernt, den Übergang zwischen der symbolischen Bedeutung – dem Als-ob – und der realen Bedeutung immer bewusster zu formen. Das kommunikative Spiel des reiferen Kindes basiert dann bereits auf der Fähigkeit, sich selbst und das Gegenüber als ein mentales Wesen mit eigenen Gefühlen und Gedanken anzuerkennen und über verbale Einigungsprozesse zu einem gemeinsamen, ebenso lustvollen wie ernsthaften Spiel zu kommen.

Winnicott macht deutlich, wie eng die Spielfähigkeit eines Kindes mit seinen primären Bindungs- und Trennungserfahrungen verknüpft ist, mit der Erschaffung eines potenziellen Raumes, der sowohl die Separation als auch die Verbundenheit beinhaltet. Andersherum können wir aus der strukturellen Fähigkeit oder Unfähigkeit eines Kindes zu spielen, unabhängig von den Spielinhalten, also auch diagnostisch, auf den Verlauf des frühen Trennungsprozesses rückschließen.

Diese enge Verknüpfung zwischen frühen Beziehungserfahrungen und Spielfähigkeit ist es, die Winnicott formulieren lässt:

> »Psychotherapie hat mit zwei Menschen zu tun, die miteinander spielen. Hieraus folgt, dass die Arbeit des Therapeuten dort, wo Spiel nicht möglich ist, darauf ausgerichtet ist, den Patienten aus einem Zustand, in dem er nicht spielen kann, in einen Zustand zu bringen, in dem er zu spielen imstande ist« (1971, S. 49).

Während Freud und Winnicott die frühe Spielfähigkeit ganz im Kontext der kreativen Verarbeitung der Trennung aus der frühen Mutter-Kind-Dyade betrachteten, gehen wir heute davon aus, dass schon das ganz kleine Kind dazu in der Lage ist, mehr als eine Beziehung wahrzunehmen. Abelin (1971) hat den Beginn der frühen Triangulierung noch im Rahmen von Mahlers Konzeption auf den 18. Lebensmonat gelegt, während vor allem die familiensystemischen Forschungen von Fivaz-Depeursinge (1998) und die psychoanalytisch-systemischen Forschungen Bürgins und von Klitzings (2001) nahelegen, die triadische Spielkompetenz des Säuglings schon im ersten Lebenshalbjahr anzusiedeln. Auch wenn man nicht davon ausgehen darf, dass die beobachtbare triadische Wahrnehmungs- und Spielfähigkeit des Säuglings mit Mutter und Vater die innere Repräsentanzenwelt spiegelt, so ist für unseren Kontext doch wichtig zu sehen, dass die Spielfähigkeit des Säuglings und Kleinkindes eben auch mit der Anwesenheit eines Dritten zu tun hat. Ich werde später ausführen, dass vor allem der Junge auf die sinnliche Präsenz eines Vaters angewiesen ist, der libidinös mit der Mutter verbunden ist. Die Spielfähigkeit des Jungen hat in irgendeiner Weise mit der Spielfähigkeit und das heißt der Triangulierungskompetenz seines Vaters, der mit der Mutter verbunden ist, zu tun. Die Trennungs- und Spielkompetenz des Jungen hängt unmittelbar mit der sinnlichen Anwesenheit eines spielfähigen Vaters zusammen, der Teil des libidinös verbundenen elterlichen Paares ist.

Jungen in der Praxis

In der psychoanalytischen Praxis habe ich beobachtet, dass Jungen seltener als Mädchen spontan freie Rollen- oder Puppenspiele entwickeln. Sie neigen eher als Mädchen zu körperbetonten externalisierenden realen Spielen oder auch zu Regelspielen. Das Spielrepertoire wirkt insgesamt eingeschränkter und ist häufig bezogen auf die Darstellung und Sicherung phallisch-männlicher Identität. Dabei werden Pistolen und Schwerter oft im symbolischen Kampf um Leben und Tod verwendet. Auch Zeichnungen, sofern Jungen überhaupt malen, kreisen mehr oder weniger um phallische und aggressive Thematiken. Viele Jungen benutzen mich als männlichen Therapeuten in etlichen Wiederholungsschleifen vor allem zur Spiegelung und Bestätigung ihrer phallisch-männlichen Identität. Die ständigen Wiederholungen verengen in der Gegenübertragung dann auch oft den eigenen kreativen Raum und konfrontieren denTherapeuten bisweilen mit Gefühlen der Leere und des Ausgeschlossenseins. Vor allem manche unruhigen Jungens sind so stark mit dem Aufbau und Erhalt einer hyperphallischen Abwehr ihrer Angst vor der frühen Abhängigkeit in einer Dyade beschäftigt, das eine gemeinsame Annäherung an die innere Erlebnis- und Gefühlswelt manchmal unmöglich erscheint. Nun liegt auf der Hand, hier zunächst eine typisch ödipale Übertragungskonstellation zu vermuten, in welcher der Vatertherapeut ausgeschlossen wird und der Junge zur Abwehr seiner Kastrationsangst permanent mit der Darstellung seiner phallischen Potenz beschäftigt ist. Dies mag auch häufig der Fall sein, greift bei anderen Jungen allerdings zu kurz. Prinzipiell scheinen Jungen doch sehr mit der Wahrung ihrer Autonomie beschäftigt zu sein, die sie vor allem durch die Betonung ihrer Phallizität zu sichern trachten. Der Kampf um die Differenz, um den Abstand vom Objekt ist bisweilen so stark, dass ein gemeinsam kreiertes Spiel in einer intensiven therapeutischen Beziehung gar nicht möglich scheint. Die Flucht vor der Abhängigkeit und vor den Monstern der eigenen Innenwelt scheint überlebensnotwendig. Sie sind ganz davon eingenommen, der alleinige »Herr der Situation« sein zu müssen. Ähnlich wie der Enkel Freuds sein Spielzeug wegwirft, scheinen Jungen den Therapeuten erst einmal weit von sich fernhalten zu müssen, weil ihre Angst vor dem »Da« des Therapeuten zu groß ist. Ein »Fort«-und-»Da«-Spiel kommt nur äußerst mühsam oder gar nicht zustande. Die amerikanische Psychoanalytikerin und Feministin Nancy Chodorow sieht jenseits der individuellen Beziehungsgeschichte eine generelle geschlechtsspezifische Differenz: »Das grundlegende weibliche Selbstgefühl ist die Weltverbundenheit, das grundlegende männliche Selbstgefühl ist die Separatheit« (1985, S. 220).

Bei unruhigen, ruhelosen Jungen, die heutzutage gerne das psychiatrische Etikett ADHS umgelegt bekommen, sind diese geschlechtsspezifischen Differenzen meiner Erfahrung nach noch stärker ausgeprägt. Die ruhelosen Jungen fliehen vor der eigenen Innenwelt und vor der Abhängigkeit vom Objekt und externalisieren ihre Konflikte mithilfe der körperlichen Bewegung, die in extremen Fällen einer ziellosen Dauererektion zu gleichen scheint. Der Körper wird zum dauererigierten Phallus, der vor allem die Angst vor der Abhängigkeit und daraus folgend die Angst vor der Trennung abwehren soll. Ruhig werden diese Jungen meist nur vor dem Computer, wo es um Kampf, Zerstörung, Konstruktion und Dekonstruktion, oft mithilfe hyperphallischer Waffen, geht und wo sie ganz alleine damit beschäftig sind, »Herr der Situation« zu werden. Das kreative Spiel und das gemeinsame Nachdenken über den mentalen Innenraum werden gemieden, weil es den Jungen mit inneren, verfolgenden und beängstigenden Fantasien in Berührung bringen könnte. Sie führen ihre intrapsychischen Trieb-Angst-Abwehrkonflikte in der Außenwelt aus, was es dem Psychoanalytiker erschwert, in eine intensive Übertragungs- und Arbeitsbeziehung zu kommen.

Ich möchte nun zunächst den Zusammenhang zwischen Ruhelosigkeit und männlicher Identität anhand eines Falles darstellen, bevor ich einige psychodynamische und familiendynamische Gedanken zur Entwicklung von ruhelosen Jungen entfalte.

Einzelfall Tom – Bewegung als Dauererektion[2]

Die Eltern wenden sich an mich, weil ihr siebenjähriger Sohn Tom zu Hause und in der Schule nicht mehr zu ertragen sei und alle Symptome eines ADHS-Kindes zeige: erhebliche motorische Unruhe gepaart mit der Unfähigkeit, von außen gesetzte Grenzen zu akzeptieren; heftige Aggressivität, »wenn es nicht nach seinem Kopf geht«. Er entwertet andere, besonders die Mutter, benutzt dabei exzessiv unflätige Schimpfwörter. Kleine Misserfolgserlebnisse führen zu heftigen »Ausrastern«. Bei Verletzungen zeigt er kaum Schmerzempfinden. Fremden gegenüber ist er relativ distanzlos und mit jedermann schnell im Kontakt, ohne dass daraus eine längere Beziehung entsteht. Er lebt von Moment zu Moment. Sein unberechenbares, impulsives Verhalten führt in der Schule dazu, dass er keine festen Freunde hat. Außerdem sind in letzter Zeit ausgeprägt exhibitionistische Impulse hinzugekommen. Er zieht sich unvermittelt aus, zeigt seinen Penis, pinkelt am liebsten im hohen Bogen. Seine Mutter gibt an, dass er sie einerseits bei

2 An anderer Stelle habe ich eine ausführliche Falldarstellung von Tom im Zusammenhang mit der Problematik der Psychopharmakagabe veröffentlicht (Dammasch 2002).

kleinen Begrenzungsversuchen unerträglich beschimpfe, andererseits regelmäßig eine kleine Katze spiele, die von ihr gestreichelt werden wolle. Immer wieder wolle er mit ihr schmusen, sich mit ihr ins Bett legen, wogegen sie sich kaum wehren könne.

Die Mutter erzählt unter Tränen, dass sie in dem Jungen nichts Bekanntes wiederfinde, er manchmal richtig fremd wirke. Wenn es nicht zu aggressiven Auseinandersetzungen kommt, hält er die Eltern mit hektischen Bewegungen und Drehungen in Atem. Auch beim Essen kenne er keine Grenzen, er sei immer hungrig. Schon seit dem vierten Lebensjahr frage er immer wieder mal, warum er lebe und ob sie ihn nicht totschlagen könnten. Jeden Tag will er bestätigt bekommen, dass Mutter oder Vater ihn lieb haben.

Tom kommt anfangs recht unwillig zur Behandlung, weil ich nur *Babykram* zum Spielen habe. Dann entdeckt er schließlich die Armbrust und die Pfeile und will nun *1000 Jahre* kommen. In den Stunden ist ihm Körpernähe wichtig, und da er mich durchgehend drängt, seinen Spielanweisungen sofort Folge zu leisten, ist es fast unmöglich, in der Interaktion über ihn nachzudenken. Es entsteht kein innerer Spielraum in mir und kein äußerer Spielraum zwischen uns. Ich lasse mir Rollen von ihm zuschreiben in der Hoffnung, irgendwann etwas verstehen und im Dialog formulieren zu können. Immer wieder bemühe ich mich erfolglos, aus einer verstehenden Position heraus insbesondere seine Dringlichkeit zu kommentieren, mit der er darauf besteht, der Überlegene zu sein. Auch Probedeutungen, beispielsweise dass er immer der größte Bösewicht der Welt sein muss, weil er sich selbst so böse und zerstörerisch fühle, hemmen in keiner Weise seinen mich bedrängenden Aktionismus. Meine Worte verhallen ungehört im Raum.

Beispielhaft greife ich eine Sitzung aus dieser Behandlungsphase heraus. Tom kommt in mein Zimmer, beginnt sofort, mich zu bedrängen, ich solle mich auf den Boden setzen. Meine Versuche, zunächst einen gemeinsamen Spiel- und Gedankenraum zu entwickeln, kann er nicht akzeptieren. Er wird unruhig, wälzt sich auf dem Boden, springt auf, fordert mich zwingend auf, nach seinen Anweisungen zu spielen. Meine Idee, zunächst mal zu überlegen, was wir spielen könnten, trifft auf taube Ohren. Ich soll mich auf den Boden setzen, würde dann schon sehen, wie das Spiel gehe. Ich sage ihm, dass es wohl sehr dringend sei, dass ich tun müsse, was er sagt. Unwirsch folge ich seinen Anweisungen. Er läuft um mich herum, lässt sich dann von hinten auf meinen Kopf fallen. Ich soll ihn dann über mich hinweg nach vorne ziehen. Offensichtlich genießt er den Moment, wenn ich ihn nach vorne auf meinen Schoß wirbele. Dort bleibt er dann für einen Moment liegen, gibt Babylaute von sich. Ein Moment der körperlichen Nähe entsteht. Ich sage, dass wir uns jetzt sehr nahe sind und es ihm wohl gefalle, so auf meinem Schoß zu liegen. Der Augenblick der Nähe wird sofort durch sein abruptes Aufspringen abgebrochen. Plötzlich wird er zum Kämpfer, greift mich an, das zuvor überwältigende, aber auch libidinös geprägte Körperspiel wandelt sich zum Kampf und schlägt genauso schnell wieder um in eine weitere Runde des »Schmusens«. Ich wundere mich laut über den schnellen Wechsel zwischen unserem »Schmusen« und dem plötzlichen Kampf. Ich vermute laut, dass ihm die große Nähe zu mir und das Babysein in meinen Armen plötzlich Angst gemacht habe und er dann schnell zum Kämpfer geworden sei. Aber Tom hasst es, wenn ich beschreibend oder kommentierend spreche. Er springt auf, das »Spiel« kippt und Tom greift mich real an. Er will mit einer Decke meinen Kopf zuhängen. Ich soll nichts mehr sehen, nichts kommentieren, nicht laut denken. Schließlich schlägt er mit einem Lineal auf mich ein. Ich breche das Spiel ab, das keines mehr ist und setze mich wieder an den Tisch. Aber der Zug für eine spielerische Kommunikation ist abgefahren. Er bewirft mich mit Mikado-Stäbchen, tritt mich. Ich nehme ihm das Lineal aus der Hand, mit dem er mich schlagen will. Das erhöht seine Wut. Empört läuft er aus dem Zimmer, geht ans Haustelefon und ruft nach draußen, kommt wieder rein, löscht das Licht und klettert unter meinen Sessel. Ich würde stinken und furzen, sagt er. Dann klingelt es an der Tür. Die Stunde ist zu Ende, seine Mutter kommt, er läuft schnell raus und ruft zu mir zurück: »Leck meine Fotze!«

Diskussion der Szene

Es ist sicherlich anschaulich geworden, dass ich während des zweiten Teils der Stunde hauptsächlich damit beschäftigt war, zu überleben, das heißt nicht aggressiv zu reagieren, was nicht eben leicht war. Man könnte sagen, Tom hat es geschafft, mich in eine aggressiv getönte Auseinandersetzung hineinzuziehen und meine Fähigkeit zu spielerischem Denken und Handeln zu zerstören. Ich war gerade noch in der Lage, den Schaden zu begrenzen. Wie ist es dazu gekommen? Was hat die Wut von Tom ausgelöst und mich als Analytiker schachmatt gesetzt?

Zunächst scheint es etwas Drängendes in ihm zu geben, etwas Triebhaftes, das keinen Aufschub duldet. Überstimuliert, von Es-Impulsen gesteuert, kann er keinen Spielraum zwischen sich und dem Therapeuten entstehen lassen. Er kann auch nicht die verstehend-triangulierende Funktion des Therapeuten zur Regulation seiner Affekte nutzen. Der Therapeut soll sich seinem Wunsch körperlich konkret unterordnen, willfähriges Objekt seiner Impulse werden. Der Therapeut als mentales, denkendes und fühlendes Subjekt wird aufgelöst. Der Zwang, der allmächtige »Herr der Situation« zu sein, beherrscht die Szene. Der Junge unterwirft den Therapeuten. Dann wirft er sich über ihn und stellt eine bedrängend nahe Beziehung her, wird kurzzeitig konkret körperlich zum Baby auf dem Arm des Therapeuten, der dadurch zum Muttersubstitut wird, das ihren Säugling auf dem Arm hält. Diese regressive Situation macht ihm aber nach kurzer Zeit Angst, konfrontiert ihn wahrscheinlich mit frühen Wünschen nach Geborgenheit, bringt ihn kurzzeitig in Kontakt mit seinem Baby-Anteil. Die passiven Abhängigkeitswünsche müssen insbesondere abgewehrt werden, als der Therapeut sie in Worte fassen und damit auf eine höhere Symbolebene bringen will. Die Verstehens- und Mentalisierungsversuche des Therapeuten erlebt er nicht als einfühlsamen Versuch des symbolischen Verstehens, sondern als ein Weggestoßenwerden, als abrupte Trennung, als einen Angriff auf das unmittelbar erlebende Selbst. Der verstehende Dritte wird zum kastrierenden Zerstörer. Es bleibt für ihn nur noch die Wahl zwischen Angriff oder Verteidigung, Kampf oder Flucht. Hinzu kommt, dass seine passiven Abhängigkeitswünsche – sein Babykram – seine brüchige männliche Identität bedrohen. Er wird folgerichtig zum aktiv männlichen Kämpfer, der die mütterlichen Anteile im Therapeuten überwältigen muss, um nicht selbst von der Mutter überwältigt zu werden. Wie direkt für ihn Passivitäts- und Abhängigkeitswünsche mit bedrohlicher Weiblichkeit – Kastration – verbunden sind und wie unsicher er dabei ist, ob er wirklich ein Junge ist, zeigt er am Ende der Stunde, als er den Therapeuten auffordert, seine Fotze, das entwertete weibliche Genital zu lecken. Im Unbewussten sind seine schwachen, bedürftigen Seiten direkt mit Kastriertsein, Weiblichsein, Wie-die-Mutter-Sein verbunden und müssen daher aufs Schärfste abgewiesen werden.

Die beschriebene Dynamik ist – nicht immer so aggressiv ausgeprägt – Bestandteil vieler Behandlungen von unruhigen Jungen, die die Angst vor der eigenen Weiblichkeit mit phallisch-motorischem Verhalten abzuwehren versuchen. Sie sind von ihrer Mutter nicht losgekommen, inzestuös verstrickt und nun der Gefahr der Verweiblichung ausgeliefert, die sie mit untauglichen Mitteln abzuwehren versuchen. Sie konnten die männliche Differenz nicht positiv zur Individuation nutzen. Es hat sich kein Spielraum zwischen Mutter und Sohn entwickelt, weil das Männliche nicht positiv in Besitz genommen werden konnte. Dies hängt oft damit zusammen, dass der Vater als männlicher Dritter nicht triangulierend die Mutter-Kind-Dyade entzerren konnte. Dem Jungen ist die basale positive Identifizierung mit dem Vater nicht gelungen. Dadurch konnte er nicht das sichere Gefühl entwickeln, unumstößlich zum Kollektiv der Männer zu gehören. Er konnte die liebevolle Anerkennung seiner Männlichkeit – seiner Differenz von der Weiblichkeit der Mutter – nicht durch die spielerische Zugewandtheit eines Vaters erleben, eines genügend guten Vaters, der mit ihm kämpft und rangelt und auch dazu in der Lage ist, dem Sohn zeitweise die spielerische Dominanz – den Sieg – zu überlassen. In aktuellen Überlegungen zur Gendertriangulierung (Dammasch 2008b) gehe ich mit Diamond (2004) davon aus, dass eine reife männliche Geschlechtsidentität darauf angewiesen ist, sich zunächst von der primären weiblichen Identifikation zu lösen, wozu über das Spiel und die Spiegelung des Vaters die männliche Differenz angeeignet wird, bevor in einem weiteren Schritt, auf dem Boden einer sicheren Männlichkeitsgefühls, das Weiblich-Mütterliche wieder integriert werden kann. Erst die Sicherheit, zum Kollektiv der Männer zu gehören, ermöglicht es dem kleinen Jungen, auch die weiblichen, die mütterlichen Seiten in sich anzuerkennen. So kann er eine reife phallisch männliche Identität entwickeln, die auf der Integration von väterlichen und mütterlichen, männlichen und weiblichen Repräsentanzen basiert. Die Zugehörigkeit zum Kollektiv der Männer wird durch das lustvoll-aggressive Spiel mit einem Vater, der seinem Sohn liebevoll zugewandt ist und seine männlichen Seiten positiv spiegelt, gesichert. Die Präsenz des zugewandten Vaters ist dabei ebenso wichtig wie die Liebe der Eltern zueinander. Denn durch seine primäre Identifikation mit der Mutter verinnerlicht der Sohn auch etwas vom Männer- und Vaterbild in der Mutter und durch seine Identifikation mit dem Vater verinnerlicht der Sohn auch etwas von dessen Frauen- und Mutterbild.

Wie gestaltet sich dies nun in der Familie von Tom? Im Rahmen der Gespräche mit Toms Eltern wird deutlich, dass die Mutter primäre Konflikte mit Männlichkeit hat, die sich mit einer generellen Einfühlungsstörung verknüpft. Die Mutter wurde früh von ihrer eigenen Mutter weggegeben. Sie wuchs auf zwischen Großeltern und Heimen. Erst in der Pubertät lernte sie ihren leiblichen Vater kennen, der dann die Bedürftigkeit des jugendlichen Mädchens in sexueller Übergriffigkeit ausnutzte. So hatte die Mutter keine Möglichkeit, Männlichkeit als etwas Positives, Nicht-Mütterliches, Nicht-Traumatisierendes zu erleben. Das ist ein Grund, warum die Mutter schon bald nach der Geburt ihren Sohn als irgendwie fremd erlebte. Sie bemühte sich, das Gefühl der Fremdheit durch eine Ausdehnung der Stillzeit bis zum Alter von zwei Jahren zu überwinden. Möglicherweise erlebte die Mutter das Stillen auch schon als eine sexuelle Handlung. Tom befahl der Mutter manchmal, mit ihm ins Bett zu gehen und mit ihm zu schmusen, was die Mutter auch tat. Der Vater, der tatsächlich formal anwesend war und durch periodisch aufbrausendes autoritäres Verhalten sich Gehör zu verschaffen versuchte, wurde aus der sexualisierten Mutter-Sohn-Beziehung herausgehalten und von beiden entwertet. Gleichzeitig hasste die Mutter auch die Männlichkeit ihres Sohnes, die sie als bedrängend und sadistisch erlebte. Sie ließ ihn die Mädchenunterwäsche der Töchter einer Nachbarin tragen und inszenierte eine notwendig gewordene Phimoseoperation des Jungen kurz vor Beginn der Therapie wie eine Kastration. Sie bereitete ihn nicht auf die Operation vor, fuhr mit ihm ohne Ankündigung ins Krankenhaus, und der Junge fand sich plötzlich auf dem Operationstisch umgeben von kastrierenden Männern liegen. Das Exhibitionieren und Abschlagen der Blütenköpfe lässt sich genauso mit dieser traumatischen Erfahrung erklären wie auch die unfreundliche Bezeichnung seines Genitals als einer Fotze.

Nun wird klar, warum Tom keinen Spielraum entwickeln konnte, in dem das kreative Erschaffen von Symbolen möglich wurde. Zu sehr ist er innerlich beschäftigt mit dem Hin und Her zwischen frühen Wünschen nach Gehaltenwerden und der manischen Abwehr dieser Abhängigkeitswünsche mithilfe hyperphallischen Verhaltens. Abwehren muss er die Regression, weil sie ihn mit einer frühen Mutter in Berührung bringt, die kein verstehendes Einfühlungsvermögen hat und die seine Jungenhaftigkeit nicht schätzt. Die Angst vor dem Fallen ins Nichts und frühe Kastrationsängste verbinden sich und werden durch die Identifikation des Selbst mit einem sadistisch aggressiven Phallus abzuwehren versucht, der permanent in erigierter Bewegung sein muss. Gleichzeitig aktiviert die hyperphallische Abwehr mit einer Mutter, die den inzestuösen Impulsen keine Grenzen setzen kann, massive Kastrationsängste, die durch die überfallartige Erfahrung der Phimoseoperation noch gesteigert wurden.

Unruhige Jungen und männliche Identität

Über den Einzelfall Tom hinaus erlebe ich in meiner psychoanalytischen Arbeit mit unruhigen Jungen immer wieder, wie die mütterlichen Konflikte mit bezüglich der Anerkennung der Männlichkeit bei gleichzeitiger emotionaler Abwesenheit eines männlichen Dritten die Basis einer pathologischen Entwicklung darstellen.

Im Unterschied zur Tochter erkennt die Mutter im Sohn das kleine abhängige Kind *und* den zukünftigen Mann, den Sohn des Vaters. So wird im psychischen Innenraum der Mutter in der Schwangerschaft und nach der Geburt eines Sohnes eine heterosexuelle Triade aktiviert. Ob diese frühe triadische Erfahrung positiv oder negativ ist, wird wesentlich von der libidinösen Besetzung und Repräsentanz des Vaters und dessen Männlichkeit mitbestimmt. Im schlechten Fall – wenn die

Mutter keine libidinöse Vaterrepräsentanz in sich trägt – entsteht eine Pseudotriangulierung, in der welcher der Sohn den Vater ersetzen soll und viel zu früh zum überforderten Partnerersatz wird. Dies führt zu einer frühzeitigen Fremdheitserfahrung und zur unbewussten Sexualisierung des kleinen Jungen – wie bei Tom.

Die Erfahrung des kleinen Jungen, zu früh aus der abgestimmten Geborgenheit mit der Mutter entlassen zu werden und auf keinen haltenden und spiegelnden Vater zu treffen, der mit der Mutter liebevoll verbunden ist, kann zu einer traumatisierenden Fremdheitserfahrung führen. Vielleicht halten deshalb viele Jungen unbewusst an frühen oralen und omnipotenten Erlebnismustern fest. Computerspiele sichern illusionär sowohl das alte Omnipotenzgefühl als auch die phallische Integrität. Der Kinderanalytiker Hans Hopf fand bei seiner Erforschung von Träumen heraus, dass Jungen viel mehr als Mädchen Träume mit philobatischen Inhalten haben, die von Verschmelzungs-Flug- oder Größenerlebnissen gekennzeichnet sind (2008).

Die frühe Differenzerfahrung in der Beziehung zur Mutter ist aber dann ein progressionsfördernder Entwicklungsanreiz, wenn der Junge einen Vater findet, der liebevoll mit seiner Mutter und mit ihm verbunden ist. Die Erfahrung der Fremdheit im Verhältnis zur Mutter wird milde und bekommt im weiteren Entwicklungsverlauf durch den Vater eine Bedeutung und einen identitätsstiftenden Namen: Männlichkeit. Jungen brauchen früher als Mädchen den männlichen Dritten zur Spiegelung ihres männlichen Selbstanteils. Jungen brauchen die positive Spiegelung ihrer Differenz von der Weiblichkeit der Mutter durch den Vater. Sie suchen vor allem ein basales Gemeinsamkeitsgefühl mit dem Vater, der das sich entwickelnde Männliche seines Sohnes schätzt und dabei hilft, es im *Penis-Penis-Dialog* (Herzog 1998) zu formen. Die Wertschätzung des Männlichen durch die Mutter im Zusammenwirken mit den genügend guten Erfahrungen mit einem Vater im körperbetonten und symbolisch-spielerischen Dialog bilden den stabilen Kern einer flexiblen männlichen Geschlechtsidentität. Die reife Identitätsbildung, die auf einem triangulierten Innenraum aufbaut, in dem flexibel weibliche und männliche Perspektiven eingenommen werden können, ist die Grundlage späterer Spielfähigkeit, die sich in der ödipalen Phase endgültig festigt.

Das Ende der Behandlung

Die Behandlung von Tom war durchgehend von sadistischen und rivalisierenden Rollenspielen gekennzeichnet, in denen er immer den dominierenden Part einnehmen musste. Erst die gemeinsame Entwicklung von männlichen Spielen, wie zum Beispiel Box-, Schwert- und Pistolenkämpfen, aber auch die konkrete Erfahrung, im Armdrücken und Seilziehen mit mir der Unterlegene und dennoch nicht Beschämte zu sein, erlaubte ihm allmählich, Abstand von seiner wahnhaften Vorstellung zu nehmen, er sei tatsächlich der Stärkere von uns beiden. Die in vielen Stunden gemachte Erfahrung mit mir, auch mal ausnahmsweise der Schwächere zu sein, ohne sich kastriert fühlen zu müssen, ermöglichte ihm schließlich auch zu Hause, einen Zugang zu seinen bedürftigen Seiten zu bekommen. Zum ersten Mal in seinem Leben wurde er krank und ließ sich pflegen.

Nach der Krankheit bemüht sich Tom, an frühere Stunden anzuknüpfen, will über die Schwächephase nicht gerne reden. Er müsse sich nun wieder aufbauen, meint er. So schwach zu sein, sei ein schreckliches Gefühl. Er malt auf ein Blatt Papier eine Art Oszillogramm, das die Schwingungen seiner Erregung darstellt. Er erklärt mir, dass er nun am Anfang der Erregungskurve sei. Um sich aufzubauen und sich gut zu fühlen, müsse er zu den großen, heftigen Ausschlägen am Ende des Oszillogramms kommen. Mit diesem Bild hat Tom zum ersten Mal einen Versuch unternommen, das direkt körperliche Empfinden zeichnerisch zu begreifen. Auch wenn das Bild noch keine symbolische Produktion im Winnicott'schen Sinne darstellt, so ist es hier doch zur Vermittlungsinstanz seines inneren Erlebens geworden und insofern zwischen ihn und die Körperlichkeit getreten.

Im Innenleben von Tom hat sich etwas geändert. Die Beziehung zum Therapeuten bekommt eine Bedeutung, die über das interaktive Ausagieren von Triebimpulsen hinausgeht. Das langsam ins Blickfeld geratende Ende der Therapie beschäftigt ihn ernsthaft. Vor einer Ferienunterbrechung kann er in der vorletzten Stunde zeigen, dass es ihm gar nicht recht ist, allein gelassen zu werden. Natürlich muss er in der folgenden Stunde wieder der unbesiegbare Supermann sein. Ich werde beworfen und beschossen, dabei aber mit einem Kissen zum Schutze ausgestattet. Als ich seine Wut darüber anspreche, dass wir uns längere Zeit nicht mehr wiedersehen werden, hält er in seinem Beschuss inne, erinnert sich an die ersten Stunden, als er Arzt gespielt hat und mir etwas abgeschnitten habe. Ich erinnere ihn an die Penisoperation. Aber die sei natürlich für ihn nicht schlimm gewesen. Wir lachen beide, wohl wissend, dass er immer den »starken Mann« spielen muss, weil er sich sonst so hilflos fühlt. In der Endphase der Behandlung ist es möglich, ihn mit seinem Supermann-Gehabe »auf die Schippe zu nehmen«. Es hat sich so etwas wie Humor zwischen uns entwickelt. Das Aufkommen von Humor und Selbstironie sind ja wesentliche Anzeichen für die wachsende Fähigkeit des Selbst, einen spielerischen Perspektivenwechsel einzunehmen und in libidinös distanzierter Form auf sich selbst in Beziehung zu einem anderen zu schauen. So kann ich mit Tom dann augenzwinkernd darüber reden, dass so ein Supermann natürlich unverletzlich und unabhängig ist, und dass er vor allem niemanden brauche, schon gar nicht so ein »Weichei« von Therapeuten, der auch noch in den Urlaub fahre und ihn verlasse.

Vielleicht ist die Entwicklung von gemeinsamem Humor oder Selbstironie ja ein erstes wichtiges Zeichen dafür, dass die Therapie auf dem Weg ist, »den Patienten aus einem Zustand, in dem er nicht spielen kann, in einen Zustand zu bringen, in dem er zu spielen imstande ist« (Winnicott 1971, S. 49).

Zusammenfassung

Im Kern basieren die männliche Entwicklung und die flexible Spielfähigkeit anders als die weibliche auf einer frühen Gendertriangulierung von Mutter-Vater-Selbst. Neben der Erfahrung des intermediären Spielraums mit der Mutter braucht der Junge einen die Männlichkeit positiv spiegelnden Dritten zur Bildung einer reifen maskulinen Geschlechtsidentität. Die Spiegelung findet wesentlich über vielfältige gemeinsame spielerische – oft aggressive, motorisch orientierte – Interaktionen mit dem Vater statt, die von der Mutter geschätzt werden. Die

Trennungskompetenz des Jungen ist verknüpft mit der Entidentifizierung von der Weiblichkeit der Mutter (Greenson 1968). Die Separation von der Mutter und der parallele Aufbau der Geschlechtsidentität sind auf die Anwesenheit und positive Spiegelung der Männlichkeit ihres Sohnes durch Mutter und Vater angewiesen. Wenn der Junge auf einen Vater trifft, der mit der Mutter libidinös verbunden ist, dann ist die Entidentifizierung von der Mutter eine Übergansphase, in welcher der Junge die Sicherheit erwirbt, zum Kollektiv der Männer zu gehören. Auf der Basis der stabilen – auch im Spiel mit dem eigenen Körper gebildeten – Erfahrung, männlich zu sein, ist es in einem weiteren Schritt möglich, sich der Mutter und deren Weiblichkeit wieder zuzuwenden und die Identifikation mit der Mutter zu reaktivieren. Damit können der Prozess der Verinnerlichung der miteinander verbundenen Mutter- und Vaterrepräsentanzen und die Integration der bisexuellen Identifikationen beginnen. Es versteht sich von selbst, dass die triangulierte Innenwelt des Kindes auch konkret abhängig ist von der Erfahrung, dass die Eltern libidinös miteinander verbunden sind und Männlichkeit und Weiblichkeit keine sich ausschließenden Kategorien sind.

Im Kontext dieses theoretischen Konzepts ist nun leichter die Ursache der männlichen Ruhelosigkeit zu verstehen. Sie basiert wesentlich darauf, dass der Junge sich durch die fehlende Wertschätzung der Männlichkeit durch die Mutter und der fehlenden Identifikation mit dem Vater seiner phallischen Identität nie sicher sein kann und in einem Zwischenraum zwischen weiblicher und männlicher Identifikation, zwischen Inzestimpulsen und Autonomieimpulsen hin und her zappelt. Die manische, phallisch aggressive Abwehr der Angst vor Abhängigkeit, vor der dyadischen Wiedervereinigung mit einer Mutterrepräsentanz, die das Phallisch-Männliche des Jungen nicht schätzt und mit der Vaterrepräsentanz nicht libidinös verbunden ist, bildet die psychodynamische Grundlage für die Schwierigkeit, sich in eine therapeutische Abhängigkeitsbeziehung zu begeben, und ist die Grundlage männlicher Veränderungsresistenz. Die Spielfähigkeit des Jungen bleibt dadurch eingeschränkt auf den vergeblichen Versuch, die tiefen Trennungs- und Kastrationsängste mithilfe der zwanghaften Inszenierung eines phallischen Selbstideals abzuwehren.

Literatur

Abelin, Ernst (1971): Role of the father in the separation-individuation process. In: McDevitt, John B. & Settlage, Calvin F. (Hg.): Separation-Individuation. Essays in Honor of Margaret Mahler. New York (International Universities Press).

Bloch, Ernst (1959): Das Prinzip Hoffnung. Frankfurt/M. (Suhrkamp).

Bürgin, Dieter & von Klitzing, Kai (2001): Zur Psychoanalyse von Kindern und Jugendlichen. In: Bohleber, Werner & Drews, Sibylle (Hg.): Die Gegenwart der Psychoanalyse – die Psychoanalyse der Gegenwart. Stuttgart (Klett-Cotta).

Chodorow, Nancy (1985): Das Erbe der Mütter. München (Verlag Frauenoffensive).

Dammasch, Frank (2002): Er weiß nicht wo er anfängt und wo er aufhört! In: Bovensiepen, Gustav; Hopf, Hans & Molitor Günther (Hg.) (2004): Unruhige und unaufmerksame Kinder. Frankfurt/M. (Brandes & Apsel).

Dammasch, Frank (2008a): Die Krise der Jungen. Statistische, sozialpsychologische und psychoanalytische Aspekte. In: Jungen in der Krise. Frankfurt/M. (Brandes & Apsel).

Dammasch, Frank (2008b): Triangulierung und Geschlecht. In: Dammasch, Frank; Katzenbach, Dieter & Ruth, Jessica (Hg.): Triangulierung. Frankfurt/M. (Brandes & Apsel).

Diamond, Michael J. (2004): The shaping of masculinity. I. J. Psycho-Anal. 85, 359–380.

Fivaz-Depeursinge, Elisabeth (1998): Mikroübergänge in der affektiven Kommunikation zwischen Vater, Mutter und Kind und ihre klinische Bedeutung. In: Bürgin, Dieter (Hg.): Triangulierung. Der Übergang zur Elternschaft. Stuttgart (Schattauer).

Herzog, James M. (1998): Spiel und Spielen. Die Bedeutung von Sicherheit und Aggression. In: Jongbloed-Schurig, Ulrike & Wolff, Angelika (Hg.): Denn wir können die Kinder nach unserem Sinne nicht formen. Frankfurt (Brandes & Apsel).

Greenson, Ralph R. (1968): Disidentifying from mother. Its special importance for the boy. I. J. Psycho-Anal 49, 370–374.

Freud, Sigmund (1920g): Jenseits des Lustprinzips. GW 13. Frankfurt/M. (Fischer), S. 1–69.

Hopf, Hans (2008): Die unruhigen Jungen. Externalisierende Störungen, Philobatismus und Männlichkeit. In: Dammasch, Frank (Hg.): Jungen in der Krise. Frankfurt/M. (Brandes & Apsel).

Leuzinger-Bohleber, Marianne; Fischmann, Tamara & Läzer, Luise (2008): Triangulierung. Ein zentrales Konzept der Frankfurter Präventionsstudie. In: Dammasch, Frank; Katzenbach, Dieter & Ruth, Jessica (Hg.): Triangulierung. Lernen, Handeln und Denken aus psychoanalytischer und pädagogischer Sicht. Frankfurt/M. (Brandes & Apsel).

Winnicott, Donald W. (1971): Vom Spiel zur Kreativität. Stuttgart (Klett-Cotta), 1979.

Vernetzte Verantwortung

Spielräume für Kinder und Jugendliche entstehen aus der gemeinsamen Verantwortung der Erwachsenen

Eva Busch

»›Aber jedenfalls stelle ich mir immer kleine Kinder vor, die in einem Roggenfeld ein Spiel machen. Tausende von kleinen Kindern, und keiner wäre in der Nähe – kein Erwachsener, meine ich – außer mir. Und ich würde am Rand einer verrückten Klippe stehen. Ich müsste alle festhalten, die über die Klippe hinauslaufen wollen – ich meine wenn sie nicht achtgeben, wohin sie rennen, müsste ich vorspringen und sie fangen. Das wäre einfach der Fänger im Roggen. Ich weiß schon, dass das verrückt ist, aber das ist das einzige, was ich wirklich gern wäre. Ich weiß natürlich, dass das verrückt ist.‹

Phoebe sagte lange nichts. Schließlich sagte sie nur: ›Dad bringt dich um.‹

›Ich scher mich den Teufel drum, wenn er das tut‹, sagte ich. Dann stand ich vom Bett auf, weil ich Mr. Antoline anrufen wollte, der in Elkton mein Englischlehrer gewesen war« (Salinger 1951).

Holden Caulfield, 16 Jahre, Hauptfigur und Ich-Erzähler in dem Roman *Der Fänger im Roggen*, war wieder einmal wegen Konflikten mit Mitschülern und Lehrkräften sowie wegen schlechter Leistungen vom Internat geflogen und verbrachte auf dem Weg nach Hause heimlich zwei Tage in New York im Hotel mit Rauchen, Trinken und Philosophieren, um die Auseinandersetzung mit seinen Eltern noch ein bisschen hinauszuzögern.

In respektloser, schnoddriger Sprache gibt »Holden« einerseits seiner Wut auf die Erwachsenen Ausdruck, andererseits verleit er in Träumen und Bildern den dahinter verborgenen Sehnsüchten nach Halt, Wärme und Vertrauen Gestalt. Typisch für einen Jugendlichen identifiziert er sich in seiner Fantasie vom Fänger im Roggen mit dem, was er sich von den Erwachsenen wünscht, dass sie das wilde, unbekümmerte Spiel der Kinder unauffällig sichern, indem sie wachsam sind und blitzschnell reagieren, wenn die Gefahr besteht, dass eines in den Abgrund stürzt – ohne dass sie das Spiel stören, sondern indem sie die Kinder lassen und gleichzeitig halten.

Winnicott versteht das antisoziale Agieren von Heranwachsenden, Lügen, Stehlen, aggressiv provozierendes Verhalten, als ein Zeichen von Hoffnung – Hoffnung, Erwachsene zu finden, die stark, haltbar und unsentimental genug sind, ihn festzuhalten. Nur so kann er die Wut darüber integrieren, dass er seine Lebendigkeit, seine Unbekümmertheit, seine Triebhaftigkeit aufgeben (abspalten) musste, als er noch ein abhängiges Kind war, weil er Angst hatte, diejenigen zu gefährden, von denen er abhängig war.

»Rocker festgehalten«, zitiert Winnicott eine Schlagzeile aus einer englischen Tageszeitung von 1964 und fährt fort:

> »Diese Schlagzeile beschreibt ganz sachlich die Aufgabe der Obrigkeit: Die Polizei muss festhalten, und die Gesellschaft muss all das auffangen (*contain*) was nach dem ewigen Gesetz der Dialektik die Heranwachsenden in einer Gesellschaft Erwachsener anrichten, [Erwachsene,] die sich schließlich mehr oder weniger mit der Gesellschaft identifiziert haben« (Winnicott 1964, S. 202).
>
> »[...] und es ist die Aufgabe der Gesellschaft diesen Jugendlichen gegenüber, sie ständig zu halten und aufzufangen und dabei weder falsche Lösungen anzubieten noch moralisch entrüstet zu sein – was ein Ausdruck des Neides auf ihre Jugendlichkeit wäre« (ebd., S. 203).

Kleine Kinder brauchen Eltern, die ihnen das Gefühl geben, dass ihre Gier, ihre Aggression, ihre geballte Energie ihnen und der Welt nicht schadet, weil sie selbst stark genug sind, das Kind davor zu bewahren, Schaden anzurichten, und weil sie wissen, dass das Kind klein ist und sie groß sind. Nur so erlebt das Kind die Welt als einen sicheren Ort und kann seine Triebhaftigkeit als Potenzial erleben, sich in dieser Welt zu entfalten.

Kinder, die diese Sicherheit nicht ausreichend erfahren haben, schonen und stabilisieren die Personen, von denen sie abhängig sind, so gut sie können. Ihre Vorsicht und Ängstlichkeit bestimmt ihr Verhalten, wenn sie in eine neue Umgebung, Kindergarten, Schule und so weiter kommen. Erst, wenn sie Vertrauen geschöpft haben in die Haltbarkeit des neuen sozialen Gefüges, in die Kompetenz der Erwachsenen, die dieses Gefüge verantworten, regt sich Hoffnung auf Heilung und sie beginnen ihre Wut über das frühe Versagen der Umwelt zu agieren.

Trotz zur Schau gestellter Großartigkeit und Coolness erwägt Holden einen ehemaligen Lehrer anzurufen, als er allein in New York ist.

Man brauche ein ganzes Dorf, um ein Kind zu erziehen, sagt ein viel zitiertes afrikanisches Sprichwort. Mario Erdheim unterscheidet zwischen heißen und kalten Kulturen. Kalte Kulturen sind dadurch definiert, dass ihre soziale Ordnung sich nicht in einem stetigen Wandel befindet, sondern über viele Generationen unverändert besteht und bestehen soll. In diesen Gesellschaften gäbe es keine Pubertät. Der Übergang zwischen Kindheit und Erwachsensein, wird durch Initiationsriten markiert. Archaische Rituale konfrontieren die geschlechtsreifen jungen Leute damit, dass ein Angriff auf die bestehende Ordnung Tod oder Ausschluss zur Folge hat. Sogenannte »heiße Gesellschaften«, deren wirtschaftliche Macht auf Wandel und Wachstum beruht, brauchen die Respektlosigkeit, die Kreativität und innovative Kraft der Jugendlichen für erwünschte und notwendige Entwicklungsprozesse. In verlängerten Ausbildungszeiten erhalten die Jugendlichen einen Schonraum zwischen dem Ende des körperlichen Wachstums und der Übernahme der vollen Verantwortung für ihr Handeln. Sie dürfen sich »ausprobieren« oder »sich die Hörner abstoßen«. Wie viel Zeit ihnen dafür zur Verfügung steht, hängt nicht zuletzt mit dem sozialen Status der Eltern und der angestrebten gesellschaftlichen Position zusammen.

Wir gewähren den jungen Leuten einen Schonraum, eine Übergangsphase, in der sie für die Sicherung ihres Lebensunterhaltes noch nicht selbst verantwortlich sind und innere und äußere Möglichkeiten ausprobieren können. Die dadurch ausgelöste Angst vor inneren und äußeren Gefahren wird sowohl durch Lungern und Abwarten, als auch durch aggressives und provozierendes Verhalten abgewehrt. Neben der Sorge der Erwachsenen um die Zukunft der heranwachsenden Generation weckt dieses Verhalten bewussten und unbewussten Neid. Neid auf die körperliche Kraft und Attraktivität, die scheinbare Sorglosigkeit, die Kompromisslosigkeit und Radikalität, kurz gesagt: Neid auf die unbändige Lebendigkeit.

Der Neid ist umso größer, je weniger die Erwachsenen selbst ihre Adoleszenz erleben konnten, sich nicht ausprobieren durften mit ihren wilden, destruktiven, verrückten Fantasien und gleichzeitig sicher sein konnten, durch die gemeinsame Verantwortung der Erwachsenen gehalten zu sein.

Identifikation mit den Jugendlichen und resultierende Ablehnung von Verantwortung dient ebenso der Neidabwehr wie überängstliches und strenges Verhalten, aber auch Kälte und Ignoranz. Geschwächt durch die ausgelösten inneren Prozesse reagiert die »Gesellschaft der Erwachsenen« mit Spaltung, Idealisierung, Banalisierung, Verleugnung und Rache auf diejenigen Jugendlichen, die aufgrund unausreichend verlässlicher Erfahrungen besonders hartnäckig die haltende Potenz der Erwachsenen nachfragen.

Dissoziale Jugendliche stellen diese Frage in radikalisierter Form, aber sie stellen sie stellvertretend für alle und an alle. Die Frage heißt: »Sind wir es euch wert und seid ihr stark genug uns zu halten, bis wir selbst soweit sind, dass wir die Verantwortung übernehmen können?«

Verlässliche Beziehungen, angemessene Wertschätzung und pragmatischer Konsens

> »In den Phasen der Hoffnung aber zeigt das Kind seine antisoziale Tendenz. Das mag für die Gesellschaft unangenehm sein und auch für einen selbst, wenn einem das Fahrrad geklaut wird; die nicht persönlich Betroffenen können jedoch erkennen, dass hinter dem Zwang zu stehlen eine Hoffnung steht« (Winnicott 1964, Deckel).

Es macht einen Unterschied, ob man persönlich angegriffen wird oder sich theoretisch mit der Aggression Heranwachsender auseinandersetzt. Dieser Unterschied ist ein Grund, warum es den Erwachsenen so schwerfällt zusammenzuhalten.

In ihrem bereits 1994 erschienenen Aufsatz »Der Vater stinkt« beschäftigt sich Annegret Overbeck mit der Frage, warum es unserer Generation nicht gelingt, eine Kommunikationsstruktur zu entwickeln, die den Angriff der Heranwachsenden einerseits ernst nimmt und nicht sentimental verklärt und ihn andererseits als eine Frage an die Erwachsenen versteht, ob die Strukturen haltbar sind.

Sie bezieht sich auf einen Vorfall in einer Schule. Eine Schulklasse hatte die Klassenlehrerin in einen Stahlschrank gesperrt und dort über das Wochenende gelassen. Erst am Montagmorgen wurde die total verängstigte Frau befreit. Außer dass der maßgebliche Täter von der Schule verwiesen wurde, gab es keine offizielle Reaktion, keine Auseinandersetzung mit den Schülerinnen und Schülern über ihre Beteiligung an der Aktion, ihre schweigende Komplizenschaft, ihre heimliche Bewunderung für oder Unterwerfung unter den Täter. Auch im Kollegium führte der Vorfall nicht zu einer differenzierten Auseinandersetzung. Unter den Schülern entwickelte sich das Wort »Schrank« zu einem »Codewort für Allmachtsphantasien« (Ebd.). Nach wochenlangem Terror verließ die Kollegin psychisch schwer erkrankt die Schule.

Während die Kinder mit einer Mischung aus Angst und freudiger Erwartung der Einschulung als Eintritt in die Welt der »Großen« entgegenfiebern, sind die Eltern mit Abschied, Angst und Desillusionierung konfrontiert. Wird ihr Kind in der fremden, für sie weitgehend unzugänglichen neuen Welt alleine klarkommen, wird es sich behaupten, den Anforderungen genügen und ihren eigenen narzisstischen Wünschen entsprechen können und Beschämungs- und Versagensängste entkräften? Die Unsicherheit der Eltern führt zu einem Hin und Her zwischen Überfürsorglichkeit und Überforderung gegenüber den Kindern und einem Wechsel zwischen Idealisierung und Entwertung der Lehrkräfte.

Dass sie die Lehrkräfte nicht als Verbündete, als Mitglieder des Dorfes erleben können, das »man braucht um ein Kind zu erziehen«, hat mit der Übertragung illusionärer Erwartungen hinsichtlich der Machbarkeit von perfekten Kindern, eigenen Insuffizienzgefühlen und Versagensängsten zu tun und entspricht einer gesamtgesellschaftlichen Geringschätzung von Erwachsenen, die sich überwiegend mit Heranwachsenden beschäftigen.

In fünfzehn Jahren Lehrkräftefortbildung sind mir viele schlimme

Geschichten begegnet, die nicht alle so drastisch waren, wie das Beispiel von Overbeck, aber in denen ebenfalls eine moralische Unempfindlichkeit der Heranwachsenden zum Ausdruck kommt, die erschreckend ist. Schüler und Schülerinnen, die ihre Lehrerinnen und Lehrer beschimpfen, anspucken, treten, schlagen, diskriminierende Fotos und Filme im Internet veröffentlichen, mit Gewalttaten drohen oder sie mit Waffen bedrohen. Angemessene Maßnahmen finden selten die Zustimmung von Eltern, welche die Lehrkräfte als Feinde ihrer Kinder ansehen.

Gute Schulen sollen Kinder fördern, ihnen Raum geben ihre Stärken zu entfalten, Grenzen, Einschränkungen und Ängste zu überwinden. Lehrkräfte sollen jedes Kind annehmen und entsprechend seiner individuellen Vorraussetzungen bestärken und in seiner Entwicklung unterstützen. Freundliche Zuwendung und Raum für die Entfaltung der Persönlichkeit bringen aber nicht nur die angenehmen Seiten zum Vorschein. Im Gegenteil, Kinder, die nicht ausreichend zuverlässigen Halt erfahren haben, reagieren auf dieses Angebot zunächst mit misstrauischer Distanz. Erleben sie, dass die Lehrerin nicht aufgibt, schöpfen sie Hoffnung, in der neuen Umgebung, in der angebotenen Beziehung, Halt und Zuverlässigkeit zu finden. Um die Haltbarkeit des Angebots zu prüfen, greifen sie den Rahmen und die Beziehung an.

Der äußere Rahmen, definiert durch die Verbindlichkeit der Zeit und des Ortes sowie durch ein einfaches, überschaubares Regelwerk, bietet Schutz vor äußeren und inneren Gefahren, gibt Geborgenheit und Sicherheit. Gleichzeitig symbolisiert er trianguläre Struktur, Begrenzung und Endlichkeit, den Verzicht auf symbiotische Verschmelzung und Triebbefriedigung. Indem die Lehrerin für Ordnung sorgt, Ein- und Unterordnung verlangt, gewährleistet sie als Person die Sicherheit des Rahmens und eröffnet einen potenziellen Raum. Erst diese Sicherheit ermöglicht, dass jedes Kind einen Platz findet, sich in der Gruppe verortet, gesehen wird und Beziehungen eingeht. Sicherheit ist die Vorraussetzung, um sich auf kreative Prozesse und damit auf Lernen einlassen zu können.

Spielerische Angriffe auf den Rahmen dienen dem Ausloten von Spielräumen, dem Ausprobieren individueller Kräfte, und sind als Ausdruck von Lebendigkeit und Kreativität Elemente der Entwicklung und von Lernprozessen. Die grundsätzliche Verweigerung, Rahmenbedingungen anzuerkennen, und permanentes, eskalierendes Agieren gegen die basale Ordnung stellen hingegen die Souveränität der Lehrerin und damit die Sicherheit infrage. Sie verunsichern die anderen Kinder und werden von der Lehrerin als Angriff auf ihre Kompetenz und Handlungsfähigkeit sowie als persönliche Entwertung erlebt. Ausgelöste archaische Ängste mobilisieren entsprechende Abwehrmechanismen: Spaltung, Verleugnung, Projektion … Die Rückgewinnung einer angemessenen Handlungsfähigkeit, einer professionellen Haltung ist dabei nur möglich, wenn die Lehrerin selbst ihre Arbeitsstrukturen als sicher erlebt und sich in ihrem Kollegium aufgehoben fühlen kann. Weiterhin braucht sie verfügbaren Raum zur Bearbeitung der ausgelösten Dynamik. Lehrkräfte machen weder während ihrer Ausbildung die Erfahrung, wie notwendig und hilfreich die selbstreflexive Auseinandersetzung mit der professionellen Beziehungs- und Gruppendynamik ist, noch bietet ihr Alltag dafür institutionalisierte Möglichkeiten. Im Gegenteil, die Suche nach Unterstützung, Reflexion und Anerkennung des Problems wird als Versagen und mangelnde Kompetenz erlebt. Ebenso wie die individuelle Reaktion auf Destruktivität Spaltung, Verleugnung und Ohnmacht auslöst, reagieren auch Kollegium und Öffentlichkeit vergleichbar. Unendliche pädagogische Grundsatzdiskussionen, Polarisierung, Ignoranz und Entwertung sind Versuche, sich der Verantwortung zu entziehen und die Problematik dem Versagen Einzelner zuzuschreiben. Die Lehrerin erlebt die Verweigerung von Empathie und Unterstützung als Bestätigung ihrer Insuffizienzgefühle, empfindet Scham und Ohnmacht und zieht sich zurück. Isolation, Verhärtung, Zynismus, Depression, Burn-out und psychosomatische Symptome sind die Folge.

Das Misstrauen und die agierten Spaltungstendenzen von Kindern, Jugendlichen und ihren Eltern mit strukturellen Defiziten und labiler Selbst-Objekt-Differenzierung erfordern eine aktive Vernetzung der verantwortlichen Erwachsenen. Sie brauchen eine dörfliche Struktur, in der sie und ihre Position grundsätzlich gesichert sind, Aufgaben und Zuständigkeiten verteilt sind und ein lebendiges soziales Geflecht Unterschiede und Abgrenzung ermöglicht.

Fortbildungsgruppen für Lehrkräfte

In zahlreichen Fortbildungen erlebte ich engagierte Lehrerinnen und Lehrer, die unter starkem Leidensdruck standen. Die verschiedenen Fortbildungen verliefen in einer angenehmen, angeregten Atmosphäre, die Inhalte wurden interessiert aufgenommen und als hilfreich empfunden, jedoch hatten sie in der Regel keinen entlastenden Effekt über den Fortbildungstag hinaus. Sowohl innerhalb als auch außerhalb der Schulen entstand das Bedürfnis nach Angeboten, die sich direkt an die Kinder und Jugendlichen wenden. Neben dem berechtigten Wunsch nach Abwechslung und Vielfalt, um den Schulalltag zu bereichern, wurden auch illusionäre Rettungs- und Erlösungsfantasien deutlich. In Trainingsprogrammen externer Anbieter sollten die Kinder demnach ihr problematisches Verhalten ablegen oder lernen, es in der Gruppe der Gleichaltrigen selbst zu regulieren. Entsprechende Programme wurden von den Kindern tatsächlich gerne und mit persönlichem Gewinn angenommen, brachten aber keine Entspannung der Problematik.

Vor diesem Hintergrund entwickelten wir ein Konzept für eine zweijährige Lehrkräftefortbildung zur Konfliktbearbeitung in der Schule: Das Fortbildungsprogramm richtet sich an mindestens fünf verschiedene Schulen unterschiedlicher Schulart eines Bezirks/Stadtteils/einer Gemeinde, die jeweils fünf Lehrkräfte für die Fortbildung freistellen und deren Schulleitungen bereit sind, an einer begleitenden Fortbildung in einer separaten Gruppe teilzunehmen. Die Fortbildung beginnt mit drei zweitägigen Workshops im Abstand von vier Wochen, danach trifft sich die Gruppe monatlich vierstündig. Für die Schulleitungen sind drei Treffen von vier Stunden verbindlich, weitere Termine können und sollten vereinbart werden.

Schwerpunkt der Arbeit ist die Erfahrung in der Gruppe und in Supervisionsaufstellungen, in denen akute Konflikte aus dem Schulalltag der Teilnehmer/-innen bearbeitet werden. Kurze Lehrgänge zur Einführung in die Entwicklungstheorie, Dynamik von Konflikten und Entstehung von Gewalt, Familiendynamik, Schulstruktur, Zeitmanagement, Rhythmisierung, Gesprächstechniken und so weiter sowie praktische

Übungen begleiten das Programm. Ein besonderer Höhepunkt ist ein Tag Körper- und Grenzerfahrung in der Turnhalle.

Mittlerweile haben wir 17 Gruppen durchgeführt und haben Anmeldungen für die nächsten Jahre. In diesen Fortbildungsgruppen zeigte sich dieselbe Hilflosigkeit im Umgang mit destruktiven Prozessen und Konflikten, wie in dem von Frau Overbeck beschriebenen Kollegium. Es fiel den Betroffenen schwer, von dem Vorfall zu berichten. Traumatisch erlebte Ohnmacht, Angst, Scham und Insuffizienzgefühle wurden verleugnet oder dramatisiert. Die anderen Teilnehmer/-innen spalteten sich spontan in zwei Lager. Die eine Gruppe reagierte zunächst verhalten belustigt und identifizierte sich mit den Jugendlichen: »Das ist doch normal in dem Alter ... Das haben wir doch auch gemacht ...« Einzelne begannen überdies ähnliche »Heldentaten« aus ihrer Schulzeit zu berichten oder spekulierten über den Anlass oder die Hintergründe der Tat. Die andere Gruppe war hingegen emotional stark betroffen und identifizierte sich mit der Ohnmacht des Opfers, dramatisierte die Bedrohung durch die Jugendlichen, gab der Schulleitung, der Behörde, der Politik, der Gesellschaft die Schuld und nutzte die Situation, um latente eigene Ängste und regressive Sehnsüchte nach Schutz und Versorgung auszudrücken.

Die Arbeit bestand darin, die beginnende rationalisierende und weiter polarisierende pädagogische Diskussion zu unterbrechen, das heißt den Spaltungsprozess in der Gruppe zu stoppen und stattdessen einen Realitätsbezug herzustellen sowie einen moralischen Konsens und die Vorstellung von Handlungsfähigkeit zu aktivieren. Die unbewusste Sehnsucht nach einfachen Lösungen und Orientierung äußerte sich in Wünschen nach leicht erlernbaren Techniken, Tricks und Ratschlägen und war in der Gegenübertragung als Agierdruck, die Schulleitung, die Behörde und so weiter zu beeinflussen, deutlich spürbar.

Die Aufstellungsmethode, zunächst mit großer Skepsis betrachtet, brach die Polarisierung auf und eröffnete einen Raum, in dem jede Position sich entfalten und anerkannt werden konnte. Neue Perspektiven und Handlungsideen wurden sichtbar und weiterentwickelt. Neben der Hilfe für eigene Konflikte und Probleme wurde die Übernahme von Stellvertretungen als besondere Bereicherung erlebt. Das emotionale und körperliche Erleben auf dem »Platz« einer unbekannten Person, die gespürte Reaktion auf Interventionen und Veränderungen, die sichere Wahrnehmung einer guten Lösung und so weiter weichten Verhärtungen, Verkrampfungen und Einschränkungen auf.

Die Erfahrung der Teilnehmer/-innen, dass sie sich und ihren Wahrnehmungen trauen können, dass die ausgelösten Gefühle angemessen und hilfreich sind, dass sie von den anderen Teilnehmer/-innen verstanden, angenommen, gestützt und nicht verurteilt, beschämt und ausgegrenzt werden, führte in der Gruppe dazu, dass unbewusste Rettungsvorstellungen, und narzisstische Größenfantasien wie auch ideologische Ideale abgearbeitet wurden. Die Auseinandersetzung mit schwierigen Schülern und Schülerinnen und kritischen, eskalierenden Situationen wurde pragmatischer und professioneller. Die anfänglich wahrgenommene latent depressive Handlungsunsicherheit und Defensivität wich einer selbstbewussten und selbstverantwortlichen professionellen Haltung. Die Lehrkräfte fühlten sich in ihrem beruflichen Alltag zunehmend wohler und handlungsfähiger.

Die Vorstellung von einer »repressionsfreien Erziehung« bildet einen Gegenentwurf zu einer auf Unterwerfung, Zwang und menschenverachtender despotischer Autorität basierenden Zurichtung der Kinder. Als Gegenentwurf beinhaltet sie aber auch die Gefahr sentimentaler Verleugnung der vitalen Aggressivität von Heranwachsenden und verführt zur regressiven Identifikation der Erwachsenen mit den Kindern aufgrund der Idee von der Gleichheit von Kindern und Erwachsenen.

Im Gegensatz dazu repräsentieren die Erwachsenen als idealisiertes Gesamtobjekt für die Heranwachsenden eine Ordnung, die ihnen Halt und Orientierung gibt. Erst die Erfahrung einer zuverlässig »haltenden Umwelt«, das heißt die praktische Bestätigung einer Illusion durch die Fürsorge der Erwachsenen, bildet die Grundlage für eine selbstbewusste und kreative Auseinandersetzung mit der vorgefundenen Welt. Nur die Anerkennung von Hierarchie und Differenz durch die Erwachsenen ermöglicht die Entwicklung eines repressionsfreien Diskurses mit der heranwachsenden Generation.

Kinder und Jugendliche, die nicht ausreichend Sicherheit und Halt erfahren haben, leben in einer unberechenbaren Welt. Die ausgelösten archaischen Ängste führen zu starren Abwehrorganisationen, die unter anderem durch narzisstisches Agieren aufrechterhalten werden. Progressive Schulen und engagierte Lehrkräfte sind bereit, sich auch auf schwierige Kinder einzustellen, zeigen Verständnis, machen zusätzliche Angebote, bieten individuellen Spielraum und Beziehung an. Wenn sie über einen bestimmten Zeitraum aufrechterhalten werden, mobilisieren diese Angebote den Konflikt zwischen regressiven Sehnsüchten nach Geborgenheit und Sicherheit einerseits und der Wut über das Versagen des primären Objektes andererseits. Dissoziales Agieren wie Destruktivität, Gewalt, Stehlen, Verweigerung oder demonstrativer Rückzug ist ein Appell an die Verantwortlichen, nicht integrierte archaische Aggression ernst zu nehmen und angemessen und zuverlässig zu begrenzen. Die Anstrengung, die das erfordert, besteht darin, die Wut und die ausgelösten Racheimpulse in Bezug auf den Diebstahl oder auch Angriff ernst zu nehmen, den ausgelösten Spaltungstendenzen und dem Handlungsdruck zu widerstehen und im Diskurs mit den anderen Verantwortlichen die Tat als Ausdruck der Unsicherheit der Heranwachsenden zu sehen, angesichts welcher das Motto »einer für alle« gilt.

Die Anstrengung ist alleine nicht zu bewältigen. Sie erfordert Zusammenarbeit und Begrenzung, Solidarität und Autonomie, Anerkennung und Distanz, Wertschätzung und Kritik, Auseinandersetzung und ein lebendiges wie lustvolles Miteinander der sogenannten Erwachsenen, die sich noch gar nicht erwachsen fühlen und einem jüdischen Witz zufolge nur abwarten, bis die Kinder aus dem Haus sind und der Hund gestorben ist, damit das »richtige« Leben beginnen kann. Witze, Rituale, Feste helfen den Schmerz auszuhalten, der mit dem Abschied von den Heranwachsenden verbunden ist und an die Endlichkeit erinnert.

Literatur

Overbeck, Annegret (1994): ›Der Vater stinkt.‹ Von der kulturellen Entwertung der Vaterrolle und dem Verlust der väterlichen Dimension in der Erziehung. In: Seidler, Günther (Hg.): Das Ich und das Fremde. Klinische und sozialpsychologische Aspekte des destruktiven Narzißmus. Opladen (Westdeutscher Verlag), S. 45–68.

Salinger, Jerome D. (1951): Der Fänger im Roggen.

Winnicott, Donald W. (1964): Aggression.

Aufbruch und Enteignung im Möglichkeitsraum der Adoleszenz – Depression als Folge gegenwärtiger Generationenbeziehungen

Vera King

Mit folgender Szene beginnt ein Roman von David Mitchell, *Der dreizehnte Monat* von 2006, der 13 Monate im Leben des zu Beginn 13-jährigen Jungen Jason und seinen Wandel vom Kind zum Adoleszenten beschreibt.

> »*Januar*
> Mein Büro bleibt absolut tabu für euch. So lautet Dads Regel. Aber das Telefon hatte schon fünfundzwanzigmal geklingelt. Normale Leute geben nach dem zehnten oder elften Mal auf, außer es geht um Leben und Tod. Oder? Dad hat einen Anrufbeantworter wie James Garner in *Detektiv Rockford*, mit so großen Spulen. Aber in letzter Zeit lässt er ihn nicht mehr laufen.«

Jason fantasiert nach weiterem Klingeln einen Unfall seines Vaters und …

> »Vielleicht verpassten wir die letzte Chance, unseren verkohlten Vater wenigstens noch auf der Sterbestation zu sehen. Also ging ich rein und dachte an Blaubarts Frau, die sein Zimmer betrat, obwohl er es ihr verboten hatte« (S. 7).

In dieser Eingangsszene wird ein Motiv aufgegriffen, das wir aus Märchen und Mythen kennen – auf Blaubart wird explizit referiert –, nämlich das Motiv des verbotenen Raumes und der drohenden Strafe bei Übertretung. Dieser Raum symbolisiert im Märchen häufig die bis dahin verborgenen Aspekte der eigenen Geschichte, das Rätsel des Ursprungs und der Urszene, aber auch Neugierde und Begierde erweckende Dimensionen des eigenen und fremden Geschlechtskörpers, der erkundet werden will. Das Eindringen in den Raum kann auf die noch tabuierte Aneignung des Sexuellen verweisen. In einem allgemeine Sinne bebildert es die erste Annäherung an Positionen, die bis dahin den Erwachsenen vorbehalten waren und zunächst noch in dem Maße verboten erscheinen, wie das eigene Großwerden mit zu starken Verlustgefühlen oder mit ödipalen Triumph- und Bestrafungsfantasien verbunden ist. Dieser verbotene Raum wird hier ausgemalt als Büro des Vaters, wie schon vorweggenommen werden kann: als Schreibtischstuhl, auf den sich der Sohn dann setzen und dabei verräterische Spuren hinterlassen wird.

Heranwachsen bedeutet für die Jugendlichen, wie Winnicott betont hat, »selbst an die Stelle der Erwachsenen zu treten«, und weckt auch unbewusste Fantasien über einen damit verbundenen Tod der Eltern (1971, S. 163). Die entsprechenden Hemmungen, sich die Erwachsenenpositionen anzueignen, können sich im Verlauf der Adoleszenz in dem Maße auflösen, in dem es gelingt, die Bindung an die primären Liebesobjekte umzugestalten, die inzestuösen ödipalen Wünsche aufzugeben, die Liebe zu neuen Objekten und zur außerfamilialen Welt zuzulassen. Das ernster werdende Spiel mit dem Verbotenen, das Experimentieren mit Grenzüberschreitungen ist Teil dieses Prozesses und des adoleszenten Wagnisses, bei dem auch die Gleichaltrigen an Bedeutung gewinnen und Hilfe bieten. Um solche Transformationen vollziehen zu können, bedarf es wiederum eines Zeitraumes, eines adoleszenten Spielraums der Umgestaltung, in dem Aspekte des kindlichen Spiels in adoleszente Varianten des Experimentierens mit narzisstischen Größenfantasien und Tagträumen umgewandelt werden, eines Raums für die kreative Ausgestaltung zentraler biografischer Themen, Nöte und Bedrängnisse – kurz: eines psychosozialen Möglichkeitsraums (King 2002) für den adoleszenten Aufbruch und die Neuerschaffung des eigenen Selbst. Ein solcher Raum ist weder selbstverständlich noch frei von Irritation. Um ihn muss psychisch und sozial immer wieder gerungen werden, auch wenn ein jugendliches Moratorium auf gesellschaftlicher Ebene größere Selbstverständlichkeit erlangt hat. Voraussetzung für die Verwendung eines Möglichkeitsraums ist zudem, dass auch die erwachsene Generation nicht ihrerseits störend in die adoleszenten Umgestaltungsprozesse eindringt. Diese Aspekte möchte ich im Folgenden beleuchten – Merkmale des adoleszenten Möglichkeitsraums, die intergenerationale Dynamik der Adoleszenz sowie Varianten der Enteignung adoleszenter Potenziale durch die jeweiligen Erwachsenen, die ich insbesondere mit Blick auf bestimmte Aspekte der Depression als Folge einer gehemmten Adoleszenz erörtern möchte. Dabei werde ich auch Mitchells Roman erneut aufgreifen.

Adoleszente Entwicklung als intergenerationaler Prozess

Entwicklungsprozesse im Übergangsraum der Adoleszenz können wir zunächst intrapsychisch als einen Dreischritt von Trennung, Umgestaltung und Neuschöpfung beschreiben. Die psychische Arbeit, die dabei jeweils geleistet werden muss, besteht zunächst in *Abschied und Trauer*, des Weiteren in der *Fähigkeit, Bestehendes infrage zu stellen* und die damit verbundenen Ängste und Schuldgefühle auszuhalten, und schließlich darin, aus den vorhandenen Ressourcen *Vergangenes und Gegenwärtiges zu einem neuen Lebensentwurf* zu verknüpfen. Diese innere Auseinandersetzung ist zugleich – und das verstärkt ihre Störanfälligkeit – in der äußeren Realität eingebettet in ein intersubjektives Geschehen, denn an Adoleszenz sind eben zwei Generationen beteiligt: Adoleszente sind selbst noch im Werden begriffen, sie sind auch im Trennungs- und Verselbstständigungsprozess noch auf Erwachsene angewiesen, obwohl sie oft anders erscheinen wollen. Sie sind in ihrer Subjektwerdung störbar und verletzlich. Zugleich müssen sie, um selbstständig werden zu können, im psychodynamischen Sinne die Erwachsenen von ihren angestammten Plätzen drängen. Dieser phantasmatische und teils reale Angriff auf die geliebten Objekte wird in der Adoleszenz umso intensiver erlebt, als die Herangewachsenen nun über einen potenten Körper und über neue kognitive Potenz verfügen. Umso größer kann der Schmerz sein, wenn Adoleszente diejenigen innerlich angreifen und infrage stellen, auf die sie zugleich noch angewiesen sind, und wenn sie die damit verbundenen Ängste, Schuldgefühle, Trauer und Einsamkeitsempfindungen durchlaufen. Denn Individuation bedeutet zugleich: Indem Adoleszente ihre eigene Welt erschaffen, müssen sie – phasenweise – auf die Zustimmung und Anerkennung der generational bedeutsamen Anderen verzichten. Adoleszente treten notwendigerweise – und hier werden die Gleichaltrigen besonders wichtig – im Verhältnis zu Erwachsenen in ein »Anerkennungs*vakuum*« ein (King 2002). Mit diesem »Anerkennungsvakuum« verdichtet sich die Individuationskrise in der Adoleszenz, die, und zwar für beide Seiten im Generationenverhältnis, eine strukturelle, unhintergehbar ambivalente und schwierige Herausforderung darstellt.

Was heißt das aufseiten der Erwachsenen? Auf die Familie bezogen bedeutet dies: So sehr Eltern einerseits Autonomisierung und Potenzen der herangewachsenen Kinder begrüßen mögen, werden sie anderseits nicht nur durch Trennung, sondern durch ein das Eigene potenziell relativierendes Neues der Generationsabfolge immer auch schmerzlich berührt. Für die außerfamilialen Zusammenhänge gilt ebenfalls, dass die jeweiligen Erwachsenen dadurch mit der Vergänglichkeit ihrer historischen Wirkungen und kulturellen Praktiken konfrontiert werden. Das heißt: Indem Erwachsene adoleszente Entwicklungen befördern, befördern sie damit immer auch die Relativierung ihrer eigenen Weltsicht. Der Prozess der Ablösung in der Adoleszenz hat insofern für beide Seiten im Generationenverhältnis diese doppelsinnig ambivalente Bedeutung: Ablösung *von* der erwachsenen Generation läuft in verschiedener Hinsicht auch auf eine von dieser als schmerzlich erlebte Ablösung *der* erwachsenen Generation hinaus. Bollas (2000) hat dies in der Formulierung zugespitzt, dass die jeweilige erwachsene Generation noch vor ihrem Alter und vor ihrem Tod von »nachfolgenden Generationen … zu Geschichte« gemacht werde« (S. 250) und darauf entsprechend destruktiv reagieren könne. Adoleszente Individuation ist daher immer auch gebunden an die *generative Fähigkeit der* jeweiligen *Erwachsenen, intergenerationelle Ambivalenz zu ertragen und nicht in Destruktivität abgleiten zu lassen.* Es geht darum, einen adoleszenten

Möglichkeitsraum zur Verfügung zu stellen und dabei von unmittelbaren narzisstischen Kompensationen Abstand zu nehmen, um nicht störend oder gar destruktiv in die adoleszenten Selbstfindungsprozesse einzugreifen. Fürsorge gegenüber der nachwachsenden Generation und generative Haltung bedeuten in diesem Sinne, zum einen den Adoleszenten genügend Freiraum zu lassen, zum zweiten zur psychischen »Verwendung« durch die adoleszenten Kinder im Sinne Winnicotts zur Verfügung zu stehen, also einen sicheren Hafen und Anker zu bieten, der den Gang hinaus in die Welt ermöglicht; und zum dritten bedeuten sie schließlich, den adoleszenten Entwicklungsraum nicht für sich selbst zu okkupieren, die Adoleszenten in diesem Sinne nicht ihres Spielraums zu enteignen.

Diese als »Generativität« bezeichnete Anforderung an Erwachsene (King 2002) als Bedingung für adoleszente Individuation hat sich, soziologisch betrachtet, in der Folge gesellschaftlicher Modernisierung und Individualisierung von Generationenverhältnissen neu gestaltet. In vor- und frühmodernen Gesellschaften wurde die Verarbeitung von Trennung, Ambivalenz und Aggression in stärkerem Maße durch Rituale und festgefügte soziale Konventionen teils erleichtert, teils erzwungen. In modernisierten Gesellschaften gibt es größere Spielräume – zugleich obliegen die notwendigen Trennungen zunehmend der individuellen psychosozialen Kompetenz.

Individuation und Generativität der neuen Generation

Vervollständigen wir unsere Betrachtung des Generationenverhältnisses der Adoleszenz, indem wir nun wieder die Adoleszenten selbst in den Blick nehmen. Wir sehen dann, dass das Erlangen der Fähigkeit zur Generativität im psychischen Sinne auch das »Ende« des adoleszenten Prozesses markiert. Adoleszente werden selbst schrittweise generativ und in diesem Sinne wirkmächtig auf einem neuen Niveau, indem sie nachhaltig neue Bedeutungen und Praktiken hervorbringen, indem sie Verantwortung – also psychisch und psychosozial eine Elternposition im Verhältnis zu etwas (und zu anderen) – übernehmen können. Generativität kann sich auf die unterschiedlichsten Bereiche beziehen (also *auch, aber nicht zwangsläufig* auf den Bereich der Elternschaft im üblichen Sinne) – und sie muss wiederum im generationellen Wechsel in mancher Hinsicht der erwachsenen Generation abgerungen werden.

Aus intersubjektiver Sicht heißt das, wie bereits erwähnt: Individuation und Generativität der Adoleszenten werden in dem Maße ermöglicht, wie Erwachsene nicht verhindernd oder destruktiv in adoleszente Prozesse eingreifen oder eindringen – was jedoch, ohne bewusst beabsichtigt zu werden, geschehen kann und auch immer wieder geschieht. Denn praktisch betrachtet sind diese Anforderungen in familialen Generationenbeziehungen zumeist nur bedingt und phasenweise erfüllbar. Überwiegen die Momente der Verhinderung, so werden Umgestaltungsprozesse und Abschluss der Adoleszenz gehemmt, was sich auch in depressiven Symptomen ausdrücken kann. Aus soziologisch-sozialpsychologischer Sicht hat Ehrenberg (2004) in seiner Studie »Das erschöpfte Selbst« auch Depression als typische Erkrankung zeitgenössischer Gesellschaften und als Ausdruck eines nicht vollzogenen Übergangs in die Erwachsenenposition charakterisiert – ohne allerdings die Generationenbeziehungen der Adoleszenz selbst in seiner Analyse zu berücksichtigen. Aus der hier ausgeführten adoleszenztheoretischen Sicht, welche die intergenerationale Dynamik einbezieht, wäre in diesem Sinne hervorzuheben, dass in der Depression gerade der konflikthafte Abschluss der Adoleszenz im entscheidenden Schritt der Individuation unterbleibt oder regressiv unterlaufen wird: Nämlich Vater und Mutter als »Portalfiguren meines Lebens« (Weiss 1964, S. 7) vom Sockel der inneren kindlichen Beziehungswelt zu heben und einen – enttäuschungsresistenteren, weil entidealisierten – Platz des Erwachsenseins selbst einzunehmen. Die Depression hält demgegenüber sowohl die Idealisierung als auch die Enttäuschung am Leben aufrecht – wie auch die innere Hierarchie zwischen den »großen« Elternimagines und dem eigenen verkleinerten Selbst. Das beschriebene, für den entscheidenden Schritt der Individuation unumgänglich durchzustehende »Anerkennungsvakuum« der Adoleszenz wird regressiv gewendet und perpetuiert. Die für die adoleszente Progression notwendige vitale aggressive Bewegung wird gehemmt und in einem de-vitalisierenden inneren Kreislauf von Selbstanklage und Anklage, von Selbstentwertung und Objektentwertung konserviert und damit die individuierende Differenzierung zwischen dem herangewachsenen kindlichen Selbst und dem Objekt gehemmt. Mit dieser adoleszenztheoretischen Pointierung ist idealtypisch die Schnittstelle bezeichnet, an welcher der Durchgang durch das Nadelöhr der adoleszenten Anforderungen potenziell abbricht. In einen solchen Entwicklungsabbruch können verschiedene psychische Dispositionen der Kindheit einfließen, deren Bearbeitung und adoleszente Neustrukturierung aufgrund der intergenerationalen Dynamik verstellt ist. Überdies kann ein solcher Entwicklungsabbruch eingebettet sein in unterschiedliche Adoleszenzverläufe, insbesondere in eine »verkürzte«, eine »überdehnte« oder »enteignete« Adoleszenz (vgl. King 2006, S. 222f.). Hier wird – mit Blick auf typische Veränderungen der spätmodernen Generationenbeziehungen – der Modus einer *enteigneten Adoleszenz* im Zentrum der Betrachtung stehen.

Depression als Folge gegenwärtiger Generationenbeziehungen oder: Wem gehört der Möglichkeitsraum der Adoleszenz?

Vergegenwärtigen wir uns zunächst, dass Depressionen auch in der Adoleszenz und im Übergang zum Erwachsenenalter nach jüngeren Studien zuzunehmen scheinen. Der Ersterkrankungsgipfel der Depression ist etwa nach Untersuchungen des National Institute of Mental Health von der Phase zwischen 30 und 40 in die Zeit zwischen dem 18. und 25. Lebensjahr gesunken (vgl. Shea et al. 1992; National Institute of Mental Health 2004). Auch dies können wir als Indiz dafür verstehen, dass sich Anforderungen in der Adoleszenz und im Übergang zum Erwachsenenalter verschärft haben. Zeitdiagnostische sozialpsychologische Analysen der Depression akzentuieren hier übergreifend die Lebensbedingungen in sich rasch verändernden Gesellschaften. Gewachsene Anforderungen an Leistung, Mobilität und Verfügbarkeit werden als Faktoren erachtet, welche die allgemeine Zunahme an

Depressionen mit bedingen (vgl. z.B. Morgenroth 2005; Haubl 2008). In der hochbeschleunigten »globalen« Gesellschaft, so der Soziologe Rosa (2005) in seiner Studie über »Beschleunigung«, herrsche Unsicherheit und ein Veränderungsdruck in allen Dimensionen des Sozialen, der zugleich einen Zwang zur Jugendlichkeit erzeuge. Das Ideal oder die Norm der Jugendlichkeit entstamme in diesem Sinne nicht einer »kulturellen Laune der spätmodernen Gesellschaft, sondern [sei] ihren Temporalstrukturen unaufhebbar eingeschrieben«. »Wer sich den stetig wechselnden Handlungsbedingungen nicht immer wieder von neuem anpasst [...], verliert die [...] Optionen für die Zukunft« (S. 190). Auch Rosa vermutet, dass die rotierende Beschleunigung sozialer Wandlungen den Leerlauf der Depression nach sich ziehen könne.

In einer ironisierenden und zugleich in einigen Hinsichten die Mechanismen der Depression als formales Gestaltungsprinzip ins Werk setzenden Variante hat dies Michel Houellebecq in seinem Roman *Elementarteilchen* thematisiert, der als treffende Zeitdiagnose aufgefasst wurde. In diesem Roman scheint die Bindungslosigkeit der um sich selbst kreisenden Monaden auf die Spitze getrieben. Jugendlichkeit reduziert sich hier auf einen scheinbar unhintergehbaren Tauschwert im Gefüge vorwiegend instrumenteller Beziehungsformen, in denen in der emotionalen Leere oder in der sexuellen Obsession Angst, Schmerz und Verzweiflung abgewehrt werden: »In einer Welt, die nur die Jugend achtet, sind die Menschen nach und nach innerlich *ausgezehrt*« (2006, S. 125), so einer der Protagonisten, Bruno, der sich selbst diesem Prinzip bedingungslos unterwirft. Depression ist die Kehrseite der Jugendlichkeitsfixierung in der hier ausgemalten Welt, in der auch keine Verantwortung für sich und andere, vor allem nicht für die folgende Generation übernommen wird. Der eben zitierte Protagonist Bruno erklärt im Roman, dass er, als er jung war, sich nicht um seinen kleinen Sohn kümmern konnte, weil er selbst deprimiert war. Je mehr der Sohn sich der Pubertät nähert, desto deutlicher wird das Nicht-Kümmern zur Feindseligkeit. Der Junge droht nun zum sexuellen Rivalen im Verhältnis zu den begehrten jungen Frauen zu werden. Vor allem aber kann der Vater sich nicht mit dem Leben des Sohnes identifizieren, eben *weil* es über sein eigenes hinausweist: Er habe, so räsoniert er, dem Sohn nichts zu vererben, nicht einmal soziale Regeln, da dieser ohnehin in einer völlig veränderten Welt leben werde. Der Sohn wird, so Bruno, zum »Feind«, der »dich überlebt« (S. 192). Vater und herangewachsener Sohn scheinen sich »in demselben Käfig zu bekämpfen, dem Käfig der Zeit« (S. 189).

Die Schilderung der Personen und ihrer Beziehungen erinnert daran, wie Ehrenberg (2004) die »depressive Persönlichkeit« mit ihrer Schwierigkeit beschreibt, das Vergehen der Zeit zu akzeptieren. Die depressive Persönlichkeit, so Ehrenberg, verharre »in einem Zustand der permanenten Adoleszenz« (S. 150). Es gelinge ihr nicht, »erwachsen zu werden und die Frustrationen, die das Geschick eines jeden Lebens sind, zu akzeptieren.« Eben aus dieser Unfähigkeit, eine adoleszente Verfassung zu verlassen, in der »noch« immer alles möglich erscheint – resultiere das »ständige Gefühl der Unsicherheit oder Labilität«, wie es für die Depression als verbreitetes Phänomen spätmoderner Gesellschaften typisch sei (ebd.). Doch was bedeutet dies für die Adoleszenten?

Wie ich ausgeführt habe, ist der Aufbruch der Adoleszenten stets spannungsgeladen im Verhältnis zur vorausgehenden Generation der Eltern. Diese Spannung muss sich wiederum zwangsläufig verstärken, wenn die unter beschleunigten Lebensbedingungen zu Juvenilität und Flexibilität innerlich oder äußerlich getriebenen Erwachsenen den eigenen Aufbruch auf Dauer stellen. Wem gehört dann der Möglichkeitsraum der Adoleszenz?

Hier zeigt sich ein spezifisches Paradox der Spätmoderne. Zwar bedürfen individualisierte Gesellschaften einer erhöhten Fähigkeit zur autonomen Lebensbewältigung und der entsprechenden Bedingungen des Aufwachsens, die Voraussetzungen hierfür sind jedoch in familialen Generationenbeziehungen in einigen Hinsichten ungünstiger geworden. Denn die gesellschaftlichen Anforderungen an die individualisierte flexible Lebensgestaltung (Sennett 1998) wirken sich dort, wo sie strukturell zur Überforderung werden, auch negativ aus auf die psychischen Ressourcen und Kompetenzen der Elternschaft, für die je folgende Generation verlässliche und emotional stabile Rahmen zu schaffen. Ehrenberg hat wie erwähnt betont, dass in der Depression die Begrenzungen des

Erwachsenenlebens negiert würden und eine permanente Adoleszenz etabliert würde. Doch sind die Schwierigkeiten, die Adoleszenz abzuschließen, nicht einfach nur auf individueller Ebene angesiedelt. Sie sind wesentlich begründet in *intersubjektiven, genauer: intergenerationalen* Dynamiken. Die Adoleszenz der Kinder stellt, wie ausgeführt, auch für die Eltern eine Entwicklungsaufgabe dar. Erwachsene können versuchen, Verluste abzuwehren, indem sie selbst die Position von Adoleszenten einnehmen und dem Aufbruch der Kinder zuvorkommen. Sie werden dazu umso eher neigen, wenn sie, wie Winnicott schreibt, »selbst um ihre eigene Jugend betrogen worden sind« (1965, S. 121), wenn sie eine gehemmte Entwicklung durchliefen – oder wenn sie absorbiert sind von der Bewältigung eigener bedrängender Lebenssituationen. Erwachsene müssten, so wurde betont, in der Lage sein, loszulassen und doch zur Verfügung zu stehen, sich als Objekt der Auseinandersetzung verwenden lassen zu können, ohne allzu sehr einzudringen. Sie müssten Freiräume bieten, ohne sich selbst zu verflüchtigen. Dass Adoleszente auch groß und potent erscheinen, kann demgegenüber nahelegen, ihre gleichwohl vorhandene Bedürftigkeit und Verletzlichkeit zu verleugnen. Bedrängende Anforderungen an Flexibilität können dann die Tendenz verstärken, dass Erwachsene mit Adoleszenten um Spielräume der Entwicklung rivalisieren: dem »Jetzt bin ich dran« des aufbrechenden Adoleszenten kann ein »Aber zuvor bin ich dran, denn ich habe noch weniger Lebenszeit als Du« entgegengehalten werden. Dieses ungleiche Ringen zwischen Eltern und Heranwachsenden in »demselben Käfig der Zeit«, wie es Hoeullebecq auf den Punkt gebracht hat, kann zu einer Enteignung der Möglichkeitsräume der Adoleszenten führen.

Wie oben ausgeführt, werden in modernisierten Gesellschaften der erwachsenen Generation andere psychische Leistungen abverlangt als in traditionalen Gesellschaften, in denen Generationsabfolgen und Übergänge stärker von außen reguliert wurden. Hier zeigt sich nun, dass insbesondere in den beschleunigten sozialen Wandlungen der späten Moderne die Voraussetzungen für deren Realisierung überdies in dem Maße unterhöhlt sind, wie Merkmale der Jugendphase auch für die Erwachsenen an Bedeutung gewinnen, wenn also die jeweilige Elterngeneration unter innerem oder äußerem Anpassungsdruck, Flexibilitäts- und

Mobilitätszwang steht und selbst in ständigem Aufbruch begriffen ist. Diese Veränderungen können wir wie folgt schematisieren:

Traditionale/frühmoderne Gesellschaften:
- Generationsverhältnisse und Übergänge sind ritualisiert;
- Außensteuerung von Verzichts- und Trennungsleistungen;
- größere Starrheit von Machtbeziehungen und geringere Potenziale der Individuation

Moderne Gesellschaften:
- generationale Verhältnisse und Abfolgen sind offener, größere Spielräume für Individuation;
- individualisierte Verzichts- und Trennungsanforderungen an Erwachsene und Heranwachsende;
- Gefahr der Überforderung

Spätmoderne Gesellschaften:
- »Jugendlichkeit«, Mobilität, Flexibilität als Normen auch für Erwachsene;
- Zunahme »adoleszenter« Aufbrüche auch in der jeweiligen Elterngeneration;
- potenzielle »Enteignung« des adoleszenten Möglichkeitsraums

Aufbruch und Enteignung in David Mitchells Roman *Der dreizehnte Monat*

Kehren wir zum Beispiel des eingangs erwähnten Romans zurück:

> »Mein Büro bleibt absolut tabu für euch. So lautet Dads Regel. Aber das Telefon hatte schon fünfundzwanzigmal geklingelt …«

Jason fantasiert nach weiterem Klingeln einen Unfall seines Vaters und …

> »Vielleicht verpassten wir die letzte Chance, unseren verkohlten Vater wenigstens noch auf der Sterbestation zu sehen. Also ging ich rein und dachte an Blaubarts Frau, die sein Zimmer betrat, obwohl er es ihr verboten hatte« (S. 7).

Jason nimmt ab, das Gegenüber meldet sich jedoch nicht, er hört im Hintergrund gerade noch die Titelmusik der Sesamstraße, Babybrüllen, dann das Aufknallen des Hörers.

Nachdem Jason nun schon das *Tabu* durchbrochen hat, spielt er Krieg, auf dem großen Stuhl des Vaters sitzend.

»Dads Drehstuhl ist wie der Lasertower des Millennium Falcon. Ich ballerte auf die russischen MiGs, die den Himmel über den Malverns verdunkelten. Bald verdankten mir zigzehntausend Menschen zwischen hier und Cardiff ihr Leben« (S. 9).

Die Spuren, die er beim Bleistiftespitzen hinterlässt (er macht sie »so spitz, dass sie durch eine kugelsichere Weste kommen würden«, S. 9), überführen ihn später der Übertretung des Verbots. Doch noch während der Vater später beim Abendessen dabei ist, diese Überführung rituell zu exerzieren, kehrt sich die Situation gegen den Vater. Denn nun weiß auch die Schwester von einem Anruf zu berichten, bei dem sich am anderen Ende niemand meldete. Die Eltern scheinen zu verstehen, wer das gewesen ist – der Ärger zwischen Vater und Sohn verlagert sich in einen Streit zwischen den Eltern, der für Jason zunächst unbegreiflich bleibt. Erst im Verlauf der Geschichte ahnt der Leser, dass in der Initialszene des Romans die Geliebte des Vaters am anderen Ende der Leitung schwieg und das Weinen ihres Kindes zu hören war. Jason stößt also zum Auftakt des Romans im realen und symbolischen Eindringen in den Raum des Vaters – in Blaubarts Zimmer – auf ein Geheimnis (auf eine noch geheime Parallelfamilie und andere Urszene, wie man sagen könnte), auf ein Rätsel, das hintergründig Jasons Entwicklung im Verlauf der folgenden 13 Monate im Roman bestimmt.

Eine Folge dieses Eindringens ist nun, wie erwähnt, der Streit der Eltern, an dem er sich schuldig fühlt. Um sich zu trösten, nimmt er aus einem Versteck in seinem Zimmer die kostbare Uhr des Großvaters, eine Omega, die sein Vater ihm mit den Worten geschenkt hat:

»›Er hätte es für mich aufbewahrt, bis ich groß genug bin, um selber drauf aufzupassen. Es war eine Armbanduhr [...]. Er hat sie sein ganzes Leben lang jeden Tag getragen, sogar in dem Moment, als er gestorben ist. Das macht die Omega nicht unheimlich, sondern zu etwas ganz Besonderem‹« (S. 28f).

Jason geht daraufhin, nach dem Streit der Eltern, mit der Uhr zum Eislaufen, stürzt und verletzt sich. Einige Zeit später sieht Jason auf die Omega seines Großvaters und stellt fest,

»dass es keine Uhrzeit mehr *gab*.
›*Nein!*‹, hörte ich mich wimmern. Das Uhrglas, der Stundenzeiger und der Minutenzeiger fehlten, nur der verbogene Sekundenzeiger war noch da. Der Sturz auf dem Eis – dabei musste es passiert sein. Das Gehäuse war gesprungen, und das halbe Innenleben quoll heraus.
Opas Omega war vierzig Jahre lang *nie* falsch gegangen.
In nicht mal zwei Wochen hatte ich sie kaputt gemacht« (S. 39).

Jasons Schuld- und Versagensgefühle in dieser durch die weitergereichte Uhr versinnbildlichten männlichen Genealogie der Familie bilden einen der roten Fäden im folgenden Handlungsstrang – ebenso seine vergeblichen Versuche, zur Wiedergutmachung heimlich Geld zu beschaffen für eine neue Uhr. Am Ende, in einem Gespräch mit dem Vater, einer Art wechselseitiger Beichte, »gesteht« Jason. Inzwischen ist jedoch deutlich geworden, dass es der Vater selbst ist, der die Familien-Genealogie verändert und durch die Trennung von der Familie »zerbrochen« hat. Die Schuldgefühle Jasons wegen der zerstörten Uhr und seine Wiedergutmachungs- oder Reparaturversuche, die ihn im Verlaufe des geschilderten Jahres gequält haben, stehen am Ende in entsprechend relativiertem Kontrast zur moralischen und ökonomischen Schuld des Vaters. Denn um seine Geliebte Cynthia, die in finanziellen Schwierigkeiten steckte, und deren kleine Tochter unterstützen zu können, hatte der Vater eine Hypothek auf das Haus aufgenommen, in dem Jason, seine Eltern und seine Schwester lebten. Die Versuche des Vaters, dies vor seiner Frau, Jasons Mutter, geheim zu halten, scheitern schließlich. Als sie es bemerkt, ist dies das Ende der Ehe. Das Haus, in dem Jason seine Kindheit verbrachte, wird von allen Familienmitgliedern verlassen. In der letzten Szene sitzt Jason mit seiner Schwester in seinem leer geräumten Zimmer. Er wird nun allein mit seiner Mutter in eine andere Stadt ziehen, der Vater wohnt bereits bei seiner »neuen Familie«:

> »›Das Komischste von allem ist, [...] ohne Dad hier wegzugehen. Ich meine, eigentlich müsste er jetzt hektisch im Haus rumlaufen, den Boiler ausstellen, das Wasser, das Gas ...‹
>
> Diese Scheidung ist wie ein Katastrophenfilm, in dem plötzlich die Straße im Zickzack aufreißt und sich unter irgendjemand ein Abgrund auftut. Ich bin dieser Jemand. Auf der einen Seite stehen Mum und Julia, auf der anderen Dad und Cynthia. Wenn ich nicht auf eine dieser beiden Seiten springe, stürze ich in die endlose schwarze Tiefe. ›Ein letztes Mal nach den Fenstern sehen, nach dem Strom. So wie früher, wenn wir in den Urlaub [...] oder sonst wohin gefahren sind‹« (S. 493).

Der Roman begann mit der noch spielerischen Grenzüberschreitung des Eindringens in das tabuierte Büro des Vaters, gelockt durch das Klingeln des Telefons. Er hob an mit der spielerischen Aggression des Sohns, der mit Vaters »klasse Bleistiftanspitzer« (S. 9) seine Stifte schärft und in der Fantasie als kämpferischer Retter feindliche Flugzeuge abschießt. Im Verlauf des Romans werden die Beziehung zwischen den Eltern und die Position des Vaters zunehmend prekär, phasenweise ungreifbar. Am Ende sitzt der Sohn in seinem eigenen, leer geräumten Zimmer und schwankt zwischen depressiver Verzweiflung und Trauer, der Vater ist bereits ausgezogen.

Auf kunstvolle Weise werden in diesem Adoleszenzroman, der über weite Strecken vor allem die heftigen Kämpfe innerhalb der Gleichaltrigenbeziehungen und Jasons Außenseiterrolle schildert, die verschiedenen Themen des Sohnes mit der Geschichte der Eltern verknüpft und die entsprechenden Effekte ins Bild gesetzt: wie und mit welchen Folgen sich die Aufbrüche der Erwachsenen mit den Aufbrüchen der Heranwachsenden vermischen. So sind die im Roman beschriebenen 13 Monate in vielerlei Hinsicht zunächst Zeiträume, in denen Jason fremdbestimmt wird durch Bedingungsmomente, die er weder durchschauen noch verändern kann. In einem konkreten Sinne verliert er die Räume seiner Kindheit und frühen Adoleszenz. Er wird gleichsam aus dem Nest geworfen – nicht einfach, weil es Zeit dafür wäre, sondern weil die Erwachsenen mit ihren eigenen Geschichten, Trennungen und Aufbrüchen befasst sind. Eben diese Momente der *Enteignung*, versinnbildlicht in dem Zimmer und Haus, das er räumen muss, sind ein hintergründiges, schwer fassbares – man könnte auch sagen: depressogenes – Thema seiner Entwicklungsbedingungen.

Insofern erweist es sich – nicht nur in Hinblick auf die künstlerische Gestaltung des Werks – als eine, aus sozialpsychologischer Sicht, symptomatische Verkennung der spezifischen, die Entwicklung von Trennungsfähigkeit gerade unterlaufenden Bedingungen, wenn in zahlreichen englisch- und deutschsprachigen Rezensionen das Buch als klassischer Roman eines »normalen« adoleszenten Aufbruchs beschrieben wird, wie etwa von Franklin in *The New Republic*: »For it is all in leaving home [...] that one can become an adult [...]. By the end of the novel, Jason will leave Black Swan Green [den Ort, an dem er aufgewachsen ist; die Verfasserin] as he must« (2006, S. 30f.). Jason zieht am Ende mit der Mutter in eine andere Stadt, doch nicht er, sondern der Vater hat das Heim verlassen[3].

Schlussfolgerungen

In diesem Beitrag wurden die intersubjektiven, insbesondere die intergenerationalen Dimensionen des adoleszenten Spiel- und Möglichkeitsraums ausgeführt. Trennung, Umgestaltung und kreative Neuschöpfung sind eingebettet in eine Dynamik zwischen den Generationen, die unterschiedlich förderlich sein kann. So bekommen auch der Gebrauch des elterlichen Objekts und seine phantasmatische Zerstörung im Sinne Winnicotts in der Adoleszenz eine neue, nicht zu unterschätzende Qualität. Spiel und Realität, spielerisches Experimentieren und reale Überschreitungen stehen in einem anderen Verhältnis, das erst ausgelotet werden muss und von beiden Seiten des adoleszenten Generationenverhältnisses in Balance zu bringen ist. Die Entstehung des

3 Eine ausführlichere Interpretation des Romans findet sich in King 2008.

Neuen in der Adoleszenz hat in diesem Sinne immer auch aggressive Dimensionen, die die erwachsene Generation affizieren und entsprechende Gegenbewegungen auslösen können. Eltern können überdies von den – durch die Adoleszenz des Kindes ausgelösten – Erschütterungen ihrer eigenen Lebensthemen absorbiert sein. Dies kann zur Folge haben, dass der Raum der Adoleszenz von den Eltern besetzt wird, etwa durch eigene forcierte Aufbrüche oder Trennungen. Die Adoleszenz der eigenen Kinder kann mit solcher Macht uneingelöste Lebensthemen aktualisieren, dass die Eltern der Individuation ihrer Kinder gleichsam zuvorkommen: Noch bevor die Adoleszenten das Nest verlassen können, sind ihnen die Eltern schon vorausgeeilt – eine Metapher für die Spannung zwischen den Generationen, die in Gesellschaften der späten Moderne insbesondere in der Enteignung der adoleszenten Möglichkeitsräume durch die jeweiligen Erwachsenen zum Ausdruck kommen kann.

»Gute Jugend glaubt, dass sie Flügel habe«, so charakterisierte einst Ernst Bloch (1959, S. 132) den Überschwang und die kreativen Allmachtsfantasien der Jugend: »Ein junger Mensch«, so Bloch, fühle »sich zu etwas berufen, das [...] das bisher Gewordene, die Welt der Erwachsenen überholt« (ebd.). Damit dies möglich wird, bedarf es jedoch auch aufseiten der Erwachsenen einer Kompetenz, so wurde ausgeführt, nämlich der als Generativität bezeichneten Fähigkeit, in der adoleszenten Entwicklung der Kinder Neues zuzulassen. Generativität beruht insofern konstitutiv auch auf einem Verzicht, wie er mit der Anerkennung von Differenz immer verbunden ist: nicht alles und nicht für immer sein zu können. Solche Verzichts- und Integrationsleistungen stehen in einer widersprüchlichen Spannung zu gesellschaftlichen Idealen fortwährender zwangsinnovativer Flexibilität. »Überlebt zu werden, überlebt zu sein, gehört als metaphorische Beschreibung einer Ängstlichkeit derer, die sich auf jugendlichen Gleichgang mit dem Zeitgeist und Selbstbestätigung durch diesen festgelegt haben, zu den akuten Erfahrungen beschleunigter Geschichtsabläufe« (Blumenberg 2001, S. 78). Konform sind daher eher die Verschleierung oder Negation eigener Grenzen im Versuch der Anpassung an das jeweils Neue. Ehrenberg spricht von einer »›Dekonfliktualisierung‹ des Psychischen wie des Gesellschaftlichen«

(2004, S. 231), für welche die Depression ein Zeichen sei. Dies erinnert auch an Jugendstudien, die betonen, dass Generationenkonflikte in Familien abgenommen hätten. Man könnte also von einer Tendenz zur »Dekonfliktualisierung« der adoleszenten Generationenverhältnisse sprechen, die nicht zwangsläufig gleichbedeutend damit ist, dass für die Heranwachsenden günstige Voraussetzungen bestehen. Das Schwinden *manifester* Konflikte kann vielmehr ein Indiz dafür sein, dass sich die Adoleszenz als ein abgegrenzter Spielraum im Streben aller nach Optimierung der eigenen Lebensverhältnisse zu verflüchtigen droht. Damit werden zugleich der Abschluss der Adoleszenz und das Durchstehen der doppeldeutigen Ablösung im Rahmen von Individuation erschwert: Ablösung *von* und Ablösung *der* Eltern. Beides könnte im Horizont sich scheinbar selbst auflösender Generationendifferenzen zwischen juvenilen Erwachsenen und herangewachsenen Jugendlichen zerfließen. Die Zunahme von Depressionen im Übergang zum Erwachsenenalter verdeutlicht die Kosten dieser eigentümlichen Form der »Dekonfliktualisierung«, die dann nicht auf größere Harmonie, sondern auf geringere Bereitschaft zum generationalen Engagement verwiese. Doch auch für die ältere Generation selbst gilt: Ob Facetten einer adoleszenten Haltung auch im erwachsenen Leben im Sinne Blochs beflügelnd bleiben oder ob sie depressionsfördernd leerlaufen, entscheidet sich darüber, in welchem Maße das Ringen um Neues nicht einfach in Konformität aufgeht und inwieweit es im Besonderen mit der psychischen Fähigkeit und Bereitschaft zur generationalen Bindung einhergeht.

Literatur

Bloch, Ernst (1959): Das Prinzip Hoffnung. Frankfurt/M. (Suhrkamp).

Blumenberg, Hans (2001): Lebenszeit und Weltzeit. Frankfurt/M. (Suhrkamp).

Bollas, Christopher (2000): Genese der Persönlichkeit. Stuttgart (Klett-Cotta).

Ehrenberg, Alain (2004): Das erschöpfte Selbst. Depression und Gesellschaft in der Gegenwart. Frankfurt/M. (Campus).

Erdheim, Mario (1982): Die gesellschaftliche Produktion von Unbewußtheit. Frankfurt/M. (Suhrkamp).

Franklin, Ruth (2006): Rezension zu David Mitchells Black Swan Green (Deutsch: Der dreizehnte Monat). The New Republic 24. Juli 2006, 30f.

Haubl, Rolf (2008): Neue moderne Leiden. In: Schlesinger-Kipp, Gertraud & Warsitz, Rolf-Peter (Hg.): Die neuen Leiden der Seele. Das (Un-)Behagen in der Kultur. Wiesbaden (DPV), S. 17–30.

Houellebecq, Michel (2006): Elementarteilchen. Berlin (List). Originalausgabe: Les particules élémentaires. Paris (Flammarion), 1998.

King, Vera (2002): Die Entstehung des Neuen in der Adoleszenz. Individuation, Generativität und Geschlecht in modernisierten Gesellschaften. Wiesbaden (VS-Verlag für Sozialwissenschaften), 2004.

King, Vera (2006): Depression und Adoleszenz – intergenerationale Dynamiken. Kinderanalyse. Zeitschrift für die Anwendung der Psychoanalyse in Psychotherapie und Psychiatrie des Kindes- und Jugendalters 3, 213–242.

King, Vera (2008): »Das liegt daran, dass es noch nicht zu Ende ist.« Zeit, Raum und generative Struktur in David Mitchells Bildungs- und Adoleszenzroman *Der dreizehnte Monat*. In: Koller, Hans-Christoph & Rieger-Ladich, Markus (Hg.) (im Druck): »Alles noch offen?« Adoleszenz im Spiegel der Literatur. Bielefeld (Transkript-Verlag).

Mitchell, David (2007): Der dreizehnte Monat. Reinbek (Rowohlt). Originalausgabe: Black Swan Green. London (Hodder & Stoughton), 2006.

Morgenroth, Christine (2005): Subjektives Zeiterleben, gesellschaftliche Entgrenzungsphänomene und depressive Reaktionen. Ein sozialpsychologischer Versuch. Psyche 9/10, 990–1011.

National Institute of Mental Health (2004): Breaking ground, breaking through: The strategic plan for mood disorders research. URL: http://www.nimh.nih.gov/strategic/mooddisorders.pdf.

Rosa, Hartmut (2005): Beschleunigung. Die Veränderung der Zeitstrukturen in der Moderne. Frankfurt/M. (Suhrkamp).

Sennett, Richard (1998): Der flexible Mensch. Berlin (Berlin Verlag).

Shea, M. Tracie et al. (1992): Course of depressive symptoms over follow-up. Findings from the National Institute of Mental Health Treatment of Depression Collaborative Research Program. Arch Gen Psychiat 49, 782–799.

Weiss, Peter (1964): Abschied von den Eltern. Roman. Frankfurt/M. (Suhrkamp).

Winnicott, Donald W. (1971): Vom Spiel zur Kreativität. Stuttgart (Klett-Cotta), 1995.

Winnicott, Donald W. (1965): Familie und individuelle Entwicklung. Frankfurt/M. (Fischer), 1992.

Mentalisierung im Übergangsraum[1]

Michael Ermann

In seinem viel beachteten Buch *Vom Spiel zur Kreativität* (*Playing and Reality*) schildert Donald Winnicott (1971) seine bahnbrechende Beobachtung, dass Kinder sich im Spiel eine subjektive Welt erschaffen, die ihnen hilft, sich der objektiven Realität zu nähern und diese anzunehmen. Auf diese Weise bauen sie Brücken zwischen dem Selbst und den Anderen und ertragen die Getrenntheit.

Peter Fonagy (1995) hat diesen Titel verfremdet, indem er über »Playing with reality« schrieb. Er hat in dieser Arbeit dargestellt, wie sich der Übergang vom Äquivalenzmodus zum Als-ob-Modus des psychischen Funktionierens in Kinderanalysen vollzieht. Damit meint er, dass Vorstellungen von heranwachsenden Kindern anfangs sehr konkretistisch mit der realen Welt gleichgesetzt werden und wir erst nach und nach lernen, zwischen der Realität und unserer Vorstellung davon zu unterscheiden. Anfangs ist die Angstvorstellung vor dem Hund eine reale Wahrnehmung, angegriffen zu werden: »Der Hund beißt!« Erst im Als-ob-Modus können wir die Angst vor dem Hund als solche erkennen und reflektieren: »Ich fürchte, der Hund könnte mich beißen!« Ebenso setzen wir anfangs die Wirklichkeit des anderen mit unserer Vorstellung gleich: »Der Mann ist böse.« Erst später gelangen wir zu der Differenzierung: »Ich glaube, der Mann ist böse.«

1 Eine veränderte Fassung dieses Beitrags wird in der Zeitschrift *Forum der Psychoanalyse* erscheinen.

Spielen mit Worten

An diese Gedanken möchte ich anschließen und darstellen, wie Worte in der Analyse von Erwachsenen zur inneren Welt des Analysanden hinführen können und ihm gleichzeitig helfen, sich als ein Objekt der eigenen Vorstellungen zu begreifen. Meine These ist, dass subjektive Bedeutungen im Äquivalenzmodus des Erlebens durch die Benennung gleichsam von außen begriffen werden und dadurch in den Als-ob-Modus überführt werden können. Auf diese Weise kann der Analytiker dem Analysanden helfen, sich eine Theorie über sich selbst zu bilden. Gleichzeitig erfährt er, wie der Analytiker selbst denkt und funktioniert. Diesen Prozess, dass eine Theorie des Mentalen (Premack/Woodruff 1978; Leslie 1987) gebildet wird, nennen wir heute mit Fonagy et al. (2002) Mentalisierung.

Den Komplex, bestehend aus der Bezeichnung des mentalen Zustandes durch den Analytiker, der Verwendung dieser Bezeichnung durch den Analysanden und der Identifikation mit dem Denkvorgang, beschreibe ich in dieser Ausführung als Spielen mit Worten.

Im Spiel mit Worten greift der Analytiker den mentalen Zustand des Analysanden auf und gibt ihm einen Namen. Damit bietet er Bedeutungen an, die der Analysand als Material für die Erschaffung einer Vorstellung von sich verwenden kann. Das geschieht im Übergangsraum zwischen ihm und dem Analytiker. Wenn er das Angebot gebrauchen kann, beginnt er, seinen mentalen Zustand mit den Augen des Analytikers zu betrachten und sich eine Theorie über sich und den Analytiker zu bilden.

Zum Beispiel meine Analysandin: Sie beschreibt einen Zustand innerer Leere und Müdigkeit, nachdem sie bei einer Ultraschalluntersuchung erfahren hat, dass das ungeborene Kind in ihr gestorben ist.

SIE SAGT: »Ich fühle nichts. Ich weiß nicht, ob ich noch da bin.«

ICH SAGE: »Die Sehnsucht, sich in Sicherheit zu bringen und vor dem Unglaublichen zu schützen.«

SIE: »Eine unmögliche Situation, wie ich so daliege, nackt auf dem Untersuchungsstuhl …«

ICH: »So ungeschützt – eine wahrhaft katastrophale Situation.«

SIE: »Eine Situation, die nie hätte geschehen dürfen.«

Der Analytiker bietet also mit seinen Worten Begriffe und Bedeutungen an, die von der Analysandin in Vorstellungen umgewandelt werden. Auf diese Weise entsteht im Dialog eine geteilte subjektive Welt als ein gemeinsamer intermediärer Raum. Die Worte sind ein Drittes, das zugleich trennt und verbindet. Das ist das Paradox, von dem Winnicott (1971) sagt, dass es in der Analyse ertragen werden muss.

Was ich über das Spielen mit Worten denke, kann ich am besten am Beispiel einer Analyse darstellen.

Fallbericht Paul

Paul war ein Mann Mitte 30, als er zu mir kam. Er litt seit seiner Eheschließung vor sieben Jahren unter verschiedenen depressiven Symptomen, die ein Ausdruck seiner Selbstentfremdung und Abgrenzungsängste waren. Er war überzeugt, kein Recht auf ein eigenes Leben zu haben.

Er war ein gut aussehender Mann, zwanglos gekleidet, mit der lässigen Ausstrahlung eines alternativen Lebens. Er war Vater eines Jungen von fünf, der den Kindergarten besuchte. Er arbeitete als Erzieher in einem Heim für dissoziale Jugendliche.

Von außen betrachtet, war er erfolgreich. Seine Frau und sein Sohn liebten ihn. Seine Kollegen schätzten seine psychologische Kompetenz, und seine jungen Leute mochten ihn wegen seiner kameradschaftlichen Art.

Trotzdem war er mit seinem Leben unzufrieden. Oft fühlte er sich leer und litt unter unterschiedlichen Identitätsproblemen, die mit zum Teil überwältigenden depressiven Gefühlen und mit psychosomatischen Symptomen verbunden waren. »Ich fühle mich weit von mir weg«, sagte er. »Ich weiß nicht, was ich will. Es geht mir, als sei ich auf der Suche nach etwas und weiß nicht nach was. Mein Leben ist oft sinnlos.« Auf diese Weise beschrieb er, dass er außerstande war, ein realistisches Gefühl für sich, seine Fähigkeiten, seine Kompetenz und sein erfolgreiches soziales Leben zu entwickeln. »Ich bin nicht sicher, dass ich es bin, der mein Leben lebt«, sagte er während einer seiner ersten Sitzungen in Analyse.

Die Analyse

Ich kann hier nur den zentralen Aspekt der Psychodynamik herausgreifen – Pauls Beziehung zu seiner Mutter. Sie war das zentrale Thema dieser Analyse. Sie war von kühler Distanz geprägt. Er fühlte sich von seiner Mutter benutzt, damit sie sich gut fühlen konnte. Er lebte mit dem Gefühl, sie beleben und ihre Depression bekämpfen zu müssen und ihr seinen Vater zu ersetzen, der ein Verhältnis mit einer Geliebten hatte. Es schien aber keinen Raum gegeben zu haben, in dem sie mit Herzlichkeit und Wärme verbunden waren – keinen Raum für gemeinsames Spiel. So blieb er seinen eigenen inneren Erfahrungen gegenüber sein Leben lang fremd und stellte immer wieder Situationen her, in denen er seine wahren Bestrebungen im Verborgenen lebte.

Es wurde klar, dass er für seine Mutter eine narzisstische Funktion erfüllte und dass sie ihn nicht spiegeln konnte. Sie war mit ihm schwanger geworden, während sein Vater viel für sein Geschäft im Ausland reiste und wenig Zeit und Interesse für die Familie hatte. »Ich war wie eine Puppe, die er ihr gab, um ihre Langeweile zu überwinden«, sagte er. Später wurde deutlich, dass der wirkliche Grund der Reisen des Vaters das Verhältnis mit seiner Geliebten war und dass die Beziehung zwischen den Eltern während der Schwangerschaft und Pauls Kindheit voll von Spannungen war.

Die Bindung an seine Mutter als letztlich verfolgendes inneres Objekt prägte die Beziehung zu seiner Frau. Sie waren seit Jahren zusammen, und er sagte, dass er sie liebte, ebenso wie er davon überzeugt war, dass sie ihn liebte. Aber er konnte sich offensichtlich nicht auf diese Partnerschaft festlegen. Unter der Oberfläche wurde er von einer unbestimmten Furcht beherrscht. Ich hatte den Eindruck, dass er sich permanent vor seiner Frau schützen musste. Er erlaubte sich Heimlichkeiten und Unehrlichkeiten. Irgendwann brach er auch aus der Ehe aus und begann eine Beziehung zu einer anderen Frau.

In der Übertragung hielt er sich anfangs gefühlsmäßig von mir fern und mich auf Distanz. Ich ließ ihn und erkannte die kühlen Räume wieder, in denen er sich mit seiner Mutter bewegt hatte. Ich bemühte mich, ihn vorsichtig zu ermutigen, mich zu benutzen. So gab ich ihm zum Beispiel Antworten auf Fragen, ob ich diesen oder jenen Film gesehen hätte und wie er mir gefallen hätte oder ob ich einen bestimmten Ort kannte. Ebenso zeigte ich ihm mein Interesse, indem ich Fragen stellte. So wurde er langsam zutraulicher und lebendiger.

Mit Schilderungen seiner Arbeit mit Delinquenten führte er mich in eine fremde Welt, die mich interessierte. Er hatte bunte Träume, die meine Sinne anregten. Er nahm mich mit auf Fantasiereisen. Jetzt fühlte ich mich von ihm belebt. Ich verstand, dass er mit mir den Modus mit seiner depressiven Mutter wiederholte. Aber anstatt das nun zu deuten, nahm ich die Fäden auf und ging auf seine Angebote ein, mit mir seine innere Welt zu teilen. Ich ließ ihn über meine Worte fühlen, dass ich an seinen Einladungen Spaß hatte. Er machte es mir leicht, denn er hatte eine sehr farbige Art zu sprechen und eine sehr angenehme Stimme. Wir begannen nun, mit Worten zu spielen. Manchmal griff ich seine Einfälle auf und fantasierte sie weiter. Gelegentlich beschrieb ich ihm Bilder, die er in mir wachrief. Wir freuten uns über »verrückte« Einfälle von ihm, und ich gelangte zu »verrückten« Deutungen. Ab und zu gab es Now-Moments, in denen wir uns intensiv begegneten. Paul war nun aufgetaucht und erschien mir zunehmend lebendig.

Während der mittleren Phase seiner Analyse arbeiteten wir viel an der Interpretation seiner Innenwelt. Er verstand mehr über seine Ambivalenz gegenüber Frauen und seine Sorge um sich, und er begann sich in der Beziehung mit seiner Frau und in unserer Beziehung lebendiger und mehr im Kontakt mit sich zu fühlen.

Er hatte einen Traum während dieser Zeit, dass er auf dem Wasser einer Bucht von einem riesigen Surfbrett getragen wurde und sich sicher fühlte.

Die Abschlussphase

Nach einer beträchtlichen Entwicklung und anhaltender Stabilität beschloss er, die Behandlung nach fast vier Jahren zu beenden. Doch die angekündigte Beendigung bewirkte, dass er in einen merkwürdigen Zustand der Regression geriet. Rückblickend würde ich sagen, er regredierte in den Äquivalenzmodus psychischen Funktionierens. Diesen Abschnitt der Analyse möchte ich ausführlicher darstellen und Ihnen zeigen, wie es ihm mithilfe meiner Worte gelang, sich aus dieser Regression wieder zu lösen und seine innere Welt vertieft zu begreifen.

Nach der Sommerpause dachte er darüber nach, wann der letzte Termin sein sollte. Er dachte an den Anfang der Weihnachtspause. Ich sagte nichts und brummelte nur ein »Hm«, weil ich dachte, dass es für diesen Mann mit seinem Autonomieproblem wichtig war, von jedem Druck in Hinblick auf seine Entscheidung frei zu sein. Trotzdem kam er zu meinem Erstaunen nicht zu einem definitiven Entschluss. Er erwähnte das Thema einfach nicht mehr.

Als ich das Thema dann im Oktober von mir aus noch einmal ansprach, schien er seinen Plan völlig vergessen zu haben. Ich ließ ihn und versuchte, aus seinen Einfällen zu verstehen, was los war. Dann berichtete er in der nächsten Sitzung von einem Traum: »Ich fuhr in einem Auto einen Berg hinunter. Es gab nasse Blätter auf der Straße. Ich bekam Angst, denn ich merkte, dass die Bremsen nicht in Ordnung waren und ich nicht in der Lage war, das Tempo zu beherrschen.« Wir fanden heraus, dass es ihn beunruhigt hatte, dass ich die Beendigung angesprochen hatte. Das hatte für ihn bedeutet, dass ich es war, der beenden wollte, und er die Kontrolle über die Situation verloren hatte.

In den Wochen danach berichtete er von weiteren Träumen derselben Qualität: In einem war er in einen Flugzeugabsturz verwickelt, in einem anderen entkam er aus einem Gefängnis, in einem dritten wurde er mit Sprengstoff beladen und war in Gefahr zu explodieren. In allen war er alleine.

Ich gab ihm mehrfach zu verstehen, dass diese Träume seine Gefühle angesichts der Beendigung zu beinhalten schienen. Aber statt sich Gefühlen wie Trauer, Ärger oder was auch immer zu öffnen, verfiel er in eine Art Leere. Ich dachte zuerst an einen Widerstand. Dann aber kam ich zu der Überzeugung, dass hier etwas Wesentliches zwischen uns geschah, das ich noch nicht verstand, und wartete ab.

Obwohl er nun mitteilte, dass er ungern in die Stunden kam, waren sie ihm extrem wichtig. Er sagte: »Ich brauche die regelmäßigen Stunden.« Dann träumte er: »Ich höre Sie sprechen, aber ich verstand den Sinn Ihrer Worte nicht – ich hörte nur den Klang Ihrer Stimme.« Während der Sitzungen war er jetzt empfindlich für Geräusche und Gerüche. Es entstand eine Atmosphäre von Zeitlosigkeit. Ich verstand, dass er in einen tief regressiven Zustand geraten war.

Dann wurde seine Frau schwanger. Sie hatte mehrere Schwangerschaftsabbrüche gehabt und war voller Zweifel, wie sicher die Schwangerschaft war. Paul, der im Sommer die Beziehung zu seiner Geliebten beendet hatte, fühlte sich für ein weiteres Kind offen. Er machte sich Sorgen über einen möglichen Abort. So beschloss er, das Therapieende hinauszuschieben, das er inzwischen für Ende Januar geplant hatte.

Am nächsten Montag sagte er die Sitzung ab, weil seine Frau in die Klinik eingeliefert worden war. In die nächste Sitzung brachte er die Nachricht von der Fehlgeburt.

In den Wochen danach kreisten seine Einfälle um Schwangerschaft und Abort. Ich verstand das als Ausdruck seines Kummers über die verlorene Schwangerschaft. Mehr und mehr bekam ich aber auch den Eindruck, dass es seine eigene Schwangerschaft war, mit der er sich untergründig beschäftigte, und dass es irgendwie mit der Beendigung seiner Analyse zu tun hatte.

Einmal nahm ich auf seine depressive Stimmung Bezug und sagte aus einer gewissen Versunkenheit heraus: »Seine Analyse endete mit einem Schwangerschaftsabbruch.« Er geriet in heftige Erregung und antwortete spontan: »Wenn das Kind abgeht, ist dies die Wunscherfüllung meines Vaters in Bezug auf mich.« In die nächste Sitzung brachte er darauf – für mich überraschend – seinen Terminkalender mit.

Montag

Er setzte sich an den Tisch und begann: »Ich habe den Kalender mitgebracht. Oder sind Sie noch nicht bereit? … ich denke: Ende Januar.«

ANALYTIKER: »Ja? Das wäre dann am 31., das ist ein Montag.«

P: »Aha, aber Donnerstag wäre besser … [*Zaudern.*]. Mhm. Egal. Dann nehmen wir den 27.«

A: »Gut.«

P: »Oder würden Sie die Woche danach noch frei haben?«

A: »Ja, wenn Sie wollen.«

P: »Ja, dann komme ich lieber noch bis zum 3.«

A: »O. K., gut.«

Dann ging er zur Couch und legte sich hin. Nach einigem Nachsinnen sagte er: »Wenn ich das auf mich wirken lasse, dann bleibt immer noch ein bisschen Angst, dass das zu früh ist.«

A: »Wenn das Ende so konkret wird, dann verlässt Sie der Mut?«

P: »Da verliere ich irgendwie den Boden und hänge in der Luft und mach irgendwas Dummes.«

A: »Was würde Sie dann wieder auf den Boden bringen? Haben Sie eine Idee?«

P: »Ich denke natürlich an Anna [seine frühere Geliebte] und dass ich mit ihr wieder schlafen würde, und dass meine Frau das merkt und mich dann rausschmeißen würde. Dann würde ich wirklich in der Luft hängen.«

A: »Das wäre dann so eine Situation, wo Sie hierher zurückkommen könnten??«

P: »Sie wären bestimmt enttäuscht. Vielleicht gönne ich Ihnen nicht, dass Sie Erfolg mit mir haben?«

A: »Hm. Das könnte sein, aber …«

Ich bemerke, dass ich enttäuscht bin, dass er plötzlich zurückfällt; oder ist es wirklich noch zu früh? Ich fühle mich in Frage gestellt.

P: »Ja, dazu sollte es nicht kommen – dass ich mich so festlege. – Ihre Termine sind wahrscheinlich schon geplant. [Tatsächlich gibt es Anfragen.] Da gibt es schon einen Druck. [*Schweigen.*] Übrigens – ich hatte einen Traum, da sind Sie drin vorgekommen. Es war da irgendwie ein freundlicher Kontakt. Es fühlte sich gut an. Aber ich weiß nichts Genaues mehr. [*Schweigen.*] Aber ich hatte noch einen anderen Traum, der mir gerade einfällt: Es war in einem jüdischen Geschäft. Der Eigentümer war am Ladentisch. Da kam so ein Neonazi rein und schlägt ihn nieder. Er lief davon und ich folgte ihm durch ein Hotel und habe ihn überwältigt. Ich bin dann aufgewacht.«

Er hatte dazu einige Einfälle, zum Beispiel dass der Eigentümer etwas Väterliches hatte.

P: »Man wollte diesen Typen schützen. Ach, der hatte übrigens einen kahlen Hinterkopf wie Sie. Den sehe ich ja dreimal die Woche.«

Dann begann er, über das Wochenende, und das Frühstück im Bett mit der ganzen Familie zu sprechen. Er fühlte sich im Kontakt mit seinem Sohn dabei lebendig.

P: »Aber er fordert manchmal zu viel – schon am Morgen im Bett ›Schieß mich‹ spielen, das ist zu viel.«

A: »Ich denke, dass dies zu viel für Sie wird, weil Sie innerlich viel mit Schießen beschäftigt sind. Das zeigt ja auch Ihr zweiter Traum. Sie wollen sich und mich vor Gewalt schützen.« – Und später: »Und Ihr erster Traum zeigt, warum Sie sich so aggressiv fühlen. Ich denke nämlich, dass Sie fürchten, dass die Erfahrungen verblassen könnten, die Sie hier mit mir in Ihrer Behandlung gemacht haben – so wie Ihre Erinnerung an den Traum. Dann würden Sie ja wirklich in der Luft hängen.«

Mittwoch

In der nächsten Sitzung berichtete er von einer Diskussion mit seiner Mutter über ihre Erbschaft.

P: »Ich bin nicht sicher, dass sie mir was hinterlässt. Sie sagte, dass sie nicht bereit war, darüber zu sprechen, was sie in ihrem Testament geschrieben hat. Am Ende wird mein Bruder der Gewinner sein.«

A: »Sie fragen sich, was Sie hier erben und was nach dem Ende Ihrer Analyse übrig bleiben wird. Ihre Sorge ist, dass Sie gleich vergessen sind, wenn Sie aufgehört haben, und andere die Gewinner sein werden.«

Donnerstag

P: »Neue Lampen? [Die Lampen waren dort von Anfang an. Ich dachte: »Er nimmt das hier völlig neu wahr.«] Ich habe gestern nach der Sitzung hier Maria [eine Freundin] zum ersten Mal auf dem Flur getroffen. Sie hat mir gesagt, dass sie schon für ein halbes Jahr hier in Behandlung ist. Ich habe gemerkt, dass sie mich hier überlebt [*Er lächelte.*].«

A: »Ich glaube, Sie meinen: Wenn Sie von hier weggehen, überleben Sie nicht. Das ist für Sie wie sterben.«

P: »Wirklich, das ist so was. Aber ich habe auch gedacht, Maria ist dann wie ein Joker. Ich kann mit ihr tauschen, wenn ich ne Stunde brauche. Wenn sie dann an den anderen Tagen kommt, haben Sie kein Problem mit freien Stunden ... Ist das eine Größenfantasie?«

A: »Ich denke, dass ist eine glänzende Lösung. Sie können dann für sich und für mich gleichzeitig sorgen.«

Dann berichtete er nach einer Pause einen Traum.

P: »Es ist in einer Wohnung unserer Freunde, die sie uns geliehen hatten. Unser Gepäck stand unausgepackt da. Ich weiß nicht, ob wir ankamen oder abreisten.«

A: »Der Traum zeigt, wie verwirrt Sie innerlich sind: Nicht wissen ob das ankommen oder abfahren ist – so ist Ihr Zustand. Es ist ein Zustand, wo Geburt und Tod ziemlich eng beieinander sind.«

Daraufhin erzählte er mir eine Geschichte über seine Geburt, die ich zum ersten Mal hörte – und das nach fast vier Jahren Analyse: Als er geboren wurde, hatte seine Mutter vorzeitige Wehen. Sein Vater war wahrscheinlich mit seiner Geliebten im Ausland unterwegs. Auf jeden Fall verheimlichte die Mutter, dass sie Wehen hatte, um zu Hause zu bleiben und nicht den Arzt zu rufen. Schließlich war es fast zu spät. Ein Nachbar rief den Krankenwagen und sie wurde zur Notaufnahme in das Universitätskrankenhaus gebracht. – Ich war empört. Als ich schließlich fragte, warum sie nicht ins nahe gelegene Kreiskrankenhaus gegangen war, schrie er außer sich: »Wegen ihres Hasses auf ihren Mann! Dafür nahm sie das Risiko meines Lebens in Kauf.« Dann langes Schweigen. Schließlich bemerkte ich: »Ich muss jetzt an unsere

Situation denken: Dass hier ja jetzt auch die Abschiedswehen beginnen. Für Sie ist der Anfang eines neuen Lebens mit der Idee verbunden zu sterben.«

Als er hinausging, warf er wie abwesend einen langen Blick aus meinem Fenster hinaus, das über die Dächer des Klinikums schaut. Später bemerkte ich, dass die Ansicht in Richtung der Klinik ging, in der er geboren wurde.

Am nächsten Montag hatten wir die letzte Sitzung vor Weihnachten. Er brachte überraschende Nachrichten: Am Wochenende hatte er nach einem halben Jahr des Zauderns den Kaufvertrag für ein Haus unterschrieben. Aber es gab noch ein anderes Thema, von dem er erzählen wollte: Er hatte am Wochenende mit seiner Mutter über seine Geburt gesprochen. Sie hatte ihm zum ersten Mal in seinem Leben erzählt, dass er eine Frühgeburt war und sieben Wochen vor dem Termin geboren wurde.

Nach der Weihnachtspause informierte er mich, dass er beschlossen hatte, seine Analyse bis zu meinen Märzferien zu verlängern. Er hatte das sichere Gefühl, dass er die Zeit brauchte. Ich hatte inzwischen alle Pläne für das Frühjahr aufgegeben und erklärte mich spontan einverstanden. Dann begann ein intensiver Abschieds- und Trennungsprozess.

Am 3. Februar erinnerte er sich daran, dass heute eigentlich sein letzter Termin gewesen wäre, wenn er sich nicht für die Verlängerung entschieden hätte. »Ich frage mich, was da geschehen ist. Ich bin so sicher, dass ich diese sechs Wochen mehr brauche.« Ich wies ihn darauf hin, dass er nicht um sechs, sondern um sieben Wochen verlängert hatte: »Das sind wohl die sieben Wochen, die das zu früh geborene Baby in Ihnen braucht, um zu seinem Termin in sein Leben zu kommen.« Paul beendete seine Analyse am 24. März. In einer der letzten Stunden sagte er: »Ich glaube, es ist genug jetzt.«

Kommentar

Der maßgebliche Punkt in dieser Phase war die Tatsache, dass ich mich auf Pauls Spielen mit unserem Setting einlassen konnte und den impliziten Gehalt, nämlich seine Gleichsetzung von Analyseende und Sterben, erkannte. So konnte ich das Implizite explizit machen und dem Geschehen Bedeutungen und Begriffe geben (Ermann 2005). Das bewirkte, dass er sich aus der Macht dieser Gleichsetzung befreien konnte. Nun konnte er beginnen, über seinen mentalen Zustand nachzudenken.

Dann kam es zu einem Now-Moment (Stern et al. 1998), als ich in einem Zustand der Réverie (Bion 1963) sagte: »Seine Analyse endete mit einem Schwangerschaftsabbruch.« Da hatte ich spontan eine tiefere Bedeutung des Geschehens begriffen und ihm dafür Worte zur Verfügung gestellt. Ich verstehe das als Ausdruck einer impliziten, prozeduralen oder vorsprachlichen Gegenübertragung. Das brachte ihm die tiefere Bedeutung seines Analyseendes im Bezug zu seiner Biografie zum Bewusstsein, das heißt er fand nun einen emotionalen Bezug zu einem Wissen, das bis dahin nur kognitiv für ihn repräsentiert war: »Dafür nahm sie das Risiko meines Lebens in Kauf.«

Was dann geschah, das Ringen um den rechten Termin, verstehe ich nachträglich als einen Reparationsprozess. Dieser wurde durch die Fehlleistung »sechs statt sieben Wochen« manifest und bewirkte, dass Paul ein tieferes Verständnis für sein Geburtstrauma entwickelte und dieses als ein Basisfaktum seines Lebens anerkennen konnte.

Man könnte diesen Vorgang auch beschreiben, indem man sagt, dass der prozedurale in einen explitizen Funktionsmodus umgewandelt worden war und Paul nun wieder in der Lage war, eine therapeutische Ich-Spaltung herzustellen. Jetzt war ich nicht mehr die abortive Mutter, sondern ich erschien ihm, *als ob* ich ihn verfrüht ausstoßen wollte. Die Wahrnehmung der Differenz, die in den beiden Wörtchen »als ob« steckt, kennzeichnet den Intermediärraum, den wir mit Szenen und dann zunehmend mit Worten füllten. Es war der Raum, der uns verband und trennte – als Paul und Herr Ermann, die sich nun mit ihrem je eigenen Denken und ihrer je eigenen Geschichte wieder voneinander lösen konnten.

Literatur

Bion, Wilfred (1963): Elements of Psycho-Analysis. London (Heinemann).
Ermann, Michael (2005): Explizite und implizite psychoanalytische Behandlungspraxis. Forum Psa. 21, 3–13.
Fonagy, Peter (1995): Playing with reality. The development of psychic reality and its malfunction in borderline personalities. I. J. Psycho-Anal. 76, 39–44.
Fonagy, Peter et al. (2002): Affektregulierung, Mentalisierung und die Entwicklung des Selbst. Stuttgart (Klett-Cotta), 2004.
Leslie, Alan M. (1987) : Pretense and represenation. The origins of »theory of mind«. Psychological Review 94, 412–426.
Premack, David & Woodruff, Guy (1978): Chimpanzee problem-solving. A test for comprehension. Science 202, 532–535.
Stern, Daniel N. et al. (1998): Nicht-deutende Mechanismen in der psychoanalytischen Therapie. Das »Etwas-Mehr« als Deutung. Psyche – Z psychoanal 56, 2002, 974–1006.
Winnicott, Donald W. (1971): Vom Spiel zur Kreativität. Stuttgart (Klett-Cotta), 2006.

Zur Bedeutung des äußeren Faktors bei Winnicott – das Spiel zwischen Innen und Außen[1]

Michael Kögler

Winnicott betont die reale Beziehung des kleinen Kindes zu seiner Mutter, welche entscheidende Bedeutung für seine weitere Entwicklung hat, sowohl im Hinblick auf die somit interpersonelle Genese des Selbst wie auch auf die Integration seiner Triebe. Weitere Konzepte Winnicotts dazu sind die in diesem Aufsatz beschriebene Fähigkeit des Kindes zur Besorgnis sowie die Anerkennung der Realität über die Bestätigung durch Illusionierung, die Nutzung des Übergangsraumes wie die Entwicklung von subjektiven Objekten zur Anerkennung der Realität im Prozess der Objektverwendung. Im Anschluss an deren Darstellung wird der Versuch unternommen, Teile der 50-jährigen Geschichte des Institutes für analytische Kinder- und Jugendlichenpsychotherapie in Hannover auf der Folie von Winnicotts Ideen zu verstehen. Dabei stehen die Person des Institutsgründers, der als Widerstandskämpfer von den Nationalsozialisten verurteilt wurde und mit der Institutsgründung im Nachkriegsdeutschland einen wichtigen Beitrag zum Neuaufbau von Bildung, Jugendhilfe, Beratung und Psychotherapie leisten wollte, im Mittelpunkt sowie die Verstrickungen der Täter-Opfer-Dynamik. Schließlich werden Grundzüge einer realitätsangemessenen Aufgabenstellung des Institutes beschrieben.

Aus Anlass seines 50-jährigen Bestehens wurde das Institut für analytische Kinder- und Jugendlichenpsychotherapie in Hannover umbenannt in

---

1 Überarbeiteter Vortrag, gehalten am 23.06.2001 beim Winnicott Symposion in Hannover aus Anlass des 50-jährigen Jubiläums des Institutes für analytische Kinder- und Jugendlichenpsychotherapie Hannover.

Winnicott Institut. In diesem Aufsatz möchte ich einige Ideen Winnicotts darstellen, insbesondere seine Auffassung über den Einfluss der äußeren Wirklichkeit bei der kindlichen Entwicklung. Dieser äußere Faktor besteht im Wesentlichen in der Beziehung, die das kleine Kind zu seiner Mutter hat. In diese Beziehung bringt die Mutter alle stabilisierenden Funktionen ein, die Winnicott primäre Mütterlichkeiten nennt, das kleine Kind bringt wiederum seine Ich-Bedürfnisse, zum Beispiel nach emotionalem Austausch, Gesehenwerden, Versorgung und Sicherheit, sowie seine Triebimpulse ein. Interaktiv entsteht so das von eigenen und mütterlichen Anteilen geprägte Selbst des Kindes, ebenso wie auch das Selbst der Mutter durch den interpersonellen Austausch beeinflusst wird.

Ich möchte dann die Anschauung Winnicotts, insbesondere seine Vorstellung über die Bedeutung der Wiedergutmachungsgeste für das Erreichen der Fähigkeit zur Besorgnis, auf die Institutsgeschichte anwenden, um zeigen zu können, in welcher Weise auch hier Beziehungen sowie teilweise unbewusste Botschaften und Aufträge die Identität eines Institutes prägen.

Da die Entwicklung des Institutes nicht ohne die Schrecken des Zweiten Weltkrieges zu verstehen ist, beginne ich mit einer Geschichte aus dieser Zeit: Margret Little beschreibt Winnicott in einer für ihn typischen Szene: Die Mitglieder der Britischen Psychoanalytischen Gesellschaft hielten gerade eine wissenschaftliche Sitzung ab, als deutsche Bomben London erschütterten. Winnicott steht während der Diskussion unvermittelt auf und sagt: »Ich möchte Sie nur darauf hinweisen, dass gerade ein Luftangriff stattfindet.« Frau Little fährt fort: »Keiner nimmt Notiz von Winnicotts Bemerkung und das Gespräch geht weiter, als ob nichts wäre« (Winnicott 1994a, S. 10).

Wir wissen nicht wie bedrohlich für Leib und Leben der Versammelten dieser Luftangriff war und es wäre auch zu kurz gegriffen zu argwöhnen: So gehen Psychoanalytiker mit der Realität um! Vielmehr zeigt sich hier eine typisch britische Haltung im Umgang mit der Bedrohung, nämlich das pragmatische Festhalten an einer selbstbestimmten Haltung versus Anpassungsdruck. Die Bewahrung dieser Spannung eines polaren Widerspruches spielt bei Winnicott eine wichtige Rolle. Er hat ihr in der Form der Beschreibung von Paradoxien Ausdruck verliehen. Zu den bekanntesten paradoxen Formulierungen gehört, dass es so etwas wie ein Baby nicht gibt oder dass man ein kleines Kind nie fragen darf, ob es etwas gefunden oder erfunden hat.

Winnicotts theoretische Beiträge zur Bedeutung der äußeren Realität für die psychische Entwicklung des Menschen und sein Verhalten sind nur vor dem Hintergrund von Winnicotts Auseinandersetzung mit Melanie Klein zu verstehen.

Ich werde deshalb zunächst auf die Kontroverse zwischen Winnicott und Klein über die Bedeutung von Fantasie und Wirklichkeit in der psychoanalytischen Theorie bei der Entwicklung hin zu seelischer Gesundheit und Krankheit eingehen, dann auf die primäre Mütterlichkeit als die in Winnicotts Sicht bedeutendste Einwirkung der äußeren Realität auf die psychische Entwicklung, weiter auf die komplizierte innere seelische Entwicklung hin zu Wahrnehmung und Anerkennung der äußeren Realität und schließlich auf die Möglichkeit, und in den Augen Winnicotts die Notwendigkeit, auf die äußere Realität im Sinne positiver Veränderungen einzuwirken.

Die zuletzt genannte Möglichkeit und Notwendigkeit des alloplastischen Bezuges zur äußeren Realität ist der Ausgangspunkt für eine kurze Rückschau auf die 50-jährige Geschichte des Institutes.

Zunächst also zur Kontroverse Winnicott – Klein

Als Melanie Klein 1926 von Berlin kommend nach England einwandert, ist sie 44 und Winnicott 29 Jahre alt. Er empfindet sie zunächst als großzügige Lehrerin und willigt ein, ihren Sohn zu analysieren, lehnt aber die Supervision durch Klein ab, was sie auch gewünscht hatte. Winnicott hat Klein immer als brillante Theoretikerin, besonders im Hinblick auf die Bedeutung der kindlichen Fantasien und der projektiven Identifikation, anerkannt. In einem Brief an Bion schreibt Winnicott 1955:

> »Ich meinerseits fühle mich in der Lage, auf die Kleingruppe zu schimpfen, ohne dass mein Bild von Mrs. Klein als einer liebenswerten Person, der

> ich genauso viel verdanke wie Freud, und die einen sehr nachhaltigen wissenschaftlichen Beitrag geleistet hat, dadurch im mindesten beeinträchtigt würde« (Winnicott 1995, S. 130).

Mir scheint es so, als ob Winnicott sich über die Person von Frau Klein damit auseinandersetzte, was er an den Freud'schen Lehren akzeptieren konnte und was nicht.

Freud hatte die Bedeutung der äußeren Realität in der frühen Kindheit für die Entstehung der Psychoneurosen entdeckt: »Es müssen diese sexuellen Traumen der frühen Kindheit angehören, und ihr Inhalt muss in wirklicher Irritation der Genitalien bestehen« (Freud 1896b, S. 380). Später stellte Freud diese äußeren Faktoren zurück zugunsten innerer Faktoren in Form von trieb- und affektmotivierten Fantasien, die dann die infantile Neurose eines Menschen und seinen Lebenslauf bestimmen.

Klein machte die aus dem angeborenen Todestrieb abgeleiteten Fantasien zum zentralen Bestandteil ihrer Theorie und leitete daraus eine Technik ab, die dem Patienten weitreichende Einsichten in sein von Sadismus und Neid geprägtes frühes Fantasieleben ermöglichten. Dabei schloss sie die äußere Realität der sozialen Umwelt als prägenden Einfluss fast vollständig aus. Sie erkannte damit das Spiel zwischen Innen und Außen nicht an.

Winnicott erkannte die große Bedeutung der inneren Welt, besonders für das kleine Kind mit seinen leicht zu heftigen Affekten führenden Fantasien und Bildern von sich selbst und den Objekten, völlig an. Aber er mahnt in einem Brief als Vorsitzender der Britischen Psychoanalytischen Gesellschaft an Klein an, den Begriff »innere Welt« differenziert und einheitlich zu gebrauchen. So gehe es darum, zwischen Einverleibung und magischer Introjektion zu unterscheiden. »Wenn man seine Mutter auffrißt, hat man deshalb noch keine Mutter in sich« (Winnicott 1995, S. 155). Laut Winnicott sollen auch bei der Betrachtung der inneren Realität die Grundsätze der Logik gelten. Der gierige Angriff auf die gute Brust hat andere Folgen als die magische Introjektion, durch welche die Großmutter und Rotkäppchen in ihrer Gänze gerettet werden können.

Winnicott ist gern und leicht bereit, sich in die innere Welt eines Kindes mitnehmen zu lassen. Wenn ein Kind den Therapieraum abdunkelt, schreibt er, ist ziemlich klar,

> »daß der Analytiker sich im Inneren des Kindes befindet und dort seinen Anweisungen entsprechend, mal diese, mal jene Rolle spielt. Die Welt wird von der Magie beherrscht, und das Kind übt magische Kontrolle aus, in dem es Befehle erteilt, mit dem es sich den Analytiker unterwirft, die sich im Zimmer befindlichen Gegenstände verwandelt und die Regeln nach Belieben ändert« (Winnicott 1994, S. 140).

Bezüglich der inneren Realität eines Menschen hat Winnicott keine ernsthaften Differenzen mit Klein, wohl aber in Bezug auf seine Einschätzung der Auswirkungen auf die Wahrnehmung der äußeren Realität und das sich daraus ableitende Verhalten. Diese sind nach Klein ganz von der trieb- und affektmotivierten inneren Fantasiewelt bestimmt. Winnicott ist verzweifelt, dass Klein die Bedeutung der realen Mutter für den Säugling nicht anerkennen will. An seine Analytikerin Joan Revière schreibt er 1956:

> »Meine Schwierigkeit, wenn ich mit Melanie über ihre Auffassung der frühen Kindheit sprechen will, liegt darin, dass ich mir vorkomme, als würde ich mit einer Farbenblinden über die Farben sprechen [...]. Tatsächlich sehe ich kein Anzeichen dafür, wie sie die Rolle der Mutter in der allerersten Zeit verstanden hat« (Winnicott 1995, S. 136).

Besonders hart traf es ihn, dass Revière andeutete, es liege an ihm, er hätte eine Sperre in sich, die es ihm nicht erlaube, Kleins Ansichten über die früheste Kindheit zu verstehen (Winnicott 1995, S. 139).

Dabei schien es Winnicott aus seiner praktischen Arbeit als Kinderarzt offensichtlich, dass der Zugang des Säuglings zur äußeren Realität nur über die Pflege durch die wirkliche Mutter möglich ist. Winnicott sagt über sich selbst, dass es in seinem Leben ein großes Bedürfnis gab, die herausragende Wichtigkeit der Rolle einer normal guten Mutter für den Säugling zu begreifen und der Gesellschaft, der das Bewusstsein dafür fehlt, zugänglich zu machen: »Ich versuche darauf aufmerksam zu machen, welch ungeheueren Beitrag für den Einzelnen und die

Gesellschaft die normal gute Mutter, unterstützt von ihrem Mann, im Anfang leistet, und das tut sie einfach dadurch, dass sie ihr Kind liebt« (Winnicott 1992, S. 231).

Die Pflege, durch den der Säugling im frühesten Stadium der absoluten Abhängigkeit lernt, sich wirklich zu fühlen, nennt Winnicott primäre Mütterlichkeit. In diesem Zustand identifiziert sich die Mutter so mit den Bedürfnissen des Säuglings, stellt ihm ihre Ich-Funktionen so zur Verfügung, hält ihn zur Vermeidung von grenzenloser Angst so, dass Winnicott sagen kann, es gäbe keinen Säugling, sondern nur Säugling und Mutter. Ausdruck dieser Intimität zwischen Säugling und Mutter ist die Illusionierung: Wenn der Säugling hungrig ist, lässt die Mutter ihre Brust vor ihm erscheinen und bestätigt dem Säugling damit seine Illusion, die Nahrungsquelle selbst erschaffen zu haben. Die vielfache Wiederholung der Illusionierung beim Stillen führt zur Entdeckung der Objekte, zu dem Gefühl, dass die äußere Realität, in der die Befriedigung des Begehrens durch befriedigende Objekte möglich ist, dem Kind etwas zu bieten hat, dass es sich lohnt, mit der Realität – vermittelt durch die Mutter – Kontakt aufzunehmen und zu halten. Das Vertrauen in die äußere Realität als Raum, in dem die Objekte auftauchen und verschwinden geschieht über die magische Erschaffung und Kontrolle dieser Objekte. Die Realität wird zunächst durch diese Übergangsobjekte erschaffen. Dies ist ein lustvoller Vorgang, welcher den Ausgangspunkt bildet für das spätere Spiel, künstlerisches Schaffen und Kultur.

Das Kind macht die Erfahrung, dass Bedürftigkeit (innen) und Realität (außen) lustvoll in Einklang gebracht werden. Ein wesentlicher Unterschied im Denken von Winnicott und Klein liegt darin, dass Klein die magische Erschaffung von Objekten in der Innenwelt als die Welt der unbewussten Fantasien betont, während Winnicott ihre Erschaffung in der Außenwelt hervorhebt.

Die Entwicklung hin zur Fähigkeit, sich wirklich zu fühlen, Vertrauen in befriedigende äußere Objekte auszubilden, geschieht zunächst über die Form des Nehmens, über die durch die Mutter vermittelte befriedigende Antwort der Umwelt auf das Begehren des Kindes. Es ist mir wichtig, an dieser Stelle darauf hinzuweisen, dass Winnicott im Geben des Kindes ein wichtiges Merkmal für die weitere Entwicklung sieht.

Gemeint sind damit, die Wiedergutmachungsgesten des Kindes, die auftauchen, wenn das kleine Kind sich seiner gierigen Aggressionen gegen die Mutter gewahr wird. Indem die Mutter diese Gesten annimmt, erreicht das Kind die Fähigkeit zur Besorgnis (Winnicott 1984). Nach dieser Vorstellung entwickelt sich die Moral aus dem menschlichen Umgang mit Aggression in einem interaktionellen Prozess.

Die Anerkennung der Realität als das, was außerhalb der Omnipotenz des Selbst liegt, ist ein weiterer Entwicklungsschritt. Winnicott nennt ihn Objektverwendung. Aufgabe der Mutter ist es hierbei, die äußere Realität gegenüber den Angriffen des Kindes zu vertreten, welches die narzisstische Verfügungsgewalt über die Objekte behalten will. Die Mutter fördert die Entwicklung, wenn sie standhält, ohne das Kind zu entwerten, zu beschämen oder sich zu rächen. Dieser Prozess der Objektverwendung führt zur Anerkennung von getrennten Objekten mit eigenen Interessen und Rechten.

Zusammenfassend lässt sich jetzt sagen, dass die Realität paradoxerweise zunächst etwas ist, welches das kleine Kind sich selbst erschafft, indem die Mutter seine wunschmotivierte Illusion bestätigt. Hier zeigt sich der gelungene spielerische Umgang zwischen Mutter und Kind. Es ist hilfreich, sich daran zu erinnern, dass diese Umwelt gegenüber dem vorgeburtlichen Zustand eine erhebliche Veränderung und Bewältigungsanforderung darstellt. Vorgeburtlich war dem späteren Säugling ein schwereloses Dasein möglich, ohne eigene Atmung und aktive Nahrungsaufnahme. Das Neugeborene kann die neuen Lebensbedingungen nur Mithilfe der wirklichen Mutter bewältigen, die ihm mittels der Illusionierung erlaubt sich zurechtzufinden. Der Übergangsraum mit seinen erschaffenen und kontrollierten Objekten ist die kreative Lösung, ein Instrument mit dem der Säugling sich die Umwelt erst bewohnbar macht. Er ermöglicht dem Kind, sich wirklich zu fühlen und einen vertrauensvollen Bezug zur äußeren Realität zu schaffen.

Die äußere Realität als die Welt der vom eigenen Selbst unabhängigen Objekte ist schließlich das Ergebnis eines langen Entwicklungsprozesses, der nur durch ein interaktionelles Beziehungsgeschehen gelingen kann. Wenn alles ausreichend gut geht, hat das Kind gelernt, die äußere Realität als von ihm unabhängig zu akzeptieren, ohne das Interesse an ihr zu verlieren. Die Beziehungen des Selbst zur äußeren Realität bleiben jedoch zeitlebens schwierig. Winnicott spricht von der »immanenten Schwierigkeit allen menschlichen Kontaktes mit der äußeren Realität« (Winnicott 1995, S. 72), die er sogar bei sich selbst für besonders ausgeprägt hält. In einem Brief an Klein spricht er von der »Winnicott'schen Krankheit«. Er ist der Meinung, dass es einen inneren Kern des Selbst gibt, der mit der äußeren Realität nicht in Kontakt treten kann, der sich also auch nicht spielerisch ausdrücken kann. Die Beziehung zwischen Selbst und Umwelt stellt sich somit als komplizierter Sachverhalt dar: Das Selbst entsteht aus einem interaktionellen Prozess, enthält einen nicht kommunizierbaren Anteil und ermöglicht eine Entwicklung an deren Ende die Anerkennung einer Realität steht, die getrennt und unabhängig vom Selbst erwächst. Gleichzeitig ist dieser Prozess eng verzahnt mit der Entwicklung der Triebe, welche die Objekte zur Befriedigung ihrer biologisch determinierten Spannung suchen.

Wie ist Winnicott, der alle diese Zusammenhänge erforscht hat, selbst mit der äußeren Umwelt umgegangen? In seinem von Rodman herausgegebenen Briefen (Winnicott 1995) wird deutlich, dass Winnicott ein engagierter Mensch war, der sich auch in die Politik eingemischt hat und Veränderungen der Realität herbeiführen oder zumindest ausdrücken wollte, dass ihm manche politischen Entscheidungen ganz und gar nicht passen.

In einem Leserbrief an die Times 1954 wettert er gegen das privat finanzierte Fernsehen: »Ich meinerseits, weil ich gegen Propaganda jeglicher Art allergisch bin, weiß, dass mein Hass auf die Politiker immer stärker werden wird, wenn ich allmählich eine Generation heranwachsen sehe, die das Recht der Werbung, überall einzudringen, schon für selbstverständlich hält.« Und weiter: »Zusammen mit Tausenden von anderen sehe ich dem, was da auf uns zu kommt mit bedingungslosen Abscheu entgegen und werde dies den Politikern, die dafür verantwortlich sind, niemals verzeihen« (Winnicott 1995, S. 112).

An Lord Beveridge, der die Verstaatlichung des britischen Gesundheitsdienstes vorantrieb, schrieb er 1946: »Aus echter Unwissenheit haben Sie die ärztliche Praxis der Politik statt der Wissenschaft untergeordnet, aber Unwissenheit kann Sie nicht vor meinem Hass bewahren«, und er fährt fort: »Sie aber in Ihrer Position können von Schuld nicht frei gesprochen werden und ich muss wenigstens gegen mich selbst ehrlich sein und Ihnen mitteilen, welcher Hass auf Sie natürlicherweise in mir hochsteigt« (Winnicott 1995, S. 42). Man könnte es auch so ausdrücken, dass die fehlende Freiheit, mit einer erdrückenden äußeren Realität spielerisch umzugehen, Hass erzeugt. Man Winnicott ist engagiert, er sieht die Realität nicht als etwas Unumstößliches oder Schicksalhaftes an. Für ihn ist es notwendig, die äußere Realität darauf hin zu überprüfen, ob sie gute oder schädliche Auswirkungen hat. Er fühlt sich verpflichtet, aktiv auf die Wirklichkeit einzuwirken, damit sie eine entwicklungsfördernde Auswirkung entfaltet. Die Beziehung zu seinen Ansichten von Reifungsprozessen und fördernder Umwelt ist deutlich. Die Notwendigkeit eine fördernde Umwelt herzustellen, gilt für ihn nicht nur für die Entwicklung des Kindes, sondern ist eine Anforderung an die Gesellschaft, die für das gesamte Lebensalter gilt. Winnicott geht so weit, zu sagen, dass das Erkennen schädlicher Umweltbedingungen natürlicherweise Hass hervorruft. Die menschliche Natur stellt also ein heftiges, aggressives Gefühl bereit, um gute Umweltbedingungen zu realisieren, jedenfalls dann, wenn primäre Mütterlichkeit und Nutzung von Übergangsobjekten zur Fähigkeit der Objektverwendung geführt haben.

Winnicotts Einstellung bedeutet für mich, dass gerade Psychoanalytiker zum politischen Engagement aufgefordert sind, und gibt mir Gelegenheit, mich der Entwicklung unseres Institutes für analytische Kinder- und Jugendlichenpsychotherapie zuzuwenden, dessen Gründung sich in diesem Jahre zum fünfzigsten Male jährt und das nun Winnicotts Namen trägt. Ich bin davon überzeugt, dass der Gründer dieses Institutes Hans Alfken und Winnicott in ihren Ansichten zur verantwortungsbewussten positiven Gestaltung der äußeren Realität sehr übereingestimmt hätten.

Bei meinen folgenden Ausführungen greife ich auf die Forschungsergebnisse von Klaus Oberborbeck zurück, der als langjähriger Institutsmitarbeiter im Sinne der *oral history* eine Vielzahl von relevanten Zeitzeugen interviewt hat. Zusammen mit seinen historischen Recherchen sind so umfangreiche Dokumentationen und Veröffentlichungen entstanden, auf die ich mich im Folgenden beziehe.

1951 wurde dieses Institut als Child-Guidance-Clinic auf Initiative des damaligen Regierungsdirektors Hans Alfken gegründet. Alfken wurde 1899 geboren und starb 1994 im Alter von 94 Jahren. Er wuchs im von Obrigkeitsdenken, Militarismus und Imperialismus geprägten Kaiserreich Deutschland in einem freiheitlich denkenden Elternhaus auf. Seine nationalen und demokratisch-freiheitlichen, in der Wandervogelbewegung gewonnenen Ideale wurden im Ersten Weltkrieg, an dem er als 18-jähriger Soldat in Belgien teilnahm, bitter und nachhaltig enttäuscht.

Nach dem Ersten Weltkrieg studierte er Englisch, Deutsch und Philosophie und wurde Lehrer an der reformpädagogischen Versuchsschule Berlin-Neukölln, die zunächst Kayser-Wilhelm-Real-Gymnasium hieß und ab 1929 Karl-Marx-Schule. 1927 wurde Hans Alfken Mitglied der kommunistischen Partei, unternahm 1930 eine Studienreise nach Moskau. Als linker Lehrer wurde er 1933 von den Nationalsozialisten entlassen. Von 1933 bis 1945 war Alfken im Widerstand gegen die Nazis. Er bemühte sich mit dem sozialdemokratischen Reichstagsabgeordneten Otto Brass um die Zusammenfassung der antifaschistischen Kräfte in einer Volksfront, half Juden und anderen Verfolgten. 1938 wurde er von der Gestapo wegen Vorbereitung zum Hochverrat verhaftet und verurteilt. Alfken war jedoch vorgewarnt worden. Wie er selbst sagte, gelang es ihm, sie an der Nase herumzuführen: »Wenn man alles, was ich gemacht habe, gewusst hätte, dann lebte ich bestimmt nicht mehr« (Oberborbeck, 1999, S. 27). Er wurde verurteilt zu 15 Monaten Gefängnis und Arbeitslager.

Schon bald nach Ende des Krieges wurde Alfken vom niedersächsischen Kultusminister Adolf Grimme als persönlicher Referent nach Hannover gerufen und erhielt als Oberregierungsrat die Leitungsposition der Abteilung Jugendfürsorge, Jugendpflege und Sport. Als engagierter Reformpädagoge und antifaschistischer Widerstandskämpfer sah er für sich in dieser Position die Chance, die politischen Verhältnisse im Nachkriegsdeutschland in seinem Sinne zu gestalten. Als Anglist fiel es ihm nicht schwer, Kontakte zu der britischen Militärverwaltung, insbesondere zu Robert Birley, dem obersten Beamten für Erziehungsfragen in der britischen Besatzungszone, aufzunehmen.

Maßnahmen zur Entnazifizierung gingen damals Hand in Hand mit dem Neuaufbau eines Erziehungs- und Bildungssystems; Briten und Amerikaner sahen im Nationalsozialismus die Folge einer pervertierten Erziehung in Deutschland. Die britischen Reeducation-Maßnahmen im Nachkriegsdeutschland zielten also auf eine völlige Umgestaltung des bisherigen Erziehungs- und Bildungssystems. Als wesentliches Element der Reeducation-Politik fungierte die German Educational Reconstruction (GER). Diese Gruppe ist hervorgegangen aus nach England emigrierten deutschen Lehrern und Sozialarbeitern, die sich ab 1941 Gedanken zu einem demokratischen Erziehungssystem in Deutschland nach dem Kriege machten.

Auf Einladung der GER verbrachte Alfken 1948 sechs Wochen in England. In dieser Zeit besuchte er die Tavistock-Clinic in London, die 1920 als Child-Guidance-Clinic gegründet worden war und zu diesem Zeitpunkt von Bowlby geleitet wurde. Er sei – wie Alfken in einem Interview mit Oberborbeck sagte – völlig ohne Vorkenntnisse gewesen: »Das waren für mich böhmische Dörfer, was die mir erzählten« (Oberborbeck 1999, S. 31). Aber Alfken war begeistert von der Arbeit der Child-Guidance-Clinics und besuchte im Anschluss an die Tavistock-Clinic die Child-Guidance-Clinic in Bristol, deren Arbeit er sich ausführlich erklären ließ.

In einer Child-Guidance-Clinic arbeiteten ein Psychiater, ein Psychologe und ein Sozialarbeiter zusammen, um im gemeinsamen psychoanalytischen Grundverständnis Diagnostik und Therapie eines Kindes mit sozialen oder seelischen Auffälligkeiten unter Einbeziehung der sozialen Umgebung zu planen und durchzuführen. Die Child-Guidance-Bewegung nahm Anfang des zwanzigsten Jahrhunderts in den USA ihren Ausgang. Wesentliche Motivation war dabei, die Sozialarbeit mit der Psychoanalyse vertraut zu machen. In den 20er Jahren entstanden in den USA und in England zahlreiche Therapiezentren nach dem Muster der Child-Guidance-Clinic. In England nahm die Child-Guidance-Bewegung besonders während des Zweiten Weltkrieges einen rasanten Aufschwung.

Die GER finanzierte im Nachkriegsdeutschland Bildungsreisen von deutschen Fachkräften in englische Städte mit Child-Guidance-

Kliniken sowie Fachkonferenzen über das zugrunde liegende Konzept. Die meisten deutschen Psychoanalytiker befassten sich damals in ihren Veröffentlichungen oder auf diesen Konferenzen mit dem angloamerikanischen Konzept, wie zum Beispiel Schwidder, Schultz-Hencke, Zauner, Böhm, Stabs, Kühnel, Bondi oder Fuchs-Kamp. Bis 1953 entstanden in Westdeutschland 157 Child-Guidance-Kliniken.

Für Alfken war das Child-Guidance-Konzept in hohem Maße attraktiv für den Neuaufbau der Jugendhilfe, weil er in diesem Konzept seine Ideale von Demokratie, Pädagogik und Aufklärung durch die multiprofessionelle Teamarbeit und die Psychoanalyse verwirklicht sah. Auf sein Betreiben entstand also vor 50 Jahren in Hannover eine Child-Guidance-Clinic. Sein Träger war ein nach dem englischen Manager-Komitee-Modell gegründeter Verein mit dem Namen: Verein zur Förderung der Erziehungsberatung. Dieser Name, der bis Anfang des Jahres bestand, weist auf den Plan hin, in Niedersachsen flächendeckend Erziehungsberatungsstellen nach dem Child-Guidance-Modell aufzubauen.

Alfken wollte mit dem Institut als Child-Guidance-Clinic seine Ziele zur Erneuerung beziehungsweise zum Wiederaufbau der Jugendhilfe und der Ausbildung von Lehrern verwirklichen: So begann das Institut nach der Gründung sogleich mit seiner Arbeit als Erziehungsberatungsstelle, nachdem die beiden Teams ihre Schulungen in der Child-Guidance-Clinic in Bristol absolviert hatten. Fast gleichzeitig wurden die zahlreichen Fortbildungsveranstaltungen des Institutes zur Tiefenpsychologie organisiert, an denen alle in der Jugendhilfe arbeitenden Berufsgruppen teilnehmen sollten, besonders, wie es damals hieß, die »Fürsorgerinnen«. Diese tiefenpsychologischen Fortbildungskurse sollten aber vor allem der Lehrerausbildung dienen: Aus dem Lehrerkollegium jeder Schule in Niedersachsen sollte ein Lehrer oder eine Lehrerin freiwillig die tiefenpsychologische Fortbildung machen beziehungsweise die sich entwickelnde psychoanalytische Ausbildung, um so an seiner oder ihrer Schule als Beratungslehrer Multiplikator zu werden und somit ein der Aufklärung verpflichteter demokratischer und antifaschistischer Garant.

Alfkens Pläne entwickelten sich nicht wie erhofft. Die Zuständigkeit für die Jugendhilfe und damit die Erziehungsberatungsstellen gingen vom Land in die Zuständigkeit der Gemeinden über und die Stadt Hannover wollte keine analytisch orientierten Beratungsstellen. Das Kultusministerium folgte Alfkens Vorstellungen nicht, für jede Schule einen Beratungslehrer am Institut analytisch ausbilden zu lassen. Vielmehr wurden mit dieser Aufgabe Psychologen betraut, die eine verhaltenstherapeutische Weiterbildung durchliefen.

Auf der Suche nach Gründen seines Scheiterns bieten sich vor allem zwei Erklärungen an: Die damaligen, der SPD angehörenden politischen Repräsentanten blieben reserviert gegenüber Alfken, der als ehemaliger Kommunist zwar 1948 der SPD beigetreten war, aber als Pädagoge in seinem Herzen immer dem liberalen Bildungsbürgertum verhaftet geblieben war. Dessen Ziele wie Aufklärung und ethische Erneuerung sowie seine demokratische, aber doch konservative Grundhaltung waren nur zum Teil mit den Zielen einer SPD vereinbar, die als Arbeiterpartei den Interessen dieser Wählergruppe verpflichtet war und zumindest damals auf Konfrontationskurs stand mit den Idealen eines aufgeklärten, liberalen Bildungsbürgertums. Hinzu kam, dass umfassende kulturelle Erneuerung nicht mehr das Ziel der damaligen politischen Kräfte in Westdeutschland war. Das Wiedererstarken Westdeutschlands als Bollwerk gegen die Sowjetunion und ihre Verbündeten geriet in den Vordergrund zu Lasten einer Aufarbeitung der Geschichte während der nationalsozialistischen Herrschaft.

Nach dem partiellen Scheitern der Pläne von Alfken setzte das Institut vermehrt auf die psychoanalytische Ausbildung und deren voranschreitende Professionalisierung, besonders im Bereich der analytischen Kinder- und Jugendlichen-Psychotherapie. Diese neue Orientierung war für das Institut ein willkommener Ausweg, zumal ab 1966 die Psychotherapie zur Kassenleistung wurde und damit ein erheblicher finanzieller Anreiz gegeben war.

Ich komme nun zu dem Versuch einer psychoanalytischen Interpretation dieser historischen Darstellung: Über die Person von Hans Alfken hatten die Mitarbeiterinnen und Mitarbeiter des Institutes vor 50 Jahren im Nachkriegsdeutschland einen mehr oder weniger ausgesprochenen antifaschistischen Auftrag erhalten. Hans Alfken war ein tatkräftiger Reformpädagoge und hatte als antifaschistischer Widerstandskämpfer in der Zeit des Nationalsozialismus sein Leben aufs Spiel gesetzt. Das Institut war, wie er es selbst ausdrückte, »sein liebstes Kind« und sollte eine wesentliche Rolle spielen beim Wiederaufbau der Jugendhilfe und Lehrerausbildung auf der Grundlage der Umerziehung der Deutschen. Gegenüber den Opfern des faschistischen nationalsozialistischen Regimes war diese Identifizierung als Geste der Wiedergutmachung im Sinne von Winnicott zu verstehen, als eine Anerkennung von ausgeübter destruktiver Gewalt und damit von Schuld. Es ist naheliegend, dass gerade das psychoanalytische Konzept von Child-Guidance auch ein Zeichen der Wiedergutmachung sein sollte gegenüber den von den Nationalsozialisten entwerteten, emigrierten oder ermordeten jüdischen Psychoanalytikern. Umerziehung und Neuaufbau waren Ausdruck der Fähigkeit zur Besorgnis und sollten die Verantwortungsübernahme dafür zeigen, dass in Deutschland zukünftig ein faschistisches Regime nicht mehr möglich sein wird.

Wie beschrieben konnte Alfken seine Pläne nicht so verwirklichen, wie er es wünschte. Erste Komplikationen traten dadurch auf, dass er auf psychoanalytische Fachkräfte zurückgreifen musste, die in der Zeit der nationalsozialistischen Herrschaft im damaligen Reichsinstitut gearbeitet hatten oder dort ausgebildet wurden und in diesen 12 Jahren – abgeschnitten vom Ausland – die Psychoanalyse verändert hatten. Die Notwendigkeit zur Abwehr von Schuld und Schamgefühlen war bei diesen Fachkräften naheliegend. Die daraus resultierende Neigung, den Wiederbeginn nach Kriegsende als Stunde null zu betrachten, ist Ausdruck einer solchen Verleugnungsstrategie, die von der breiten damaligen gesellschaftlichen Entwicklung gestützt wurde.

Weitere Hindernisse zeigten sich in der Ablehnung von Alfkens Plänen einer geregelten psychoanalytischen Fortbildung für Lehrer durch das Niedersächsische Kultusministerium und in dem Widerstand der Stadt Hannover gegen Erziehungsberatungsstellen nach dem Child-Guidance-Modell aus einer psychoanalysefeindlichen Haltung heraus.

Das Scheitern der Wiedergutmachungsgeste zumindest in wichtigen Teilen konnte nicht ohne Auswirkungen auf die Angestellten des Institutes bleiben: Die Wiedergutmachungsgeste in Form der Aktivitäten des Institutes zielte auf eine Anerkennung durch die Repräsentanten der Opfer des Faschismus. Damit verbunden wäre ein allmähliches Vertrauen in die eigenen konstruktiven Bemühungen. Die Schuldgefühle aus dem destruktiven Grauen des Nationalsozialismus würden damit erträglicher, vielleicht überhaupt erst aushaltbar.

Ich bin mir bewusst, dass man Winnicotts Ausführungen über die individuelle Entwicklung eines Kindes mit seinen fantasierten Vorstellungen von den Auswirkungen seiner Aggression und der Möglichkeit der Wahrnehmung einer unbeschadeten Realität nicht ohne Weiteres mit den geschilderten Verhältnissen einer gesellschaftlichen Gruppierung gleichsetzen kann. Gewalt und Zerstörung durch das nationalsozialistische Deutschland bleiben Realität. Aber in der Wiedergutmachungsgeste steckt die Fähigkeit, Ursprung und Folgen der Aggression anzuerkennen. Die von Alfken initiierte Wiedergutmachungsgeste gelang nicht ausreichend. Die Zurückweisung der Institutsziele durch die relevanten politischen Entscheidungsträger von Land und Stadt führte dazu, dass die Wiedergutmachungsgeste konkret und symbolisch keine Gestalt annehmen konnte, und damit konnte sie von den Opfern auch nicht angenommen werden. Die Anerkennung der Wiedergutmachung durch die Repräsentanten der Opfer ist eine wichtige Voraussetzung, für die Erträglichkeit von Schuld und das Gefühl, wie Winnicott es nennt, ein wertvolles Mitglied einer Gemeinschaft zu werden. Die ausbleibende Wiedergutmachungsgeste, beziehungsweise die ausbleibende Anerkennung dieser Geste, ist Ursache für schwer erträgliche Schuld und ihre Abwehr.

Das Ausbleiben dieser intendierten Wirkung der Wiedergutmachungsgeste musste die Institutsangestellten in ihrem Erleben näher zu den Opfern rücken und die Schuldgefühle verstärken. Statt einer bestätigten Fähigkeit zur Besorgnis im Sinne der depressiven Position, mussten Enttäuschung und Niedergeschlagenheit die Folge sein im Sinne einer depressiven Reaktion beziehungsweise ihrer Abwehr.

Das drohende Scheitern des vom Institutsgründer intendierten Neubeginns im Sinne einer Umerziehung konnte aus den genannten Gründen der Enttäuschung und Niedergeschlagenheit nicht durch eine engagiert geführte Auseinandersetzung mit dem Kultusministerium verhindert werden. Schuld und Schuldgefühle ließen keinen Spielraum zu. Auch die gesellschaftlichen Unruhen der 68er Jahre, eröffneten nicht diese naheliegende Möglichkeit. Ich sehe in den Unruhen der 68er Jahre unter anderem eine von der Studentengeneration getragene Kulturrevolution, die mit ihrem Angriff auf die staatlichen Autoritäten auf die stecken gebliebene Erneuerung nach dem Kriegsende reagierte. Die Chancen der neuen Bundesrepublik, durch den kalten Krieg Partner der Westmächte zu sein, das »Wirtschaftswunder« und die neuen demokratischen Strukturen in der Politik förderten allzu sehr das Verständnis vom Kriegsende als Stunde null, so als könnte alles, was in den 12 Jahren der nationalsozialistischen Diktatur geschehen ist, einfach als vernachlässigbar und nicht relevant angesehen werden, als wären mit Gewalt und Zerstörung nicht Schicksale und Kräfte verbunden, die trotz Verleugnung wirksam bleiben. Die Studentenunruhen der 68er Jahre waren so gesehen unter anderem die Antwort auf die ausbleibende Anerkennung der Schuld und erst damit die Möglichkeit eines Neubeginns. Das Ausarten dieser Studentenunruhen in terroristische Gewalt in den 70er Jahren unter der Regierung Brand ist vielleicht auch vor diesem Hintergrund zu verstehen.

Die Institutschronik vermeldet keine besonderen Vorkommnisse für die Zeit der Studentenunruhen. 1966 wurde die Bezeichnung Child-Guidance-Clinic aus dem Institutsnamen gestrichen und der großzügige Neubau am Maschsee bezogen. Die verpflichtende Kostenübernahme für Psychotherapie durch die Krankenkassen ab 1967 stabilisierte zudem die Entwicklung des Institutes in seiner heilkundlichen Professionalisierung.

Eine hohe Bedeutung kommt jedoch dem Wirken von Ruth Cohn von 1970–1974 im Institut zu: in Form von regelmäßigen Veranstaltungen zur Fortbildung und Selbsterfahrung. Wie der damalige Leiter schreibt, hatten die Studentenunruhen auch die Studierenden des Institutes erfasst. Ihr Angriff auf die empfundene autoritäre Vermittlung von Herrschaftswissen und auf die Psychoanalyse als Anpassungstherapie verunsicherte die damalige Gruppe von etwa 14 fest angestellten Dozenten. Als bisherige Experten der Innenwelt nahmen sie, wie Ockel schreibt, einen »Paradigma-Wechsel« vor: Die Realbeziehungen zwischen den Mitgliedern der Dozentengruppe wurden Gegenstand psychoanalytischer Reflektion »mit allem, was dazu gehört an Wünschen, nach geliebt und angenommen werden, nach Konkurrenz, Macht und Geltung« (S. 47). Die so gewonnenen Erfahrungen veränderten auch die Beziehungen zu den Ausbildungsteilnehmern und die Wissensvermittlung im Studentenunterricht; ebenso wurden sie auf bundesweiten Fachkongressen vorgetragen, aber sie blieben doch sozusagen innerhalb der Institutsmauern. Die Studentenunruhen, die an den gesellschaftlichen Machtstrukturen rüttelten, hatten die Institutsmitarbeiter nicht veranlassen können, den demokratischen und gesellschaftskritischen Gründungsauftrag neu zu beleben und sich mit dem Kultusministerium kritisch auseinanderzusetzen. Die Wahl von Frau Cohn als emigrierte jüdische Psychoanalytikerin lässt eine solche Rückbesinnung erkennen. Ihre interaktionelle Methode des lebendigen Lernens richtete die Aufmerksamkeit in besonderem Maße auf das Hier und Jetzt in zwischenmenschlichen Beziehungen. Sie trat aber auch für die Notwendigkeit ein, durch politische Auseinandersetzung, die Wirklichkeit zu verändern. Mit ihrer »Gesellschaftstherapie« propagierte sie eine politische Intention, gerade in Bezug auf den Nationalsozialismus und rassistische Tendenzen in den USA. Ich vermute, dass jedoch mehrere Faktoren zusammenkamen, die eine grundlegende Auseinandersetzung des psychoanalytischen Institutes mit dem Kultusministerium nicht zuließen. Zum einen hatte die Akzeptanz einer hohen institutionellen Förderung bindende Wirkung, zum anderen rückte die Weigerung des Kultusministeriums, den Auftrag des Institutsgründers, eine Widergutmachungsgeste an die Adresse der Opfer der nationalsozialistischen Herrschaft zu ermöglichen, die Institutsangehörigen selbst näher an die Opfer. Die daraus folgende Identifikation mit den Opfern führte zum Erleben von Ohnmacht, Schuld und Wut, die ihrerseits belastend waren und Bewältigungsformen nahelegten, wie sie in der Arbeit mit Ruth Cohn zum Ausdruck kamen.

In den nächsten Jahren ging die heilkundliche Professionalisierung weiter voran. Die Abschlussprüfung der »Psychagogen« wurde in Niedersachsen staatlich anerkannt. Aus- und Fortbildung wurden im Institut getrennte Abteilungen, die 12 Ausbildungsinstitute für analytische Kinder- und Jugendlichen-Psychotherapie in der Bundesrepublik schlossen sich 1974 zu einer Ständigen Konferenz zusammen – das Institut ist Gründungsmitglied – und der Berufsverband hieß ab 1975 nicht mehr Vereinigung Deutscher Psychagogen, sondern Vereinigung Analytischer Kinder- und Jugendlichen-Psychotherapeuten.

Mit dem neuen Leiter Herr Berns, meinem Vorgänger, begann ab 1983 eine verstärkte Integration neuer psychoanalytischer Konzepte entsprechend dem Mainstream der internationalen Psychoanalyse. Bei alledem wurde die Distanz zwischen Institut und Kultusministerium immer größer: Die professionalisierte heilkundliche Ausbildung fiel nicht in die Zuständigkeit einer Schulbehörde, die Aktivitäten im Bereich der Jugendhilfe waren ebenso geschrumpft wie im Bereich der Lehrerfortbildung. Im Institut verhielt man sich nach Außen bedeckt, nach dem vielzitierten Motto: Nur keine schlafenden Hunde wecken, und die Ressentiments der SPD-geführten Landesregierung blieben ebenfalls bestehen: »Die im Institut bilden doch nur frustrierte Lehrer auf Staatskosten aus und wollen sich eine goldene Nase verdienen.«

Wenige Monate nach dem Tod von Alfken platzte dann 1994 die Bombe: Das Kultusministerium stellte die institutionelle Förderung des Institutes ein. Obwohl absehbar, traf es uns doch unvorbereitet. Das Ende der Zusammenarbeit mit dem Kultusministerium, durch Einstellung der Landesförderung zwang uns, uns mit der äußeren politischen Wirklichkeit auseinanderzusetzen. Im Nachhinein war es wie eine Befreiung. Wenn wir uns auch auf ganz und gar ungewohntem Parkett bewegen mussten, so gelang es uns doch, unser Anliegen über die Medien öffentlich zu machen. Das Kultusministerium sah sich einem erheblichen Druck ausgesetzt durch die öffentliche Meinung, besonders durch Stellungnahmen der Einrichtungen, mit denen das Institut jahrzehntelang gut zusammen gearbeitet hatte. Insbesondere die Kombination von traditioneller Fortbildung in Schulen und psychosozialen Einrichtungen zusammen mit unserer Ambulanz als eingeführter Anlaufstelle für hilfebedürftige Kinder und Familien entfaltete viel wirksamen Druck. Das Kultusministerium wusste plötzlich wieder genau, wer wir waren. Ich meine das auch so, dass es im politischen Umfeld einflussreiche Persönlichkeiten gab, die das Andenken an den Widerstandskämpfer

Hans Alfken, seine Bedeutung für die Nachkriegszeit und das mit ihm verbundene Institut wahren und dem Institut einen Neubeginn ermöglichen wollten.

Nach meiner Einschätzung bedeutet diese Neuorientierung eine Entbindung des Institutes von seinem implizierten Gründungsauftrag der Wiedergutmachungsgeste. Dies war ein schweres Erbe und eine unlösbare Aufgabe. Die Täter selbst müssen ihre Schuld anerkennen, um eine unheilvolle Dynamik zu unterbinden. Wenn die Täter ihre Schuld nicht oder nicht ausreichend anerkennen, übernehmen Kinder und Enkel der Täter und Opfer deren Schuld und identifizieren sich mit ihnen. Das Institut war jahrzehntelang Ort dieser Dynamik.

Es war dann noch ein langer und schwieriger Weg bis wir als »An-Institut« der Evangelischen Fachhochschule dem Wissenschaftsministerium zugeordnet wurden und von dort eine Finanzhilfe erhielten. Der Diplom-Studiengang Kinder-Jugendlichen-Psychotherapie nach dem Psychotherapeutengesetz steht jetzt an erster Stelle der Institutsaktivitäten; es ist erstaunlich, dass das Institut mit den Abteilungen Fortbildung und Jugendhilfe in den letzten 50 Jahren wesentliche Teile seine Identität erhalten hat.

Am Anfang meiner Arbeit hatte ich Winnicotts Ideen dazu beschrieben, wie das kleine Kind lernt, die äußere Wirklichkeit für sich selbst als lohnend zu empfinden und sich so in der Wirklichkeit wirklich zu fühlen. Hans Alfken hat sein Leben riskiert um mitzuhelfen, durch die Beendigung der faschistischen Diktatur die äußere Wirklichkeit als lebenswert zu erhalten. Das auf sein Betreiben gegründete Institut erhielt implizit einen damit begründeten demokratischen Auftrag der moralischen Erneuerung. Die gesellschaftliche Verdrängung der Schuld in den ersten Jahrzehnten nach dem Krieg zwang das Institut zum Rückzug in die Institutsmauern und die psychoanalytische Fachwelt. Aus denselben Gründen konnte es aber auch nicht geschlossen werden. Hans Alfken wusste das; als ich ihm zwei Jahre vor seinem Tod vorgestellt wurde – er war 92 –, sagte der große, stattliche Mann: »Machen Sie sich keine Sorgen, solange ich lebe, passiert dem Institut nichts.«

Mit der Neuorientierung des Institutes nach seinem Tod war eine kämpferische Auseinandersetzung mit der äußeren Umwelt möglich geworden. Denk- und Spielräume konnten wieder hergestellt werden. Das Institut ist nun, neben der Fortführung seiner traditionellen Aufgaben, besser im Verbund der psychosozialen Einrichtungen der Region vertreten und engagiert sich mehr in psychosozialen Projekten.

Durch den Gründungsauftrag der Wiedergutmachung hatte das Institut eine schwere moralische Bürde zu tragen. Die ambivalente Antwort der relevanten Umwelt auf die Erneuerungsbemühungen des Institutes im Bereich von Bildung und Jugendhilfe hat die Mitarbeiter und Mitarbeiterinnen in eine belastende und höchst unbequeme Situation gebracht: Der moralische Druck auf das Institut wuchs in dem Maße, wie der Wiedergutmachungsauftrag scheiterte. Es ist der Druck durch die verinnerlichten Erwartungen der Opfer, der jüdischen Psychoanalytiker, die dem Holocaust zum Opfer fielen oder emigrieren mussten. Der Vorwurf des Verrates an der Psychoanalyse, genauer an der psychoanalytischen Theorie der Gründer, schwebte immer über dem Institut. Gleichzeitig musste dieser Druck abgewehrt werden, weil die maßgeblichen psychoanalytischen Lehrer im Reichsinstitut ausgebildet oder Schüler dieser Lehrer waren. So entstand eine konfliktreiche, brisante Situation, die vielfache Bewältigungsmaßnahmen erforderlich machte.

Die beschriebene Situation ist nicht nur für das Institut in Hannover kennzeichnend, sondern mehr oder weniger auch für alle Ausbildungsinstitute, die in der ständigen Konferenz der Ausbildungsinstitute für analytische Kinder- und Jugendlichenpsychotherapie in der Bundesrepublik Deutschland (STÄKO) zusammengeschlossen sind. Gerade die analytische Kinder- und Jugendlichenpsychotherapie mit ihrem Vorläufer der Psychagogenausbildung ist als Nachkriegsgründung sehr von den Aktivitäten der Mitarbeiter des Reichsinstitutes geprägt. Diese Problematik wird in der STÄKO traditionell durch die Spannung zwischen den der *Deutschen Psychoanalytischen Vereinigung* und der *Deutschen Psychoanalytischen Gesellschaft* nahestehenden Institute ausgetragen, also der beiden Gesellschaften, die das Spaltungsprodukt der Auseinandersetzung mit der Internationalen Psychoanalytischen Vereinigung nach dem Kriege geworden sind. Wer beispielsweise in der STÄKO im Hinblick auf die Stundenzahl der Lehranalyse für einen eher geringeren Umfang eintrat, musste sich immer dem mehr oder weniger versteckten Vorwurf des Verrates an der Psychoanalyse aussetzen.

Mit der Benennung nach Winnicott hoffen wir einer Entmoralisierung näherzukommen. Die Bewertung eines *good enough* als Qualitätsmaßstab hat etwas Befreiendes und tatsächlich bemühen wir uns nach Kräften, unsere Arbeit gerade Mithilfe der psychoanalytischen Reflektion so gut wie möglich zu machen. Das Institut hat sich im Laufe der 50 Jahre fest auf dem Gebiet der Heilkundlichen Psychotherapieausbildung etabliert und bietet auf der Grundlage des Psychotherapeutengesetzes realitätsorientierte Studiengänge an. Mit dem Angebot eines Studiengangs, der zur Approbation mit der Fachkunde Tiefenpsychologie führt, hoffen wir Boden in den Beratungsstellen und ähnlichen psychosozialen Einrichtungen wiederzugewinnen, den die Psychoanalyse schon lange aufgeben musste. Als Hochschulinstitut sind wir engagiert in der Erforschung der Geschichte der Kinderanalyse und der Erziehungsberatung nach 1945; und Mithilfe von Forschungsmitteln des Niedersächsischen Wissenschaftsministerium engagieren wir uns in einem psychosozialen Projekt: Wir evaluieren die analytische Psychotherapie in einer sozialpädagogischen Einrichtung in einem sozialen Brennpunktgebiet.

Die Fortbildungsarbeit mit Angehörigen psychosozialer Berufe hat eine jahrzehntelange Tradition und wir führen sie durch im Bewusstsein, dass es eine psychoanalytische Arbeit ist, ebenso wie die Arbeit in unserer Beratungsstelle für Fragen der Partnerschaft, Trennung und Scheidung. Wir bemühen uns um eine eigenständige, an der Realität orientierte, unserer Identität entsprechenden Institutsarbeit, ohne dass der Vorwurf des Verrates an der Psychoanalyse gerechtfertigt wäre. Eine solche Anwendung der Psychoanalyse im Rahmen unserer Institutsaufgaben muss möglich sein, ohne mit der Neo-Psychoanalyse als Nachfolgerin des Reichsinstitutes gleichgesetzt zu werden. So würde die leidvolle Entwicklung beendet, dass die mit den Opfern Identifizierten stellvertretend für die Täter deren Schuld übernehmen und die »reine« psychoanalytische Lehre, die jedoch die Entwicklungen der letzten Jahrzehnte entbehrt.

Dazu müssen die jetzt in der Verantwortung Stehenden jedoch den Tätern zumuten – bildlich gesprochen –, die Opfer anzuschauen, sich berühren zu lassen, die Schuld für Zerstörung und ihre Folgen anzuerkennen. Dies wäre eine Voraussetzung für eine Versöhnung und die Integration der Täter und in gleicher Weise wichtig für das Andenken an die Leiden der Opfer. Wir hoffen, dass wir vom englischen Pragmatismus lernen können und dass – um mit Winnicott zu schließen – die jetzige Auseinandersetzung mit dem Rechtsradikalismus in Deutschland ein Zeichen der Hoffnung ist.

Literatur

Freud, Sigmund (1896b): Weitere Bemerkungen über die Abwehr-Neuropsychosen. GW 1. Frankfurt/M. (Fischer), S. 377–404.

Oberborbeck, Klaus W. (1999): Zum 100. Geburtstag von Hans Alfken (1899–1994). Vervielfältigtes Einführungsheft zum Studientag am 03.11.1999. Institut für Kinder- und Jugendlichen-Psychotherapie. Hannover.

Ockel, Heinz H. (1985): Psychotherapeutisches Institut für das Land Niedersachsen und Lehrinstitut für Psychotherapie und Psychoanalyse. Entwicklung – Erfahrung – Überlegungen. Unveröffentlichtes Manuskript. Institut für Kinder- und Jugendlichen-Psychotherapie. Hannover.

Winnicott, Donald W. (1983): Von der Kinderheilkunde zur Psychoanalyse. Frankfurt/M. (Fischer).

Winnicott, Donald W. (1984): Reifungsprozesse und fördernde Umwelt. Frankfurt/M. (Fischer).

Winnicott, Donald W. (1992): Kind, Familie und Umwelt. München & Basel (Ernst Reinhard Verlag).

Winnicott, Donald W. (1994a): Die menschliche Natur. Stuttgart (Klett-Cotta).

Winnicott, Donald W. (1995): Die spontane Geste. Ausgewählte Briefe. Hg. F. Robert Rodman. Stuttgart (Klett-Cotta).

Winnicott oder: Das Leben – ein Übergangsraum

Caroline Neubaur

Wo ein Übergangsraum eröffnet wird, können Übergangsobjekte florieren. Vom Übergangsobjekt freilich lässt sich eine gesellschaftliche Bedeutung nur qua Archäologie der Gesellschaft, qua Rolle der Kunst in der Gesellschaft, qua Randzonenarbeit in der Gesellschaft aktualisieren, nicht jedoch mit dem Schwerpunkt, die real existierende Gesellschaft in den Blick zu bekommen. Ich sollte, um Verwirrungen zu vermeiden, vorab sagen, dass ich nicht jedes Mal das Übergangsobjekt vom Übergangsraum abgrenze. Deren komplexes Verhältnis wird im folgenden im Spiegel unterschiedlicher Exemplifizierungen deutlich werden. Die Frage: »Was ist zuerst, das Objekt oder der Raum?«, erscheint misslich. Denn man stößt auf die bekannte logische Schwierigkeit, dass man bei frühkindlichen Erfahrungen zwischen Prozess und Prämisse des Prozesses nicht mehr unterscheiden kann.

Ist die Übertragung des privaten Übergangsraums auf öffentliche Übergangsräume möglich?

»Übergangsraum« ist ein psychoanalytisch gewonnener Begriff. Ist seine Übertragung auf gesellschaftliche Verhältnisse überhaupt möglich? Zumal Winnicott sie zwar nahegelegt, aber nicht durchgeführt hat. Er war ja in all diesen Fragen der angewandten Psychoanalyse ein Mann des Takts oder, im Sinne Hölderlins gesagt, ein Mann der Ahnung. Und immerhin hat seine Ahnung eine gewisse Bresche in das

Rationalitätspostulat der gesellschaftlichen Theorie und auch manch rationalistisch gewordener psychoanalytischer Theorie geschlagen. Rationalität ist immer auch Rationalisierung mit einer gesellschaftlich institutionellen Grundlage. Wird diese Grundlage nicht mehr mitgedacht, so handelt es sich um eine Verdrängung mit Symptomcharakter.

In jeder zählenden Denkunternehmung seit der Steinzeit ist Repräsentation an Absenz geknüpft. Dass Repräsentation an Absenz gebunden ist, sagt schon das Wort: *Re-praesentation* ist nicht die wirkliche Gegenwart, sondern eine symbolische Gegenwart. Diese ist unerreichbar fern, »wenn zu einem Zeitpunkt, an dem es dringend erforderlich gewesen wäre, einfach nichts geschah.« Die Erfahrung der Leere hindert das Kind daran, einen psychischen Raum der Abwesenheit aufzubauen. Zur Abwesenheitserfahrung kann es nur kommen, wenn zwischen Leere, der Ohnmacht in der Nähe des inneren Zusammenbruchs, und dem Wiederkommen der allmächtig erscheinenden Mutter das Übergangsobjekt auftaucht als ein Zwischenwesen, das zwischen Abwesenheit und Anwesenheit vermittelt beziehungsweise beide überhaupt erst erschafft. Man darf nach Winnicott dabei das Kind nicht mit der Frage konfrontieren: »Hast du dir diesen Gegenstand nun selbst geschaffen, oder ist er dir nur bequem zur Hand gewesen?«, denn beides zerstörte seine spezifische Zauberkraft. Mit der Antwort »gefunden« würde das Kind auf die Zufälle der Außenwelt stoßen, und damit würde seine Ohnmacht gebrandmarkt. Die Antwort zu »erschaffen« hieße, das Übergangsobjekt wäre reine unbewusste Fantasie und damit, ohne Äußerlichkeit, auch nicht symbolisierbar.

In André Greens Squiggle-Vorlesungen (Abram 2000) wirkt es ein bisschen wie Magie, wie er aus einem Gegenstand, dem Übergangsobjekt, einen Rahmen macht. Aber der Gedanke ist klar: Das repräsentierende Übergangsobjekt wird in den Vertrauen stiftenden Rahmen für jegliche Symbolisierung, jegliche Erfahrung von »fort und da« verwandelt, und daraus wird dann die Winnicott'sche Definition von *holding* oder *containing*, wenn man Definition sagen darf bei jemandem, der sich gerade von solchen Denkbeschneidungen freigemacht hat.

Vielleicht wäre eine brauchbare Formel diese: Der gesellschaftliche

Übergangsraum ist dann gut genug, wenn in ihm Differenzen erarbeitet werden können. Hermann Beland spricht von »Diskrepanztoleranz«. Sie ist eine Form der Frustrationstoleranz, die den »Übergang« von der paranoid-schizoiden Position zur depressiven Position einleitet und einen Fortschritt in der Realitätsprüfung und in der Symbolbildung bezeichnet: »Diese Toleranz erlaubt den Beginn der Gut-Böse-Integration und den der abwechselnden Liebe-Hass-Beziehung zu demselben Objekt« (Beland 1991, S. 172). Der Winnicott'sche Übergangsraum, was seine theoretische Konzeption angeht, ist auf dem Weg zu Ron Brittons *triangular space*, dem Dreierraum, »als notwendiges Entwicklungselement der depressiven Position, notwendig für Wissbegier und Objektivität, Symbolbildung und Kreativität« (Beland 1991, S. 175). Er *ist* es noch nicht, aber für »schon« und »noch« gilt auch hier wieder die Relation, die zwischen Übergangsraum und Übergangsobjekt besteht.

Die Übersetzung aus der kleinianisch-bionischen Sprache in Winnicotts Sprache ist nicht ganz nahtlos möglich. Es mag ein theoretisches Problem, es kann aber auch ein Problem der Weltsicht verschiedener Temperamente sein. Jedenfalls scheint das Moment der Illusion bei der allmächtigen Erschaffung der eigenen Welt in Winnicotts Figur stärker betont und gefahrloser gesehen. Den Übergangsraum in Bions Systematik einzutragen, ist schwierig, vielleicht auch deshalb, weil Bions »Gedanke« die Funktion des Übergangsraums immer schon voraussetzt. Über dessen Entstehung sagt Bion nichts; er geht sogar so weit zu sagen: Warum die Alphafunktion einsetzt und funktioniert, weiß ich nicht, weil ich im Grunde nicht weiß, was die Alphafunktion wirklich ist. Ich kann sie nur konstatieren. Bion hat einen anderen klinischen Habitus, will die Störungen konkret beschreiben; das »Gesunde« setzt er voraus, ohne ihm viel definitorisches Interesse zu widmen.

Wir behaupten also, dass in dem Moment, wo die Differenzverarbeitung ausfällt, der Übergangsraum aufhört, gut genug zu sein. Das heißt im politischen, im gesellschaftlichen Bereich gibt es ebenso wenig wie im individuellen einen unpathologischen Übergangsraum ohne faktische traumatische Erfahrung, sondern in beiden besteht die Notwendigkeit, die Tradition immer wieder zu bearbeiten und zu reinterpretieren. Der Übergangsraum als Schlaraffenland wäre nicht seinsmächtig, um es philosophisch zu sagen. Den politischen Übergangsraum, der sich aus tradierten Erfahrungen, die nie frei sind von traumatischen Zügen, kristallisiert, kann man nicht erfinden, er ergibt sich, er passiert, man kann nur an ihm arbeiten. Die Illusion von Unverletzbarkeit, die Winnicott für das kleine Kind so stark gemacht hat, definiert sich als solche nur angesichts der traumatischen Erfahrungen.

Der Kern jeder weiterreichenden Beschäftigung mit dem Übergangsraum ist der Übergang zwischen privat und öffentlich. Dieser Übergang stellte eines der großen Probleme in Bezug auf die Fortsetzung der europäischen Aufklärung dar. In der Studentenbewegung führte jeder Adornos Satz im Munde, dass das Individuum hundertprozentig gesellschaftlich vermittelt sei. Aus dem Axiom, dem theoretischen Satz wurde ein praktisches Postulat. Was fehlte, war der Begriff der Vermittlung in der Politik, von daher der autoritäre Zug der Studentenbewegung.

Eine markante Debatte hierzu wurde noch vor 1968 von den heute praktisch vergessenen Soziologen Schelsky und Gehlen unter dem Stichwort »Ist Dauerreflexion institutionalisierbar?« geprägt. Da fungiert die Institutionenlehre der Gesellschaft als deren große Sicherungsveranstaltung und zwar typischerweise auch und gerade gegen den Umsturz von rechts und von links. Diese Sicherheitszone für die Gesellschaft werde nur durch Institutionen garantiert, Dauerreflexion zum Beispiel an den Universitäten, sei genau das, was solche Institutionen gefährdet. Wenn die Reflexion der Sicherheit der Institutionen gilt, kriegt sie Lehrstühle, wenn sie diese Institutionen zu erschüttern trachtet, ist sie gesellschaftsfeindlich. Das war der Rahmen, in dem sich diese Debatte bewegte, und damit war von vornherein klar, dass die Frankfurter Schule der Gesellschaftsfeind par excellence war.

Der Traum von der Universität als Übergangsraum wurde nach dem Krieg in vielen Städten geträumt. Als ein solcher in gleichschwebender Aufmerksamkeit gedachter Übergangsraum wurde die Universität damals empfunden, ein Modell, das sich im Nachhinein als hohl entpuppte. Ich habe die gleichschwebende Aufmerksamkeit Freuds bewusst mit dem Übergangsraum gekoppelt, denn Übergangsräume sind ebenso wenig etwas, das man moralisch postulieren kann, wie man Symbole machen kann. Sie sind da oder nicht. Was man tun kann, ist eine Sensibilität für Neubildungen zu entwickeln. Ihnen die verdiente Aufmerksamkeit zu schenken, ist sozusagen das Moment nicht nur von Gnade, sondern auch von Werkgerechtigkeit, das zu ihrer Erlangung notwendig ist. Besonders schön ist das holländische Wort *aandächtig* sein. Wenn der Holländer sagt, Sie müssen aber auf das und das *aandächtig* sein, dann meint er vielleicht auch nur aufmerksam sein, aber dem Wortsinn nach sind Andacht und Aufmerksamkeit nicht auseinandergerissen, und diese Eigenschaft, Andacht und Aufmerksamkeit zusammenfühlen und -denken zu können, zeichnet Winnicott aus.

Ontogenetisch hat der Übergangsraum immer das zum Ursprung, was ein Kind nur für sich macht. Dass sich mit dieser frühesten Nichtich-Produktion schon ein Öffentlichkeitsanspruch verbindet, dass sie sich vergesellschaften kann, muss wie Zauber erscheinen. Der Zauber freilich ist auch der, dass man bei öffentlichen Übergangsräumen nie vollkommen von dem abstrahieren kann, was ein Mensch für sich allein tut. Dehnt man also den Übergangsraum über die private Sphäre hinaus auf die öffentliche aus, dann ist er etwas, das in der Institutionalisierung der Gesellschaft gerade nicht aufgeht. Und wieder sind wir bei der Frage, wie dies für eine Gesellschaft aussehen kann, die durch ihre Institutionalisierungen die großen Schutzmaßnahmen verwirklichen will. Wie kann man einen Übergangsraum überhaupt öffentlich herstellen? Da werden die Institutionentechniker sofort die bestimmten Anlässe nennen, die in homöopathischen Dosen zu verabreichen seien, also die großen Feste mancherlei Couleur – bezeichnenderweise greift man immer auf Stammesmodelle zurück, sobald es um kollektive Triebbefriedigung geht –, aber wehe, wenn Mitglieder der Gesellschaft nun sagen: »Wir feiern Karneval immer weiter!«, wie es die Surrealisten getan haben.

Das Verrückte, oder im Wortsinne Pervertierte, ist ja, dass alle Institutionen mit Mutterfunktionen ausgestattet sind. Zumindest heute muss das verrückt erscheinen, wo jeder den Kopf schütteln würde, wenn er Alma Mater als Metapher für die Universität hörte. Aber gerade pädagogische Anstalten waren immer so etwas wie eine Ersatzmütterbewegung. Solche Institutionen sollten nicht nur Zurichtungs- und Drillinstanz sein. Im Falle glückenden Unterrichts sollte es möglich sein, dass sich in ihnen so etwas wie eine Reverie-Erfahrung herstellt, um es mit dem

Terminus von Bion zu sagen, das »stillende Verstehen der Mütter«, das Bedeutung vermittelt.

Damit ist die Verschiedenheit der Sphären, der privaten und der öffentlichen, die nicht expressis verbis aufeinander verweisen, aber doch zusammengehören, angesprochen. Das meint bekanntermaßen der Begriff Übergangsraum selbst: Ich kann mich abwenden von der direkten Konfrontation mit der Mutter, weil die nichts bringt, ich kann mich von der direkten Konfrontation mit meinem Grundherrn abwenden, weil das nichts bringt, und begebe mich in ein anderes Medium.

Ohne eine Mutter, die gut genug war, kein Übergangsraum, der gut genug ist

Es kommt nicht nur darauf an, Abwesenheit zu ertragen, sondern zunächst einmal darauf, die Chance zu haben, Abwesenheit in Anwesenheit zu ermöglichen. Das ist die Aufgabe des frühen *holdings*, die dann als glückliches Resultat in die Fähigkeit allein zu sein mündet. Der Übergangsraum ist das ewige *holding*, das einen nicht verlassen darf, wenn man nicht in selbstzerstörerischen Schrecken verfallen will. Die Figur des Analytikers ist unter diesem Aspekt eine spirituelle Darstellung der Weiblichkeit.

Übergangsraum bedeutet auch so etwas wie eine Wiedergutmachung am Raum gegenüber der protestantischen Favorisierung, Priorisierung der Zeit. Mit der Geburt kommen wir aus einem Innen- in einen Außenraum. In diesem Innenraum ist keine symbolische Distanzierung möglich. Wir können ja nicht reden. Wenn wir zur Welt kommen, kommen wir in einen Außenraum, der von Anfang an zu symbolischer Äußerung nötigt, und wir versuchen auch gleichermaßen von Anfang an, ihn in den Innenraum zu übersetzen. Das kann Züge von Rekapitulation annehmen: Eine Zeitlang war es Mode, in psychoanalytisch angehauchten Interpretationen überall Uterusverhältnisse auszumachen, eine Mode, die Sloterdijk mit seiner Blasen- und Sphärentheorie unlängst zu späten philosophischen Ehren gebracht hat. Auf der anderen Seite bietet erst dieser reale Raum die Möglichkeit der Übersetzung, die Möglichkeit zum Übergangsraum.

Unvermeidlich ist nun der Gang »zu den Müttern«. Ohne Mütter gibt es schließlich keinen Übergangsraum. Unzimperliche, das heißt mit reichlich Ambivalenz ausgestattete Müttermodelle bietet die Traumzeit des Märchens.

Das Muttermodell, das in Frau Holle vorgestellt wird, ist vorbildlich hinsichtlich der durchgearbeiteten Ambivalenzen. Im Zentrum dieses Märchens steht zugegebenermaßen eher eine Initiationsgeschichte und nicht so sehr eine Geschichte des Übergangsraums. Jedoch ist beides nicht ganz voneinander zu trennen, denn die Pubertät ist ja insgesamt ein gesellschaftlicher Raum, der den Übergang von einer zur anderen Generation und zur eigenen geschlechtlichen Identität garantieren soll. Die Mutter zwingt das Kind zwar in den Brunnen zu springen, also in den bösen Mutterleib zurückzutauchen; aber dann gibt es eine Umkehrung, denn die Unterweltswiese ist so heiter wie die, auf der die Tochter der Demeter spielt, ehe sie auf Betreiben des Zeus, von dessen Bruder Hades geraubt wird. Demeter selbst kam auf der Suche nach ihrer Tochter als Amme verkleidet zu einem Königshof. Dort wurde ihr vom Königspaar der gerade geborene Sohn Demophon anvertraut. »Jede Nacht aber steckte sie ihn, als wär er ein Holzscheit, mitten in kräftiges Feuer [...]«, heißt es in der homerischen Hymne. Die Mutter Demophons beobachtet das, begreift diesen Vorgang nicht, schreit auf und macht damit den Zauber zunichte. Die Geschichte macht deutlich, wie zweideutig gerade die Lebensmacht der Mutter erscheinen konnte und dass auch die religiöse Verehrung der Mutter dieser Zweideutigkeit nicht ausweichen kann. Der kleine Demophon im Backofen, das ist wie ein Siegfriedskind, dem von der Mutter ein Schutz, eine Feiung verliehen wird. Die eigene Mutter ist in dieser Geschichte, wie in so vielen Mythen und Märchen, zweigeteilt, hier in eine Menschen- und eine Göttermutter, im Märchen meist in eine gute Fee und eine böse Hexe. In psychoanalytischer Terminologie würde man sagen, ein Aspekt des Mutterbildes dominiert, der andere wird abgespalten und dann gewissermaßen von außen aktiv. Das Märchen ermöglicht es dem Kind auf diese Weise, mit seinen widersprüchlichen, seinen ambivalenten Gefühlen seiner Mutter gegenüber fertig zu werden. Demeter vermittelt als Große Mutter, als die sie auch Herrin des Feuers ist, die Muttermacht, das heißt sie macht das Kind immun. Die anderen können ihre Logik der Ambivalenz nicht verstehen, sie können nicht sehen, dass die Mutter dem Kind gerade durch ihre Ambivalenz verbunden ist, und nur, wenn die Ambivalenz ausgetragen wird, kann sie ihm auch ihre Macht übertragen. Das Feien mit dem Feuer gehört zu den Ritualen der Initiation, das heißt Einweihung in das Lebensalter der Geschlechtsreife, der Umgang mit dem Feuer – dem realen und dem Triebfeuer – muss durch symbolische Verbrennung eingeübt werden. Diese Funktion der Einweihung muss dadurch legitimiert werden, dass sie auf die Mutter zurückgeführt wird, aber in dieser Legitimation ist das Risiko einer letzten Zweideutigkeit nicht auszulöschen. In *Frau Holle* übrigens wird das Thema der Initiation nicht nur anhand der Feuerfeiung, sondern gewissermaßen in ihrer ganzen Serialität ausgebreitet – der Baum mit den Äpfeln, die Brote im Backofen. Frau Holle selbst ist ja auch eine ferne germanische Verwandte der Göttin Persephone. Typisch für die Struktur eines von Mutterfiguren dirigierten Initiationsgeschehens ist, dass die Rückkehr zum Ausgangspunkt vollständig sein muss, die Spuren müssen gelöscht sein: Erst dann kann, wie es alsbald geschieht, der Hahn krähen – Goldmarie ist erwachsen. Märchensprache ist wie Traumsprache nicht zimperlich. Die Initiation ist geglückt, das neue Sein bricht nun auch den Bann der bösen Mutter.

»Da ging es hinein zu seiner Mutter und weil es so mit Gold bedeckt ankam, ward es von ihr und der Schwester gut aufgenommen«. Nun wird bekanntlich die andere Tochter auf den Marsch geschickt, und sie liefert das Paradebeispiel einer missglückten Initiation, die in angemaßter Autonomie herbeigezwungen wird: Folglich kann sie den Schritt von der bösen Mutter zur Weltmutter nicht machen, sie vertraut sich der kosmologischen Struktur nicht wirklich an. Sie hat die Rechnung ohne die Wirtin gemacht, ihre eigene Mitwirkung nicht mitveranschlagt. Einerseits soll alles automatisch ohne ihr Zutun ablaufen, andererseits bringt sie eine unangebrachte Autonomie ins Spiel, sie hat kein Verhältnis zur Weltmutter gefunden, beziehungsweise zu den Mutterbildern in sich, sie findet kein Gleichgewicht. Auch bei misslingender Initiation kräht der Hahn, das heißt, es ist der Mann, der die Frau daran erinnert, dass sie nicht gelungen ist. Gold und Pech sind beide Elemente der Unterwelt, beide Mädchen sind aus der Unterwelt neu, aber gewissermaßen mit verschiedenen Vorzeichen, geboren worden.

Jetzt mache ich einen Sprung aus der Traumzeit des Märchens in unsere modernen Zeiten, in der die Psychoanalyse für den Erwachsenen die Leistung des Märchens übernehmen kann, nämlich ihn mit seinen inneren Feindbildern in Kontakt zu bringen. Wieso sind eigentlich positive Mutterbezeugungen, ob in Gedichtform oder zu Propagandazwecken, meist kitschig? Kitsch ist eine besondere Leistung von Idealisierung, nämlich die Feindseligkeit gegen die reale Erinnerung.

Winnicott, den eine seiner Anhängerinnen den »Vater der Mutter« genannt hat, hat sich in seinen Arbeiten immer wieder mit der Funktion der Mütterlichkeit beschäftigt. Er hebt in einem seiner berühmten Aussprüche hervor, dass es zu Beginn des Lebens nicht ein Baby und eine Mutter gibt, sondern nur eine Art Doppelwesen, das in den Augen des Kindes ein einziges Wesen ist. Vielleicht könnte man sagen, dass, wo immer Männerfurcht droht, mit dem Weiblichen verwechselt zu werden, mit dieser, meist in Hass umschlagenden Furcht eine frühkindliche Erinnerung betroffen ist; denn in der Tat war das Kleinkind ja von der Mutter, von der Weiblichkeit nicht zu unterscheiden. Also muss von demjenigen, der später Furcht und phobischen Hass gegen das Weibliche empfindet, alles getan werden, um diese unbewusste Erinnerung auszulöschen, und das Wirkungsvollste, das gegen die reale Erinnerung getan werden kann, ist Idealisierung, welche die Realitäten überdeckt, flach und hohl macht und schließlich zum Verschwinden bringt.

Am Beispiel des gefeiten Mysterienkindes haben wir gesehen, wie die Mutter ihre Lebensmacht gerade dann übermitteln kann, wenn die Ambivalenz ausgetragen wird: Die Erinnerung an diese Ambivalenz ist das Gegenmittel gegen Kitsch, Idealisierung und hohle Mutterglorifikation. In der mutterorientierten Psychoanalyse Winnicotts finden wir ein starkes Konzept gegen die Idealisierung der Mutter, nämlich das Konzept einer Mutter, die *good enough*, gut genug sein muss. Ist die »hinreichend gute« Mutter eine gattungsspezifische Erwartungsstruktur, so etwas wie eine empirische Spielart der platonischen Idee? Zunächst können wir nicht mehr sagen, als dass Winnicott davon ausgeht, dass die Babys meist eine Mutter haben, die empirisch »gut genug« ist, und manche haben sie eben nicht. Winnicott ist es dabei nicht um die Möglichkeit zu tun, »gut genug« soziologisch zu konstruieren. Es bleibt eine pragmatische Beschreibung. Gerade dieser Pragmatismus ermöglicht es ihm, ohne jede Mythisierung zu argumentieren und beispielsweise zu behaupten, die meisten Mütterfunktionen könnten ersetzt werden.

Nehmen wir nun ein musikalisches Beispiel für Mütterlichkeit und Übergangsraum: die Pastoralmusik aus dem Weihnachtsoratorium, die Sinfonia. Dies Siciliano mit seinem wiegenden Charakter ist gewissermaßen das Schlaflied par excellence, insofern es die Sphäre von *maternal care*, wie Winnicott sagen würde, von mütterlicher Fürsorge, beschwört. Das Motiv ist doppeldeutig: Es erscheint zuerst in Dur, dann, nach einem halben Takt ohne Entwicklung, in Moll. Dieses Changieren von Dur zu Moll, das sich schließlich bis zur Chromatik steigert, wird das ganze Stück durchgehalten. Was hat das mit der Mutter zu tun? Man könnte es zunächst theologisch ausdrücken: Das ist die Mutter, die sich im Augenblick der Geburt auf den Tod ihres Kindes vorbereitet. Auf den Anbetungsbildern kommen bekanntlich die heiligen drei Könige mit Kultgeschenken, Weihrauch, Myrrhe und Gold. Das ist schon verdächtig, denn das Kind ist ja noch nicht tot, und woher will man eigentlich wissen, dass es später Kultgegenstand wird? Aber noch eindeutiger ist das Ende vorhergesagt, wenn, wie ebenfalls auf vielen Anbetungsbildern zu sehen, die Engel dem Kind als Spielzeug, Dornen, Nägel und Geißel, also die späteren Marterwerkzeuge zum Geschenk bringen. Das mariologische Motiv der jungen Mutter, die über den Tod ihres Sohnes meditiert, kannte Bach natürlich, zugleich ist dessen musikalische Umsetzung noch viel elementarer: der Versuch, die Erfahrung der Intimität mit der Mutter durch die Trauer über die Ablösung von ihr auszugleichen; ein bei Bach übrigens in vielen Stücken sehr starkes Motiv. Er ist sozusagen der Meister des Übergangs von Glück in Melancholie auf kleinem musikalischem Raum. Wenn die Mutter ihre Sache gut machen will, geht der melancholische Gedanke an die Ablösung in den mütterlichen Habitus ein.

Ich erinnere Sie an ein anderes Musikstück von Bach, das Mutter und Übergangsraum in anderer, nicht melancholischer, sondern triumphal omnipotenter Weise, zusammenschließt: Teile des Bach'schen Magnifikats, dem als Text der Psalm zugrunde liegt, den Maria singt, nachdem ihr die Geburt ihres Sohnes angekündigt worden ist. Besonders im Vorspiel werden durch die Trompeten die Sphäre des Königs und seine Funktionen – Herrschaft, Sieg, Glorie – evoziert, verbunden mit dem irdisch und himmlisch zu deutenden Gewimmel, das die Streicher wiedergeben, und dem Moment des Ariosen im Sopraneinsatz des Chores, das heißt dem Ausdruck des Individuellen, Humanen. Bezeichnend für das Magnifikat ist die Verschmelzung des Individuellen und Kollektiven, ebenso wie die Verschmelzung der Sphären, des Königs und des Volkes, des Himmels und der Erde, die der im Text gegebenen Verschmelzung der Zeiten entspricht. Das Magnifikat im Ganzen ist natürlich nicht nur ein Konzentrat des Mütterlichen als Inbegriff, sondern orientiert sich in komplexer Weise an theologischen Inhalten, es ist nicht nur ein Stück Mariologie, sondern wird früh auf die Kirche als solche bezogen. Es hat ein alttestamentliches Vorbild in dem Loblied der Hanna, der Mutter des Samuel. Der Autor des Lukasevangeliums komponiert Marias Magnifikat nach diesem Vorbild und will damit klarmachen: Der Messias kommt als ein neuer Samuel, und mit ihm kommt eine Umkehr der Herrschaftsverhältnisse. Gerade diese fast apokalyptische Erschütterung des Weltverhältnisses ist von Bach expressiv mitkomponiert worden. Bach hat das heroische Motiv aufgegriffen, die Freude einer Mutter, die einen Helden gebären wird, und in seiner liturgischen Vorlage, eben der Psalmenkomposition des Lukas, die Verbindung zwischen der Mutter und der Geschichte des Volkes gesehen und atmosphärisch aufgegriffen. Im diesem Rahmen war seine Musik gegen eine hohle Muttermythologie gefeit.

Melanie Klein hat mit der Zentralität der Mutter die Basis von Idealisierungsprozessen aufgedeckt wie niemand sonst. Ihre Lehre kann uns zur Warnung dafür dienen, dass wir mit der Zentralität der Mutter nicht eo ipso eine Idealisierung verbinden dürfen. Dies wäre ein Rückfall, ein Rückzug auf Matriarchatstheorien, wie sie beispielsweise Johann Jacob Bachofen formuliert hat.

Winnicott kritisiert den homosexuellen Zug am griechischen Patriarchat, wie der Mythos ihn überliefert. Danach scheinen die ersten Homosexuellen diejenigen

> »Männer gewesen zu sein, die Frauen nachahmten, als wollten sie zu der überlegenen Gottheit in eine möglichst enge Beziehung treten. Hier handelte es sich um eine matriarchalische Ära, aus der sich ein patriarchalisches System von Göttern ableitete, an dessen Spitze Zeus stand. Zeus, Symbol für das patriarchalische System, begründete die Idee vom Knaben, der sexuell vom Mann geliebt wird; gleichzeitig kam es zu einer Einstufung der Frau auf einen niedrigeren Status. Wenn dies eine zutreffende Betrachtung der Geschichte der Ideenentwicklung ist, so liegt hier zugleich das Verbindungsglied, das ich brauche, um meine klinischen Beobachtungen über den abgespalteten weiblichen Anteil bei männlichen Patienten mit der Theorie der Objektbeziehungen in Einklang zu bringen« (1979, S. 92).

Die Imitation der Frauen muss also unfruchtbar bleiben, kann nicht gelingen, weil sie die Abspaltung eines rein weiblichen Elements nicht rückgängig machen kann. Dieses Problem zeigt sich gerade an dem Neid, der die fatale emotionale Brücke zwischen den beiden Kulturen, der matriarchalen und der patriarchalen, darstellt. Der Neid ist sozusagen auch die Brücke zwischen dieser mythologischen Erinnerung und der aktuellen psychischen Realität: Wir dürfen also weder glauben, dass die Kritik des Patriarchats nur die Männer angeht, weil es ja weibliche und männliche Elemente in Männern und Frauen gibt, noch dürfen wir glauben, dass es eine geschlechtslose Identität jenseits des Geschlechtergegensatzes geben könnte, die wir dann philosophisch neutral das Sein nennen – das wird von Winnicott gerade widerlegt. Eben dieses Sein ist weiblichen Ursprungs.

Die uralte Frage, die Heidegger zu seiner Zentralfrage gemacht hat, »Warum ist überhaupt Seiendes und nicht vielmehr Nichts?«, also die Frage, mit der die Philosophie beginnt, bezeichnet im Grunde genau die Erschütterung des Seins, von der Winnicott spricht, wenn die Mutter nicht gut genug war. Es wäre ein Beispiel für gewaltsame Stilisierung des Übergangsraumes.

Was der Religionsphilosoph Klaus Heinrich den »Sog«, also so etwas wie Regressionsfaszination nennt, wirkt vehement in dem, was Heidegger Sein nennt: Es entzieht sich und zieht uns mit hinweg, wir jagen ihm nach, aber in dem Maße, wie wir uns nähern, entzieht es sich immer weiter. In diesem gewaltsam stilisierten Übergangsraum ist das kindliche Spiel geleugnet, und aus derselben Perspektive scheint eben dies die Pointe des Philosophischen selbst zu sein: Es geht um das Absolute, um absolute Legitimation, und da hat kindliches Eingreifen, Relativieren, Sich-selbst-Hineinsetzen und dadurch Polaritäten schaffen, also die ganze progressive Intention nichts zu suchen. Bei Heideggers Sein als nichtendem Nichts kann man von einem Übergangsraum sprechen, den Regressionszwang umgedeutet hat. Demgegenüber ist das Sein Winnicotts die elementare Verlässlichkeit, die nie infrage gestellt wird. Aus dieser Perspektive wird man sagen müssen: Alles was Heidegger über das Sein sagt, ist der Versuch, mit dieser Sog-Erschütterung fertig zu werden. Die Annahme liegt nahe, dass es sich hier um einen Spaltungsmechanismus handelt, der von Heidegger ontologisch ausgezeichnet wird. Die Mutter und ihre Mitgift für das Kind, das Seinsgefühl, wird nicht nur von Religion und Psychoanalyse theoretisch und praktisch bearbeitet, auch für die Philosophie ist dies ein Thema mit Variationen, wie eben das Beispiel Heidegger zeigt.

Eine besonders eindrucksvolle dichterische Behandlung des Muttermotivs als philosophisches Thema verdanken wir Goethe mit einer Szene aus dem Faust II, die dramaturgisch aus dem ganzen Werk herausgehoben ist, da es die einzige Szene ist, die unsichtbar, im Off spielt. Das ist jedoch mehr als ein dramaturgischer Kniff, es verrät auch mythologische Einsicht, braucht er doch auf diese Weise nicht auf Prozesse einzugehen, welche die Mütter, die guten und die bösen, in der sichtbaren Mythologie als einander bekämpfende und umbringende Figuren einführt. Man denke an die dramatischen Niobe-, Medea- und Jokastegeschichten. In der Mythologie werden die umkämpften Kinder nicht wie in unseren Märchen von der Hexe entführt, sondern von der bösen Mutterfigur verstümmelt oder gleich umgebracht oder in die psychische Vernichtung getrieben. Der Inzest mit der Mutter endet im mythischen Grauen. Die Ambivalenzen gegenüber der Mutter werden also im Mythos *in actu* vorgeführt, das heißt, sie sind nicht gefühlte Ambivalenzen, sondern dargestelltes Gemetzel.

Wenn Fausts Gang zu den Müttern ins Gestaltlose führt, dann will Goethe diese Ambivalenzen und ihre konfliktuöse Austragungsform in der Mythologie wirklich beseitigen, das mythische Grauen soll überwunden werden. »Gestaltung, Umgestaltung/Des ewigen Sinnes ewige Unterhaltung« – das ist ganz wörtlich zu nehmen. Faust taucht ein in die Gestaltenfülle und sieht dort unten präfigurativ nicht ein Urwesen, sondern eine Urbewegung, die Gebärmutter, das Prinzip, in dem sich alles präformiert und transfiguriert. Literarisch hat Goethe hier eine Umdeutung des Totenreichs vorgenommen. Er sagt: In der Tiefe der Erde ist nicht das Totenreich, sondern der Zeitenschoß und dieser ist der Schoß aller Gestaltungen. Einerseits wird also das Totenreich umfunktioniert, andererseits wird der Ursprung kritisiert: Er ist zu abstrakt. Ließe man sich auf diesen Schoß aller Gestaltungen, diese ungreifbare Urbewegung ein, wie es zu seiner Zeit viele Philosophen tun, vor allem Schelling, so ließe man sich auf einen abstrakten Ursprung ein, man hielte nichts in Händen. Gegenüber der vollen Gestalt sind die abstrakten Ursprungsprinzipien, ist die abstrakte Weiblichkeit negativ.

Von dieser sehr nuancierten Kritik an den Müttern als abstrakten Ursprungsprinzipien ausgehend können wir noch einmal auf die Aufgabe des Mutterkults blicken: Wenn die Mutter zur Göttin entgrenzt wird, dann erscheint sie als die Große Mutter, und damit ist die archaische Dimension angedeutet, die alles von den Menschen fordert, auch deren Leben selbst von ihnen zurückfordern könnte. Der Kult wird zu dem Zweck durchgeführt, diese Forderung zu (er-)mäßigen, ihr das Drohende zu nehmen. Opfer werden gleichsam als Abschlagszahlung eingeführt, zugleich ist man der Göttin schuldig, ihr eine Gestalt zu geben, von ihr ein Bild zu machen, um sie nicht der noch unheimlicheren Formlosigkeit zu überlassen. Dieses Bild aber darf sie nicht dadurch beleidigen, dass es ihr Wesen über Gebühr einschränkt. Darum muss es noch eine weitere Form geben, das Leben der Göttin zu beschwören: die Nachahmung ihrer Lebensmacht in der heiligen Hochzeit, im kultischen Inzest. Die Fruchtbarkeit der Göttin ist ursprünglich mitnichten von einem männlichen Wesen abhängig. Die weltbegründenden Geburten des Mythos sind Parthenogenesen. Die Übersetzung Jungfrauengeburt legt schon einen falschen Akzent auf das Problem der Keuschheit, das erst im frühen Christentum zu einem bestimmenden Zug der Mariologie wird. Aber auch im Christentum entspricht das Festhalten an der Parthenogenese der unausrottbaren Überzeugung von der Allmacht der Mutter. Der

Urstoff der Religion ist die Erinnerung an die Mutter, kann man fast dogmatisch formulieren, und so ist auch in der patrirarchalen monotheistischen Religion dieser Urstoff nie zum Verstummen gekommen.

In unserem Jahrhundert ist die christliche Mutterimago noch mehr verblasst, als dies schon in den versüßenden und verbürgerlichenden Versionen seit dem 18. Jahrhundert der Fall war. Man muss die Mutter meist erst suchen. Man denke an das Ideal der 20er Jahre: die garconnehafte Kindfrau, weiß Gott keine Mutter. Sie gibt sich gelackt und frech, sozusagen unerwachsen, aber hinter ihr in den Synkopen der Musik, die ihre Schritte begleiten, brodelt etwas: Das ist die eigentliche Mutter, das Chaos. Nicht diese Kindfrauen sind die Mütter, sondern sie transportieren etwas bedrohlich Mütterliches, das hinter ihnen steht. Dieses Mütterliche macht ihren Reiz und ihr Nichtgeheures aus. Ein Kunstwerk, das diese Chaosmutter ankündigt, wurde schon im Ersten Weltkrieg begonnen. Oskar Kokoschka, von dem das Bild stammt, treibt darauf mit Alma Mahler-Werfel als Windsbraut eng umschlungen in einem Gewühle daher. Das Gewühle ist das Chaos, das die in einer Fruchtblase dahinschwebende Mutter umschließt.

Wir alle kommen aus einem Raum, der kein Übergangsraum ist, dem Uterus. In diesem Raum ist das Kind viele Monate immer neuen akustischen Eindrücken ausgesetzt, zum Zuhören gezwungen. Der Religionsphilosoph Klaus Heinrich fragte sich in einem Radioessay, »Deuten und Zuhören«, ob das Baby im nachembryonalen Zustand den Spieß umdreht: »Nun muss die andere Seite zuhören!«, meint dann aber, das Verhältnis sei sehr viel komplizierter, denn eigentlich wolle das Baby in einen utopischen Zustand hinein, in das Behältnis, das die andere Seite bietet, und trotzdem reden, also eigentlich so etwas wie die Uterus-Utopie: Ich rede und mir wird zugehört, ich bin im Container, in dem ich höre und zugleich reden kann. Aber es sei noch komplizierter:

> »Zuhören bedeutet Angenommenwerden, bedeutet in einem Raum sein, in dem man sich bewegen kann, in dem einem nicht nur zugehört wird, sondern in dem man aufgenommen ist. Dieses Behältnis, in das ich aufgenommen werde – ist aber nur sporadisch vorhanden. Wenn ich diesen Zustand verlängern will, wenn ich nicht will, dass an einer Stelle

> der Raum ausläuft – so hat es Sartre in dem Blick-Kapitel in *Etre et le Neant* seinerzeit geschrieben – beispielshalber weil der andere liest, das Kind hat nicht mehr die Aufmerksamkeit der lesenden Mutter, dann muss ich darauf sinnen, dieses Verhältnis mit mir selber forttragen zu können, d.h. der andere, der mich aufgenommen hat, wird nun in mich selbst hereingeholt. Ich habe jetzt diese Sphäre in mir, und ich kann mich mit ihr unterhalten, ich unterhalte mich mit dem, wo ich aufgenommen bin in mir. Das ist soz. der Anfang des Denkens und umgekehrt: ich bin nun niemals mehr jemand nur, der auf einen anderen einredet und dem zugehört werden soll, sondern es führt zu unter Umständen explosiven Zusammenstößen zwischen dem, der mich aufnimmt, den ich in mir habe und dem, der mich aufnehmen soll, dem ich begegne. Das Problem, wie weit sich die – sag ich jetzt einmal abkürzend – Mutter verhält zu den neuen Lieben, ob da eine Übersetzung möglich ist oder ob sie hineingefressen werden müssen in diese alte Sphäre, ist entscheidend für die Bewältigung seelischer Erkrankungen.«

Am Beispiel des Märchens Frau Holle ließ sich zeigen, wie eine realistische Initiation idealisierter auszusehen hat. Die Gesellschaft neigt jedoch dazu, dem Problem der Initiation, dem pubertären Übergangsraum seinerseits ambivalent entgegenzukommen, insofern es die realen Ambivalenzen des Vorgangs entweder durch allzu rigorose Entgegensetzung der Geschlechter polarisiert oder – das ist heute der Fall – durch Konfusionen noch bedrohlicher macht. Dagegen gibt es allerdings auch schon diverse Gegenreaktionen, nicht nur die Neonazis, die Kerle sein wollen, sondern ich erinnere mich auch an eine Demonstration in Washington, auf der Hunderttausende von Männern bekundeten, dass sie wieder Männer sein wollten. Es gibt auch politisch-religiöse Initiationsformen wie in den christlichen Erweckungsbewegungen in Ostasien und Afrika, wo die Zweideutigkeiten, die für das Kind wichtig sind, ganz durch Polaritäten wie Tod und Leben ersetzt sind.

Gegen die überstrengen Polarisierungen gab es schon einmal eine historische Reaktion; es war nämlich der Impuls der italienischen Renaissance, Zweitdeutigkeiten nicht nur zur Balance, sondern geradezu zur Schwebe zu bringen. Das ist der selige Augenblick, *concordia discors*, als Protest gegen die überpolarisierenden Initiationen, und damit ist eine neue Inanspruchnahme von Raum überhaupt, von Welt gegeben. Schon der spätmittelalterliche Typus des Paradiesgartens als melancholischer Einsiedlerlandschaft war ein Beispiel für einen Übergangsraum. Seit der Hochrenaissance gibt es geradezu Bildformeln für den Übergangsraum, zum Beispiel die Figur der thronenden Madonna in einem Triumphbogen sitzend. Man weiß nicht recht, wo dieser Bogen sich befindet, der Standort der Architektur wirft Fragen auf. Auch auf vielen Verkündigungen nimmt man Zweideutigkeiten des Raumes wahr; Madonnen sitzen in einer außerordentlich komplizierten Architektur, die in der Weise zweideutig wird, dass man nicht sagen kann, kommt der Verkündigungsengel von draußen oder kommt er aus einem Haus in den Gartenraum, in dem Maria sitzt. Auf Raffaels *Madonna Colonna* bedeutet die Architektur die Autorität der Institution, aber zugleich sehen wir: sie ist dadurch gebrochen, dass diese Architektur keine Geschlossenheit mehr erreicht, sondern offen ist zum Himmel hin, zu einem Himmel, der jetzt aber nicht definiert ist in Abgrenzung zur Erde, denn es gibt überhaupt keine Erde, und der darum auch nicht in erster Linie kosmologisch konnotiert ist, sondern Subjektivität bedeutet, Freiheit des Raumes. Das bringt uns wieder zur frühkindlichen Erfahrung zurück, die Winnicott herausgearbeitet hat: nämlich die im ersten Lebensjahr einsetzende Fähigkeit des Kindes, mit sozial geprägten Elementen seiner Welt zu spielen, sie also herauszunehmen aus den Räumen, zu denen sie gehören, sie in einen neuen Raum zu versetzen, dessen Bedeutung nicht streng determiniert ist, weder durch das Ich noch durch den Anderen, denn es gibt noch nicht das strenge Gegenüber von Ich und Anderem, im Gegenteil, dieses Spiel wird geradezu eine Vorbereitung zur Schaffung dieses Gegenübers sein, und wir werden die Erinnerung an dieses Spiel immer dann benötigen, wenn diese Opposition von ich und anderen eine Unerbittlichkeit annimmt, die uns bedroht. Dann brauchen wir diese Erinnerung und, Gott sei dank, haben wir die Kunst als Bundesgenossin gegen das Überwältigtwerden durch einen »unerbittlichen anderen«. Im gelungenen Kunstwerk werden Schicksale eines kollektiven Übergangsraums verhandelt.

Im Übergangsraum wird mit dem Klassenziel der depressiven Position experimentiert: das Gute und das Böse zu integrieren, und das kann man als Begriff eines Zwecks der Kunst oder des Ästhetischen ansehen. Es gibt, kleinianisch definiert, noch einen weiteren »Zweck« der Kunst, die verlorenen und zerstörten Objekte nicht nur wiederherzustellen, sondern sie »neu« zu formulieren, »weil die überkommenen Formen nicht die Wiedererschaffung des zerstörten inneren Objekts, wie es *aktuell* in einer Mehrzahl der Mitglieder einer Gesellschaft wirksam ist, leisten können« (Beland 1991, S. 181). Im gesellschaftlichen Übergangsraum überliefert die Tradition die zentralen Symbole, denen innere Objekte entsprechen, die gestorben sind. Die gesellschaftliche, die religiöse Tradition kann nicht ständig neue Symbole erfinden; wenn sie es tut, endet das in der Spaßgesellschaft und in einer synkretistischen Fusion. Das heißt, in diesen Bereichen, die heute mehr oder minder in Zivilreligionen und die zahlreichen Privat-, Jugend- und Konsumreligionen auseinanderfallen – die Kirchen selbst fristen in Europa nur noch die Existenz eines Gespensts der moralischen Ordnung –, kann bestenfalls gemischt werden.

Thomas Macho meinte in einer Ringvorlesung der Humboldt-Universität mit dem Thema »Religion und Moderne«, es ließ sich entschieden bezweifeln, dass die sozialen, kulturellen und technologischen Rahmenbedingungen der Modernisierung den Aufschwung einer neuen (oder auch nur die Wiederbelebung einer alten) Hochreligion ermöglichten. Keiner ist Prophet in dieser Angelegenheit, aber es sieht in der Tat nicht danach aus.

Neue Symbole kann nur der Künstler erfinden, oder sagen wir finden, und auch da hapert es gewaltig. Während derselben Ringvorlesung bescheinigte Gert Mattenklott das Ableben der Kunstreligiosität für die Jahrtausendwende:

> »Es gibt in unserem Kulturkreis keine Integration der Gesellschaft durch Kunst, keine mehr durch Religion; keiner leidet wirklich daran, ich auch nicht. Warum auch? Mystifikationen, die diesem Befund entgegen stehen, sind meist schnell durchschaut und in ihren Interessen zur Rede gestellt […]. Gibt es künstlerische – gibt es musikalische, literarische – Ereignisse dieser Jahrhundertwende, von denen Menschen unterschiedlichster kultureller und sozialer Prägung, über Altersstufen, Kontinente und politische Optionen hinweg namhaft bewegt werden? Es gibt sie nicht. Die beherrschenden Themen sind die Konstruktionen des ›neuen Menschen‹ im Schatten, den die drastisch erfahrbare Hinfälligkeit des ›alten‹ wirft,

sodann auch die Frage danach, wie man angesichts einer globalen Völkerwanderung politisch, sozial und kulturell mit dem Fremden umgehen soll. Die Künste haben dazu wenig oder nichts zu sagen.«

So weit Mattenklott, und ich fürchte, die Diagnose ist nicht herzlos, sondern realistisch. Denn seit Beuys war kein Künstler mehr vom Pathos der Kunstreligion erfüllt, das nötig ist, um eine integrative, utopische Stellvertreterrolle für das *humanum* spielen zu können.

Der Urstoff der Religion ist die Erinnerung an die Mutter, sagten wir. Allerdings genügt es nicht, die Mutter nur mit einem mythischen Hintergrund zu beschwören und zu meinen, man hätte dann mit diesem Mütterlichkeitsmythologischen etwas, das unsere hochindustrialisierte und kapitalisierte Welt als Irrweg wieder zurechtrückt. So einfach dürfte es kaum sein, Religion und Mutter wieder zusammenzuschließen. Die mythologische Größe Mütterlichkeit kann nicht zur Heilung aktueller Konflikte benutzt werden, dagegen steht der mythologisierende archaistische Mütterlichkeitsrummel der Zeit des Nationalsozialismus als warnendes Menetekel.

Keine religiöse Veranstaltung kommt ohne Übersetzungen aus, also ohne zweckentfremdete Elemente aus Beziehungen, die eigentlich zu praktischen oder Arbeitszwecken dienen. Sie kann zum Beispiel Werkzeuge, denen man ihren Zweck ansieht, in den religiösen Übergangsraum einsetzen, wo sie dann nicht mehr diesen Zweck haben, sondern mehrdeutig werden. Beispielsweise die erwähnten Folterwerkzeuge Christi, die dem Knaben dargereicht werden, wodurch die Folterwerkzeuge vollkommen mehrdeutig werden, eine Art von Entzücken kann sich an sie anschließen, das wir nicht unbedingt als sadomasochistisch bezeichnen müssen, sondern polyvalent nennen können im Sinne des frühkindlichen Übergangsraumes. An sich ist ja der Zweck von Folterwerkzeugen absolut eindeutig, aber das ist der Triumph des *religiösen* Übergangsraumes, dass sich trotzdem Mehrdeutigkeit durchsetzen kann. Aus dieser Perspektive kommt wieder der Kitsch ins Blickfeld: Beispielsweise Kirchentagseuphorien oder auch schon eine gewisse 68er Sing-out-Euphorie – *We shall overcome!* Zu meinen, ohne jede Rücksicht auf die Darstellung von Ambivalenz auszukommen, heißt, religiösen oder moralischen Kitsch zu produzieren.

Religion als Übergangsraum

Man kann sich darüber streiten, ob man die ganze Institution Kirche als Übergangsraum fasst oder es vorzieht zu sagen, dass es innerhalb der Kirche Übergangsräume gibt. Ich kann dieses terminologische Problem kaum lösen und denke, wir lassen es *so* stehen: Die religiöse Sphäre ist ein Übergangsraum. Immer kann freilich auch in einen religiös etablierten Übergangsraum die direkte Konfrontation einbrechen. Wenn die Propheten plötzlich im Tempel gegen die Opferkulte, gegen den Grundherrn wettern, halten die Priester dagegen, diese direkte Konfrontation brächte gerade für die Ausgebeuteten nichts, denen sie selbst hier wenigstens Trost oder therapeutischen Raum böten. Die Priester haben gar nicht ganz Unrecht. Damit wäre in nuce ein typisches Problem umrissen, wie es in der Konkurrenz zweier Arten von Übergangsräumen entstehen kann. Leider wird die Konkurrenz von Übergangsräumen nie als Konkurrenz diskutiert, sondern immer als ein paranoides Ausschließungsverfahren agiert. Einer von den miteinander konkurrierenden Übergangsräumen kann natürlich auch, so wird man schließen dürfen, zu einem bestimmten historischen Moment nicht mehr *good enough* gewesen sein.

Gesellschaftlicher Übergangsraum ist, wenn er *good enough* ist, ein Schutz gegen Fundamentalismus, gegen die Sucht, alle Sphären in eine zusammenfallen zu lassen – eine Tendenz des Monotheismus. Fundamentalismus ist die Abschaffung des Übergangsraums, denn wenn es nur *einen* Raum gibt, dann gibt es keinen Übergangsraum. Wenn bei einem bestimmten gesellschaftlichen Typus von Herrschaft der Vater der Allmächtige ist, gibt es keinen Entlastungsraum, in dem die Mutter auftreten kann und in dem das Individuum dann probieren kann, wie es mit dem realen Vater oder der Herrschaft doch anders umgehen kann. Das war die Chance der katholischen Kirche mit ihrem geschichtsmächtigen Gegengewicht der Mutter Gottes.

Aber »Gegengewicht« lässt sich nie ausschließlich auf Vater oder Mutter verrechnen. Es gibt auch Beispiele von Fundamentalisierung der *Mutter* Gottes: Marienkirchen wurden gerade da errichtet, wo vorher Synagogen standen. Die alte Mutter, das Judentum als Mutter des Christentums, wird durch die neue Mutter Maria ersetzt.

Im gesellschaftlichen Bereich gibt es nicht nur einen Übergangsraum, sondern es gibt ständig Konfliktbereiche, die noch nicht symbolisiert sind, und andere, die, wenn symbolisiert, Entlastung schaffen. Die Seite der symbolisierten Entlastung könnte man der Sphäre der Religion insgesamt zusprechen. Die Religion entlastete von den unformulierbaren politischen Konflikten, machte sie durch die Verschiebung in ein anderes Medium formulierbar. Wenn der Übergangsraum allzu intensiv der monotheistischen Tendenz folgt, sich absolut zu setzen, die Differenzen zu leugnen, gibt es einen zentripetalen Sog. In dem Maße freilich, wie er das Zentrum immer mehr auflädt, entmachtet er es zugleich. In dem Maße, wie sich die religiöse Sphäre verselbstständigt, nimmt der Wahn zu, dass sie eine Totalität sei. Jetzt kommt der Machtkampf mit der politischen Sphäre, den sie nicht gewinnen, den auch die politische Sphäre nicht gewinnen kann. Das Ergebnis ist, dass der Konflikt wieder unformulierbar, nicht mehr symbolisierbar ist. Eine neue Konstruktion ist erforderlich, denn die alte hat zu viele Opfer gefordert. Ein Beispiel ist der mittelalterliche Streit um den Primat der Kirche. Bricht also die alte Konstruktion von zwei Räumen zusammen, dann gibt es eine unsymbolisierte Realität des Konflikts, und jede Erfahrung, die nicht symbolisiert werden kann, ist traumatisch. Wie wird man damit fertig? Man müsste neu symbolisieren und kommt damit in den Konflikt der Aufklärung, den Büchner in *Dantons Tod* beschrieben hat: hier die wasserklaren Rationalisierer und da die Fantasten, Robespierre und Danton. Wie kommt man aus diesem Dilemma heraus?

Wenn man neu zu symbolisieren versucht, neigt man natürlich dazu – auch das eine Crux aller Aufklärung –, das Nichtsymbolisierbare als Abfall liegen zu lassen. Die Gesellschaft lebt nicht nur von Symbolen allein, sondern auch von symbolischen Gleichsetzungen, wie Hanna Segal ein psychotisches Phänomen genannt hat, in dem konkretistisch Ding und Wort, Symbol und Symbolisiertes ineinanderfallen. Symbolische Gleichsetzungen sind für viele Hemmungen ursächlich und spielen bei der pathologischen Trauer eine entscheidende Rolle: »Die symbolische Gleichsetzung wird gebraucht, um die Abwesenheit des idealen Objekts zu verleugnen oder um ein verfolgendes Objekt zu kontrollieren« (Hanna Segal zit. n. Beland 1991, S. 174). Im christlichen

Raum spielte die Eucharistie als symbolische Gleichsetzung, die freilich als Symbolisierung verstanden werden sollte, eine zentrale Rolle. Auf einer behaupteten »echten« Symbolisierung bestanden vor allem die kanonischen Instanzen, die, auch wenn sie gar nicht daran glaubten, meinten, für das Volk daran festhalten zu müssen – das Großinquistor-Problem. Das heißt, eine jeweils neue Konstruktion ist auf Bündnisse angewiesen zwischen denen, die am stärksten betroffen sind von dieser nichtsymbolisierten neuen Realität, und anderen, die Distanz haben und deshalb Symbolisierungspotential, das schließlich auch die anderen akzeptieren können. In einer Zeit, als die Symbolkraft der Hostie zu verschwinden drohte, ruft Franziskus die Sonne als Bruder an und das könnte man als eine Globalisierung der Hostie beschreiben. Giotto stellt in der Scrovegnikapelle in Padua den Altar in die Natur. Er will in diesen Fresken nicht eine historische Schilderung der jüdischen Religion geben, sondern wählt das franziskanische Thema, auch wenn er dieses Thema zunächst mit der Geschichte von Joachim und Anna intoniert. Es geht um eine Naturheiligung. Die Kapelle, ausgemalt wie eine große Laube, ist ein Ort der idealisierten Natur und nicht einer des symbolisierten Schreckens und des symbolisierten Jenseits. »Wie anders, Gretchen, war dir's,/Als du noch voll Unschuld/Hier zum Altar trat'st« könnte man in der Scrovegnikapelle nicht mit der Orgel intonieren. Joachim, der aus dem Tempel geworfen wird, wird für Giotto aus der Amtskirche ausgewiesen und träumt nun in der freien Natur auf einem Berg bei den Hirten. Das ist kein Zurück zum Götzendienst auf kanaanäischen Höhen, sondern das *templum* steht jetzt auch in der göttlichen Natur, sie ist Trägerin der Offenbarung und nicht nur die Schrift und nicht nur die Amtskirche. So malt Giotto, wie durch die Erweiterung der franziskanischen Frömmigkeit ein neuer Übergangsraum in die Welt gekommen ist.

Die Eucharistie ist eine ziemlich komplizierte Konstruktion der gesamten gesellschaftlichen Realität, die sich in der Spätantike enorm schnell durchgesetzt hat.

Die franziskanische Naturheiligung ist freilich nicht nur eine neue, sondern auch eine komplexere Symbolisierung der Hostie. Obwohl die Hostie von je – also von einem christlichen »je« aus gesehen, auch wenn dies realiter erst auf das Jahr 1215 zu datieren ist –, das Paradebeispiel für Symbolisierung ist, ist es eher das ideale Lehrbuchbeispiel für die Transformation einer Symbolisierung in eine symbolische Gleichsetzung – und als solches greift es Winnicott auch auf. Diese Transformation geschah im vermeintlichen Interesse des Volkes und wurde von den Kultfunktionären, also den Symbolverwaltern favorisiert, die das Privileg der Deutung haben. Erst wenn die Verwalter des Symbols nicht gleichzeitig das Deutungsprivileg haben, gibt es wieder mehr Spielraum. So protestieren die Pietisten gegen das Deutungsmonopol der Kirchen und proklamieren Deutungsspielraum. In der katholischen Kirche fielen Deutungshoheit und Symbolverwaltung über weite Strecken zusammen, dennoch gab es immer wieder einen relativen Antagonismus in der Tradition zwischen Mönchsorden und Weltkirche. Es ist also stets die Frage an die Leistungsfähigkeit der Institutionen, wie weit sie die Balance von Deutung, Übergangsspiel und fundamentalistischer Fixierung aushalten können, wie weit nicht. Heute gelingt diese Balance ziemlich schlecht.

Ein logisch saubereres, weil weniger komplexes Beispiel für die Symbolisierung historischer Traumata und politischer Umwälzung ist die Arbeiterbewegung, die Intellektuelle braucht, um ihre schwer symbolisierbare Situation zu symbolisieren. Ob Intellektuelle für die Arbeiterklasse sprechen können, ist, plakativ gesagt, abhängig von der gesellschaftlichen Situation, in der solche Bündnisse möglich sind oder nicht. Eine solche Stellvertreterschaft ist zwar immer voll von Risiken, aber für eine bestimmte historische Epoche hat das Bündnis doch funktioniert, bis dann als grässliche Bescherung der Leninismus kam. Diese Entwicklung jedoch *ex eventu* zu beurteilen, führt zu Kurzschlüssen; im 19. Jahrhundert war zweifellos mehr möglich als das, was daraus geworden ist.

Nun noch ein religiöses Beispiel, das auf andere Weise ähnlich vertrackt ist wie das Hostienbeispiel: die Kaaba als Symbol für die Einheit der islamischen Religion. Der Philosoph Gabriel Motzkin aus Jerusalem meinte einmal im Scherz, wenn er etwas Gutes für die islamische Religion tun wollte, dann würde er die Kaaba zerstören. Die jüdische und die christliche Religion seien »Ersatzreligionen«, weil sie ihre heiligen Stätten nicht direkt »haben«, immer zu einer anderen religiösen Verortung gegenüber den lokalen Verortungen gezwungen gewesen seien, also beispielsweise nach Santiago statt nach Jerusalem gepilgert seien, und auch Rom sei eben eine Verschiebung und nicht der Ort selbst, der Jerusalem gewesen wäre. Ersatzreligionen seien gut für Säkualarisierungsbestrebungen, weil sie schon immer von der Nostalgie der Erinnerung behaftet sind. Wenn unser tapferer Herr Motzkin also mit der Zerstörung der Kaaba Erfolg hätte, dann wäre der Islam in derselben Lage wie die von ihm so genannten Ersatzreligionen, mit deren ethischem Monotheismus und Universalismus sich Ursprungsorte nicht vertragen, wie viel weniger also mit dem Islam, der den Universalismus ja besonders stark affirmiert.

So sehr eins zu eins wie die Kaaba als heiliger Ort uns heute erscheinen muss, ist sie freilich nicht entstanden. Es war ja der Geniestreich von Mohammet, die Kaaba als Mittel zum Zweck einzusetzen, um die zahlreichen religiös zerfallenden Stämme übergeografisch zu einigen. Sie hatte absolut nichts Heiliges für den Islam bedeutet, sondern war das Mittel zum Zweck der Ausbreitung der Religion. Also etwas, das zu einem unendlich Wichtigen gemacht worden ist, war nur Mittel zum Zweck der Vereinheitlichung dieser Religion. Da steckt der Ersatz schon in der Sakralisierung selbst. Das gibt der Sache den besonders schrecklichen Dreh, dass hier, vorausgesetzt Herr Motzkin wäre erfolgreich, nicht etwas verloren ginge, das unendlich wichtig ist, wie der Tempel der Juden, von dem man dann sagen kann, der Tempel ist es nie gewesen und konnte es nie sein, sondern etwas, das es nie *war* und per Setzung doch ist.

Möglicherweise denkt Motzkin doch zu postmodern, wenn er die Kaaba, die ja in der Tat »nichts« ist, ein Meteorit, als reinen Signifikanten nimmt. Die Aneignung oder Einverleibung eines alten Heiligtums geschah zwar nicht wie die von den Christen überbauten Antiken, die meist durch Martyrien oder Erscheinungen legitimiert werden mussten, aber schließlich fällt auf die Kaaba doch ein ursprungsmythischer Glanz einfach dadurch, dass es nun einmal der Ursprungsort des Propheten war, wovon ja noch heute die große Karawanserei-Herberge und das Wohnhaus des Propheten Zeugnis ablegen.

Die Gefahr bei der Übertragung der Metapher des Übergangsraums von individuellen auf gesellschaftliche Verhältnisse ist auch eine Gefahr der Egalisierung von Symbol und symbolischer Gleichsetzung. Die Andersheit des Symbols ist Negativität – *omnis determinatio est negatio* –, und die wird dann mit der zerstörenden Macht der symbolischen Gleichsetzung, die ja auch Negation ist, egalisiert. Winnicott kann da taktvoller darauf hinweisen, dass es sich um zwei verschiedene Phänomene handelt, und folglich ist das auch bei Hegel und in André Greens Winnicott-Interpretationen nicht anders, wobei Greens Doppeldeutigkeit des Negativen, als bestimmte Fassung von Absenz, durchaus eine Hegel'sche Pointe ist, denn er bringt das Negative als das Potenzielle und als das Destruktive in ein und demselben Begriff zusammen.

Wenn Durkheim sagt, die französische Revolution schafft den Mythos, der die gesellschaftliche Kohäsion formt und formuliert, so hat er in dieser »jubilatorischen« Erkenntnis den Widerspruch zwischen Aufklärung und Romantik, das heißt die Traumabearbeitung übersehen. Durkheim zieht das Selbstbewusstsein der Revolution, sich auf Aufklärung zu gründen, und den Habitus der Romantik von der harmonischen Einheit zusammen. Die Romantik fixiert und dämonisiert den Konflikt zwischen Rationalität und dem Irrationalen im Laufe ihrer Geschichte, zunächst einmal aber bearbeitet sie ihn einfach dadurch, dass sie ihn thematisiert.

Politischer Raum als Übergangsraum?

Vermutlich wäre es ein vernünftiges Projekt, auch die heutige Globalisierung, wie immer auch pathologisch, als den Versuch eines Übergangsraumes zu begreifen. Wir *haben* jetzt die Weltgesellschaft, von der Kant schon im 18. Jahrhundert gesprochen hat. Ist sie nun die totale Haltlosigkeit, wie alle Anhänger der Regionalisierung sofort behaupten werden, die »Ungehaltenheit«, wie Heidegger gesagt hätte? Ohne Analyse ist hier nicht weiterzukommen, ressentimentgeladene und manichäische Verurteilung reicht nicht aus. Um einen Übergangsraum zu bilden, braucht man die Mutter, um die Mutter zu figurieren, braucht man jedoch den Übergangsraum, ergo gibt es für die Gesellschaft, die keine Mutter hat, keinen Übergangsraum. Aus diesem Zirkelschluss hilft nur der Begriff der Negativität heraus. Woran liegt es denn, dass die weiblichen Instanzen – Stichwort Alma Mater – abgewirtschaftet haben? Äußert sich da allein manische oder depressive Feindseligkeit, oder spielen da nicht doch schon Impulse neuer Bildungen von Übergangsräumen mit hinein? Die Studentenbewegung, die – nicht in den USA, aber hier – eine universitäre Bewegung war, hatte die öffentlichen Orte der Universität, Hörsäle, die Aula feindlich besetzt. Den Büsten der verdienten Ahnen wurden die Nasen oder Köpfe abgeschlagen. Dass sich jedoch heute Gruppen aus Hongkong und Berlin im Internet verständigen können, kann natürlich auch bejubelt werden. Und gewiss gibt es ein Unbehagen angesichts der Globalisierung, nämlich das Gefühl, dass die wirklichen Leidenserfahrungen, Entbehrungen, Enttäuschungen aus diesem manischen Diskurs völlig ausgeschlossen werden. Wie fabelhaft wird in Australien im Namen der Humanität die Olympiade gefeiert – das wäre ein Beispiel für einen Übergangsraum, der nicht gut genug ist, weil er auf einer manischen Spaltungsstruktur beruht. Ebenfalls dürfte uns nicht damit geholfen sein, wenn wir nostalgisch nach der italienischen Piazza schielen, wie manche postmodernen Architekten, gar eine Neubelebung der italienischen Renaissance-Stadtkultur fordern, wie es ein Philosoph in Italien vor einigen Jahren tat. Das wären Fetischräume, keine Übergangsräume. Ein Kulturkritiker, der konstatierte, dass die Versuche des Staates, der Globalisierung ein Korrektiv zu geben, insofern zum Scheitern verdammt sind, als sie selbst das Vokabular und die Syntax dieser ökonomischen Globalisierung übernehmen, hätte natürlich recht. Das neoliberale System hat keine Selbstregulierungstendenzen, keine Grenzsetzungen. Gegen die Haltlosigkeit der Expansion gibt es Versuche, implosiv etwas dagegen zu setzen – mit dem Satz »Everybody could be a star for 15 minutes« hat Andy Warhol das Zurschaustellen des Privatlebens in der Medienwelt charakterisiert. Doch lässt sich aus diesen Implosionen, im Sinne Hegels gesprochen, zur unmittelbaren Unmittelbarkeit nun erst recht keine Gegenposition gewinnen. Die taumeln punktuell von allem zu allem. In der heutigen Kultur des »Outings« geht es um eine Abwehranstrengung gegen den Taumel, um ein Sichfeien durch maßlosen, exhibitionistischen Taumel. Sie ist so etwas wie die Fortsetzung der kommunistischen Selbstkritik, aber ohne das Moment von Kritik und Korrektur. Indem ich etwas ausspreche, bin ich eben von den ausgesprochenen Gebrechen frei und im pietistischen Sinn der Tugend der Selbstbezichtigung teilhaftig.

Die Bremer politologische Schule Zoltan Szankays stellt zu dieser Krankheitslage gute Diagnosen. Sie hofft mit André Green, Winnicott und Hannah Arendt aus der Dichotomie der Zwanghaftigkeit ökonomischer Prozesse und technologischer Entwicklungen einerseits und des expressiven Erlebniswahnsinns andererseits zu befreien. Ich zitiere aus einer Universitätsarbeit:

> »Während die ›Grenzfälle‹ vor der fürchterlichen Alternative zwischen ›wahnsinnig werden‹ oder ›sterben‹ stehen, weil ihnen ein Übergangsraum verschlossen ist, scheint es zuweilen, als sei unsere heutige Gesellschaftlichkeit von der Idee besessen, aus einem expressiven Erlebniswahnsinn eine neue Gemeinschaftlichkeit errichten zu wollen [...]. Der Verzicht auf die vermittelnde symbolische Ebene der Übergangsobjekte bleibt und ist im Grunde genommen nur die Reaktion auf die Verschlossenheit eines *gemeinsamen* Übergangsraums.«

Nicht falsch und doch vielleicht zu wenig in Winnicott'scher Dialektik gedacht. Der Verzicht auf Übergangsräume, auf Übergangsobjekte ist doch nur ein scheinhafter Verzicht. In Wirklichkeit wird, wenn auch erfolglos oder *contre coeur*, durchaus an solchen Übergangsobjekten gebastelt. Wie es kommt, dass sie nicht zu richtigem Gebrauch heranreifen können, das ist dann die Kardinalfrage.

Es fällt auf, dass die Menschen sich an einem Wahltag auf der Straße wie bei einer Prozession bewegen, sie haben einen gewissen Ernst im Ausdruck, tragen eine gewisse Feierlichkeit zur Schau. Das wäre etwas, was man ihnen in *politicis* wünschte, stattdessen werden sie von den Medien täglich mit Politikerenthüllungen so sehr eingedeckt, dass Politik für die meisten das Letzte ist. Und obschon es für sie das Letzte ist, bekommen diejenigen, die dann doch noch zur Wahl gehen, etwas von dieser Hoffnung auf einen gemeinsamen politischen Raum, indem sie sich an der Bildung von etwas, das sie gar nicht benennen könnten, beteiligen. Plötzlich wird die Wahl zu einem religiösen Akt und dazu bedarf es dann schon des Prozessionsartigen. Wo die Wahl reines Feigenblatt ist, in diversen südostasiatischen oder südamerikanischen Staaten, ist der Wähler froh, wenn er aus dem Lokal mit heiler Haut wieder herauskommt.

Also der Gesellschaft zu bescheinigen, sie habe ganz auf Übergangsräume verzichtet, das hieße sie auf ewig zu Ersatzlösungen, Fetischen zu verdonnern. Umgekehrt müsste man sagen, dass alles, was in den Großunternehmungen der Implosion passiert, insgeheim und manchmal auch ganz offiziell ein Suchen nach solchen Übergangsobjekten ist, ein Suchen, aber Nicht-festhalten-Können. Zum Übergangsobjekt gehört ja beides, dass man loslassen und festhalten kann. Die Kombination aus Loslassen und Festhalten ist die ambivalenteste Qualität, die das Übergangsobjekt kennzeichnet. Letzteres ist das, was man hält, indem man es nicht zu halten braucht. Man hält es in der Weise, dass man merkt, dass man es gar nicht mehr hält, sondern dass es einen hält, dass man es nicht nur von außen hält, sondern längst von innen, aber dieses Von-innen ist dann doch wieder ein inneres Außen. Ich spiele auf die Totalverwandlungsmächtigkeit all der Begriffe an, die sich mit dem Wort Übergang verbinden. Dieses Wort macht die Begriffe existenztauglich. Auch die Spaß- und Suchtgesellschaft sucht in ihren Aktionen nach ihnen, und deshalb die Frage, was für selbst gemachte Schranken einerseits, was für Auflösungsgifte andererseits trägt sie in sich, dass diese Suche nie zu einer Haltbarkeit führt, dass Übergangsobjekte als Konfigurationen des Mischungszaubers par excellence gegen die ontologischen Entmischungs- und Purifikationstendenzen von Wissenschaft und Ideologie ihre verwandelnde Zauberkraft verloren haben.

Politischen Raum sollte man nicht von den Alternativstrukturen her, von Weltanschauungen jeglicher Art, vom Rassismus bis zum Stalinismus, die sich zu seiner Definition eingebürgert haben und die von ihm nicht abtrennbar erscheinen, definieren. Er ist immer etwas, das diese Alternativen sprengt, und so muss man ihn von etwas nicht recht Greifbarem, Drittem her definieren, beispielsweise dem Mythos als kollektivem Übergangsobjekt:

»Es ist selbstverständlich, daß der Mythos nicht der äußeren, materiellen Wirklichkeit angehört, selbst wenn man ihn wie Lévi-Strauss als einen Erkenntnis- und Strukturierungsmodus der Welt betrachtet. Indem er die äußere Wirklichkeit interpretiert, wandelt er tatsächlich nur die diese Wirklichkeit wahrnehmende Subjektivität um. Er gehört aber auch nicht zur psychischen Realität, denn diese kann schließlich nur individuell sein. Wie das Spiel für das Kind, so befindet sich der Mythos an einem Schnittpunkt: Wegen der Beziehungen, die er zum Traum, zu den Phantasien und den anderen Gestaltungen des individuellen Unbewußten unterhält, gehört er teilweise der psychischen Realität an; wie er andererseits wegen seiner Zugehörigkeit zur sozialen Wirklichkeit und als Gegenstand einer Übereinkunft ganz offensichtlich der äußeren Wirklichkeit angehört. Wenn die Wünsche von der ganzen Gesellschaft geteilt werden, dann löst die Gruppenperspektive die individuellen Positionen ab. Der Wunsch ändert seinen Status; er wird kollektiver Wunsch, weil er als Sozialität anerkannt ist und von der Gesamtheit der Mitglieder einer Gruppe geteilt wird. Gegen diese Art, die Kräfte des Individuellen gegen die des Kollektivs abzuwägen, könnte man einwenden, daß es ein leichtes ist, die Richtung umzukehren, da die individuellen Wünsche teilweise von den kollektiven geformt werden. Tatsächlich verläuft die Vektorisierung in beiden Richtungen, da beide sich in ständigem Austausch befinden. Wichtig ist, die Funktion und den Wert dieses *kollektiven Übergangsraumes* genau zu verstehen; eines Raumes, der Erzeuger eines besonderen Objekttypus ist, der einem paradoxen Denken gehorcht, in dem sich der Aufschub des Urteils äußert: Ein Mythos *ist* real *und ist es nicht*« (Green 1984 in Adam 2000, S. 106).

Zu sein und nicht zu sein und das in einem Gebilde auszuhalten, das sich auf diese Weise als Übergangsobjekt kundtut, ist für Green das Charakteristikum des Mythos. Nach diesem Verständnis könnten der aufklärerischen Vernunft, will man sie als Aufklärungsmythologie bestimmen, zwei Seiten zuerkannt werden: die zum inneren Licht hin und die zur Realität hin sich öffnende Funktion. Eine solche Zuordnung übersieht freilich das historische Problem, dass diese Aufklärungsmythologie seit dem Liberalismus durch mythologische Alternativen zersetzt wird, die wir unter dem Stichwort politische Romantik als Nachfahren von Mythologien bezeichnen würden. Das heißt, diese Radikalisierung des Irrationalen müsste Green dann als nicht Mythen bildend bezeichnen, und vor diesem Hintergrund wird es dann zu einem reichlich schillernden Unternehmen, zu fragen: Was könnte denn ein moderner Mythos sein, der wieder ein Übergangsobjekt, einen Übergangsraum zu produzieren vermöchte?

Der gemachte Mythos funktioniert nicht, wenn nicht derjenige, der ihm anhängt, etwas anhängen kann, was das Nichtgemachte an ihm ist. Das Nichtgemachte am Mythos muss nicht nur erfreulich, es kann auch dessen schreckliche Seite sein.

Eine Zeitlang war die Frage, ob es so etwas wie einen Mythos der Moderne gibt, nahezu eine Modefrage. Als Ausgangsposition für eine Antwort könnte man das Festhalten an der Gebrochenheit nehmen. Ohne Netz arbeiten zu müssen, das ist der Mythos der Moderne.

Solange jemand im Mythos lebt, kann er nicht vom Mythos sprechen. In dem Augenblick, wo er auf andere Mythologien stößt und nun Übersetzungen notwendig werden, um zu sagen: »Das ist ja auch Mythologie, und Hermes ist Merkur und wird Hermes Trismegiston«, in dem Augenblick kann man von Mythos reden. Das heißt, die Rede von ihm ist an seine Übersetzbarkeit geknüpft, und überall dort, wo Netze, in denen man lebt, in andere Netze übersetzt werden müssen und so etwas wie ein Metanetz konstruiert wird, werden distanziert und engagiert zugleich die Vokabeln Mythos und Mythologie verwendet. Und da ist der Übergangsraum nicht einer, der aus den Mythen als Objekten entspränge, sondern aus deren Übersetzbarkeit. Die einzelnen Mythologien macht erst zu Übergangsobjekten, dass sie übersetzbar werden. Sind sie das nicht, wenn sie zum Mythos in seiner schrecklichsten Form werden, in der die künstliche Wiederbelebung von Mythen sich Mythen vorstellt, das heißt, wenn sie zu Blut- und Boden-Mythen oder zu den Gemetzelparadiesmythen der heutigen islamischen Fundamentalisten werden.

Ich mache so etwas wie eine Fußnote: Zöge man die Winnicott'schen Fragen durch die verschiedenen Phasen der Philosophie hindurch, würde sich ausgerechnet zu Hegel eine erstaunliche Koinzidenz herausstellen. Denn dasjenige – wieder möchte ich sagen: ausgerechnet dasjenige –, welches bei Hegel die große Festigkeit zu versprechen scheint, nämlich der objektive Geist, ist das zivilisatorische Übergangsobjekt. Hegel unterscheidet ja zwischen dem objektiven und dem objektivierten Geist. Der objektivierte Geist wäre das, was die Übergangsqualität des objektiven Geistes jeweils vernichtet, das heißt, der objektive Geist steht genau an der Stelle, wo für den Mythenkritiker und Mythennutzer Platon der Mythos, die Mythologie steht. Was die Bremer Schule unter Benutzung von Winnicott als den Verlust des politischen Raumes beschreibt, könnte man als den Verlust des objektiven Geistes definieren. Noch so viel objektivierter Geist könnte den objektiven Geist nicht ersetzen. Im subjektiven Geist kommt die Unmittelbarkeit zur Implosion, der objektivierte Geist sieht heute anders aus als zu Hegels Zeiten – so ähneln etwa die Gesetzgebungswerke seiner Zeit nicht unseren heutigen Brüsseler Bestimmungen –, aber er trägt noch immer die säkulare Nachfolge der heiligen göttlichen Vernunft auf seinen Schultern. Deshalb ist der objektive Geist so unglaublich veränderlich. Hegelkritiker haben das nicht verstanden. Nach ihrer Meinung muss der objektive Geist doch objektiv bleiben, und die Objekte können sich doch nicht ständig ändern. Aber er ist eben gerade nicht objektivierbar, er verändert sich. Negativität heißt: Der Geist verlässt, was sein war. Eine Objektivation des objektiven Geistes stirbt ab, der Geist zieht aus. So Hegels Schema der Weltgeschichte. Dieses Absterben der Objektivation ist, könnte man sagen, die Erstarrung zur symbolischen Gleichsetzung.

Die Frage nach der Moral, weiter oder enger gestellt, ist eine Frage, welche die ganze Entwicklung der Psychoanalyse begleitet und zwar dergestalt, dass man nicht mehr sagen kann: »Das ist die Moral einer bestimmten Gruppe, der kann ich mich anschließen, diese gilt für mich«, sondern dass das Problem der Moral mit dem Problem der Realitätswahrnehmung im Ganzen verknüpft ist. Damit ist es eine höchst unontologische »Moral«, während Moral sich ja normalerweise immer auf ein ontologisches *fundamentum in re*, am besten auf das *ens realissimum*, das *esse per se* bezieht. Eine »Winnicott'sche Moral« kann sich nicht auf einen spezifischen Kodex beziehen, denn der würde eben von einem Ansatz wie dem Winnicott'schen immer gebrochen. Wenn man freilich *auch nicht* behaupten kann, dass ein Analytiker und nun schon gar einer vom Schlage Winnicotts, ohne moralische Forderung existiert, dann muss man danach fragen, wo ihr Äquivalent in dieser Unternehmung ist.

Die Utopie des Übergangsraums macht klar, dass die Frage nach der

Moral keine ist, die in metapyhischen Setzungen gründet, sondern sie gründet, wie im Kult, in konstitutiven Vermittlungsanstrengungen. Ethik ist Erkenntnistheorie, sagte einmal ein trockener Soziologie. Das heißt, wir können nicht auf eine esoterische Substanz schielen, von der Ethik abstrahlt, sondern Ethik ist die Sorge um das Prozedere. Winnicotts Ethik steckt im Prozedere, und das Prozedere ist nichts anderes, als der Versuch in der psychoanalytischen Behandlung Traumata zu wiederholen, um einen besseren Ausgang zu ermöglichen. Das Sakrament hat eine Seite kulturellen Gelingens und eine andere der fürchterlichen Entleerung. Die Seite des kulturellen Gelingens ist identisch mit der zivilisatorischen Kreativität des Übergangsraumes; beide halten zur Traumatradition und zur Tradition der Traumabearbeitung Kontakt. In diesem Licht begegnen sich religionsphilosophische und psychoanalytische Ethik.

Literatur

Abram, Jan (Hg.) (2000): André Green at the Squiggle Foundation. London (Karnac Books).

Beland, Hermann (1991): Rezension von Hanna Segal: *Dream, Phantasy and Art.* Zs. Psa. Theorie u. Praxis VII, 170–182.

Winnicott, Donald W. (1979): Vom Spiel zur Kreativität. Übers. Michael Ermann. Stuttgart (Klett-Cotta).

Autorinnen und Autoren

Martin Altmeyer, PD, Dr. rer. med., Dipl.-Psych., betreibt in Frankfurt am Main eine Praxis für Paar- und Familientherapie Personal- und Organisationsentwicklung. Supervisor, BDP. Habilitation in psychoanalytischer Psychologie an der Universität Kassel. Buchautor und Publizist. Fachveröffentlichungen zum Verhältnis von Subjektivität und Intersubjektivität in der psychoanalytischen Moderne. Beiträge in Tageszeitungen zu Psychoanalyse, Politik, Gesellschaft, Lebenswelt und Zeitgeist.

Eva Busch, Dr. phil., ist analytische Kinder- und Jugendlichenpsychotherapeutin, Supervisorin und Leiterin des Winnicott Instituts Hannover.

Frank Dammasch, Prof. Dr. phil., Diplom-Soziologe und -Pädagoge, ist Professor für psychosoziale Störungen bei Kindern und Jugendlichen am Fachbereich Soziale Arbeit und Gesundheit der Fachhochschule Frankfurt. Zusätzlich ist er analytischer Kinder- und Jugendlichen-Psychotherapeut in freier Praxis und Mitherausgeber der Zeitschrift *Analytische Kinder- und Jugendlichenpsychotherapie*. Seine Forschungs- und Veröffentlichungsschwerpunkte umfassen: die Bedeutung des anwesenden und abwesenden Vaters in der Kindesentwicklung, Triangulierungstheorien, ADHS, die Krise der männlichen Identitätsbildung.

Michael Ermann, Prof. Dr. med., ist Facharzt für Psychotherapeutische Medizin und Psychoanalytiker sowie Mitglied und Lehranalytiker der IPV und der DPG. Er leitete 1985 bis 2009 die Abteilung für Psychotherapie und Psychosomatik der Psychiatrischen Universitätsklinik München. Während seiner psychoanalytischen Ausbildung in Stuttgart übersetzte er Winnicotts *Playing and Reality* (*Vom Spiel zur Kreativität*). Seither orientiert sich seine Arbeit an diesem Werk. In seinen Schriften, zumeist erschienen im *Forum der Psychoanalyse*, beschäftigt er sich mit der Theorie und Behandlungstechnik der Psychoanalyse, mit dem Traum und mit Fragen der Psychosomatik. Sein Lehrbuch *Psychosomatische Medizin und Psychotherapie* erschien 2007 in fünfter Auflage bei Kohlhammer, Stuttgart. Aktuelle Veröffentlichungen: *Freud und die Psychoanalyse* (2008) und *Psychoanalyse in den Jahren nach Freud* (2009), ebenfalls bei Kohlhammer erschienen.

Michael Günter, Prof. Dr. med., Studium der Medizin, Kunstgeschichte und Empirischen Kulturwissenschaft in Tübingen und Wien, ist Facharzt für Kinder- und Jugendpsychiatrie und Psychotherapie, Facharzt für Psychosomatische Medizin, Psychoanalytiker und Kinder- und Jugendlichenanalytiker (DPV/IPA) sowie Leitender Oberarzt der Abteilung Psychiatrie und Psychotherapie im Kindes- und Jugendalter der Universität Tübingen. Er war 2007–2009 Präsident der International Association of Forensic Psychotherapy und Herausgeber der Zeitschrift *Kinderanalyse*. Der Autor und Herausgeber mehrerer Bücher veröffentlichte unter anderem: *Therapeutische Erstinterviews mit Kindern. Winnicotts Squiggletechnik in der Praxis* (2003), erschienen bei Klett-Cotta.

Vera King, Prof. Dr. phil., Dipl.-Soz., ist Professorin in der Fakultät für Erziehungswissenschaft, Psychologie und Bewegungswissenschaft der Universität Hamburg mit den Schwerpunkten Jugend-, Geschlechter- und Generationenforschung, soziale Ungleichheiten und Migration sowie qualitative Bildungs- und Sozialisationsforschung. Ihre Buchpublikationen umfassen unter anderem: *Die Entstehung des Neuen in der Adoleszenz. Individuation, Generativität und Ge-*

schlecht in modernisierten Gesellschaften (2004) im VS-Verlag; *Männliche Adoleszenz* (2005), herausgegeben mit Karin Flaake bei Campus; *Adoleszenz–Migration–Bildung* (2009, 2. erweiterte Auflage), herausgegeben mit Hans-Christoph Koller im VS-Verlag.

Michael Kögler, Dr. med., ist Facharzt für Kinder- und Jugendpsychiatrie und Psychotherapie sowie Facharzt für psychotherapeutische Medizin und Psychoanalyse. Bis 2008 war er überdies Leiter des Winnicott Instituts Hannover. Er arbeitet jetzt niedergelassen in freier Praxis.

Ross A. Lazar, BA, MA, Studium der Kunstgeschichte an der University of Michigan, Ann Arbor, und an der Ludwig-Maximilians-Universität München sowie Früh- und Sonderpädagogik an der Harvard University, klinische Ausbildung zum analytischen Psychotherapeuten für Kinder und Jugendliche an der Tavistock Clinic in London, war von 1978–1982 Mitarbeiter am Biederstein Zentrum und an der Poliklinik für Kinder- und Jugendpsychotherapie der TU München. Seit 1979 leitet er Säuglingsbeobachtungsseminare nach dem Tavistock-Bick-Modell in München, hat diese zudem in Ausbildungsstätten für Psychoanalyse in Deutschland, Italien und Österreich eingeführt und ist Gastprofessor am Institut für Bildungswissenschaft und am iff (Institut für Forschung und Fortbildung) der Alpen-Adria Universität Wien/Klagenfurt. Seit 1982 ist er als Therapeut, Dozent, Supervisor und Berater in privater Praxis tätig.

Caroline Neubaur, Dr. phil., geboren 1941, ist Religionswissenschaftlerin und freie Autorin in Berlin. Nach dem Studium der Philosophie, Kunst- und Literaturwissenschaften in München, Wien und Berlin folgte die Tätigkeit als Dramaturgin in Basel. Sie promovierte am Religionswissenschaftlichen Institut der Freien Universität Berlin und ist Autorin zahlreicher Veröffentlichungen zu kulturwissenschaftlichen und psychoanalytischen Themen. Darüber hinaus lehrte sie viele Jahre lang an der Freien Universität und war Mitarbeiterin von der FAZ, der Süddeutschen Zeitung und verschiedenen fachübergreifenden Zeitschriften.

Annette Streeck-Fischer, PD Dr. med., ist Chefärztin der Abteilung »Klinische Psychotherapie von Kindern und Jugendlichen« des Akademischen Lehrkrankenhauses Tiefenbrunn, Kinder- und Jugendpsychiaterin, Fachärztin für Psychotherapeutische Medizin, Psychoanalytikerin (DPG, DGPT) und Lehr- und Kontrollanalytikerin am Lou-Andreas-Salomé-Institut Göttingen. Seit 1980 hat sie einen Lehrauftrag an der medizinischen Fakultät und lehrt seit 2005 auch an der Universitäts-Kinderpsychiatrie Hamburg-Eppendorf. 2006 habilitierte sie sich an der Medizinischen Fakultät der Universitätsklinik Hamburg-Eppendorf und ist seit 2007 Präsident (elect) der ISAPP. Überdies ist sie Mitherausgeberin der Zeitschrift *Praxis der Kinderpsychologie, Kinderpsychiatrie.* Ihre Veröffentlichungen befassen sich unter anderem mit den Themen Adoleszenz, Rechtsextremismus, Gewalt, Trauma, Misshandlung, Missbrauch.

Psychosozial-Verlag

Petra Christian-Widmaier

Nonverbale Dialoge in der psychoanalytischen Therapie

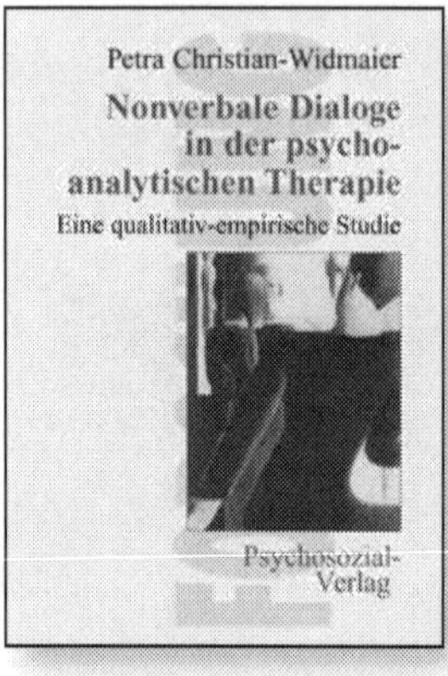

2009 · 337 Seiten · Broschur
ISBN 978-3-89806-732-4

In psychoanalytischen Behandlungen wird fortlaufend auch ohne Worte in Handlungsdialogen, Inszenierungen und Enactments kommuniziert. Die Autorin erweitert und ergänzt den aktuellen Enactment-Diskurs in theoretischer und praktisch-therapeutischer Hinsicht durch die qualitativ-empirische Untersuchung des Verlaufs von selten thematisierten nonverbalen Handlungsdialogen in bestimmten Ausschnitten einer analytischen Behandlung vom Anfang bis zum Ende. Sie geht dem subtilen Blickaustausch, dem Handkontakt von Patient und Analytiker, den Toilettengängen des Patienten sowie dem beiderseitigen Umgang mit der Tür bei der Begrüßung und Verabschiedung nach. Der Verlauf der Enactments ließ eine Verschränkung der nonverbalen Dialoge mit den Veränderungsprozessen in der Behandlung und ein bestimmtes Verlaufsmuster erkennen.

Marcus Rasting

Mimik in der Psychotherapie

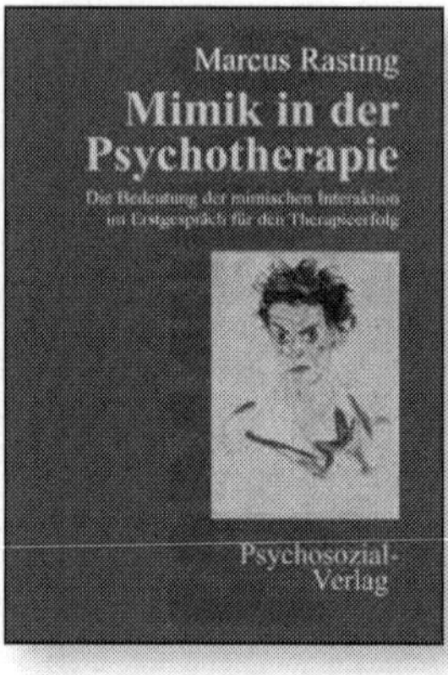

2008 · 127 Seiten · Broschur
ISBN 978-3-89806-785-0

Kann man aus der Mimik von Patient und Therapeut im Erstgespräch Vorhersagen über den Erfolg einer Psychotherapie ableiten? Das vorliegende Buch zeigt, dass zwischen Therapeut und Patient bereits im Erstgespräch ein intensiver nonverbaler Austausch stattfindet, der bereits wichtige Hinweise auf ein Gelingen der nachfolgenden Therapie gibt. Neben einem Überblick über den bisherigen Kenntnisstand zur nonverbalen Kommunikation in der Psychotherapie werden auch eigene Untersuchungen vorgestellt. In einem detailliert beschriebenen Einzelfall werden sowohl die untersuchten Prozesse im klinischen Kontext dargestellt als auch die Implikationen für das Konzept der therapeutischen Beziehung, die durch beide Interaktionspartner aktiv mitgestaltet wird, diskutiert.

Walltorstr. 10 · 35390 Gießen · Tel. 06 41 - 96 99 78 - 18 · Fax 06 41 - 96 99 78 - 19
bestellung@psychosozial-verlag.de · www.psychosozial-verlag.de

Psychosozial-Verlag

Bertrand Cramer, Francisco Palacio-Espasa

Psychotherapie mit Müttern und ihren Babys

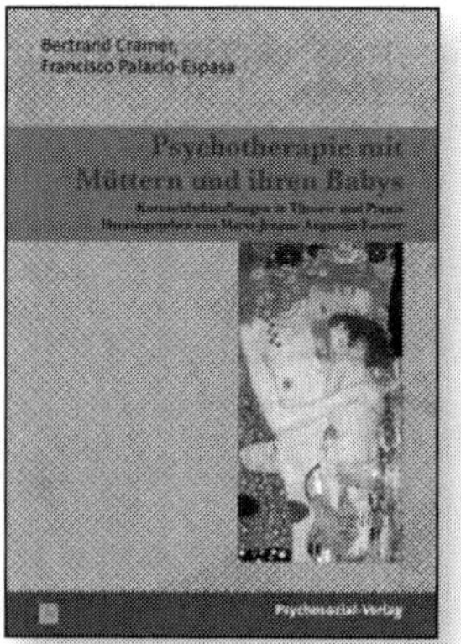

2009 · 393 Seiten · Broschur
ISBN 978-3-89806-822-2

Die Autoren legen in diesem Buch die Praxis der gemeinsamen Psychotherapien von Mutter und Kleinkind dar, deren Technik durch die frühen Psychopathologien bestimmt wird. Sie zeigen auf, dass die Dyade aus Mutter und Baby ein instabiles System ist, das für innere und äußere Einflüsse außerordentlich empfänglich ist und sich infolgedessen bestens für eine Praxis und Theorie psychischer Veränderung eignet. Im Laufe gemeinsamer Kurztherapien, deren Technik anhand von Fallgeschichten vorgestellt wird, lassen sich oft bedeutsame Veränderungen erreichen.

Auswirkungen und Grenzen dieser Therapien werden anhand von Evaluationsstudien zu den therapeutischen Veränderungen und anhand der Diskussion der Therapieindikation und des Scheiterns von Therapien dargestellt.

Christine Ann Lawson

Borderline-Mütter und ihre Kinder

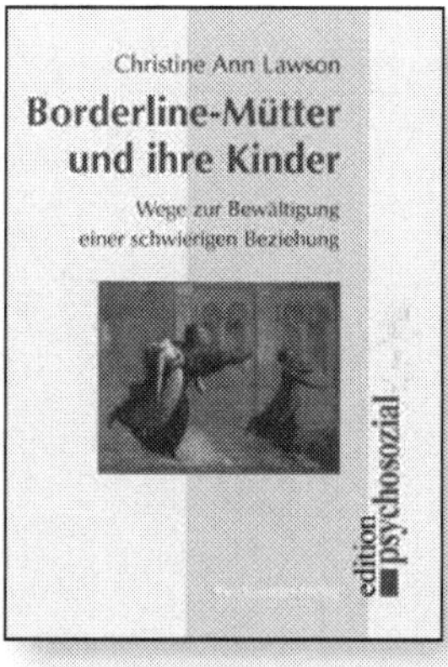

2006 · 274 Seiten · Broschur
ISBN 978-3-89806-256-5

Die erste Liebe in unserem Leben ist unsere Mutter. Es ist für uns überlebenswichtig, ihr Gesicht, ihre Stimme, die Bedeutung ihrer Stimmungen und ihre Mimik zu erkennen. Christine Ann Lawson beschreibt einfühlsam und verständlich, wie Kinder von Borderline-Müttern unter den Stimmungsschwankungen und psychotischen Anfällen leiden und verzweifelt nach Strategien der Bewältigung dieser Erlebnisse suchen. Borderline-Mütter treten dabei ihren Kindern in vier verschiedenen Figuren gegenüber: als verwahrloste Mutter, die Einsiedlerin, die Königin und die Hexe. Lawson zeigt, wie man sich um die Verwahrloste kümmern kann, ohne sie retten zu müssen, und um die Einsiedlerin, ohne ihre Angst zu verstärken; wie man die Königin liebt, ohne ihr Untertan, und wie man mit der Hexe lebt, ohne ihr Opfer zu werden.

Walltorstr. 10 · 35390 Gießen · Tel. 06 41 - 96 99 78 - 18 · Fax 06 41 - 96 99 78 - 19
bestellung@psychosozial-verlag.de · www.psychosozial-verlag.de